河西走廊常见药用植物及栽培技术

HEXIZOULANG CHANGJIAN YAOYONG ZHIWU JI ZAIPEI JISHU

张 勇 晋 玲 王恩军 ◎主编

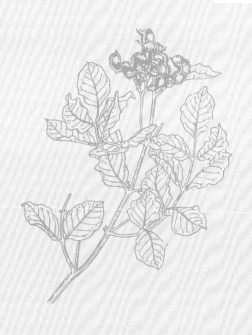

甘肃科学技术出版社

图书在版编目（CIP）数据

河西走廊常见药用植物及栽培技术 / 张勇，晋玲，
王恩军主编. -- 兰州 ：甘肃科学技术出版社，2023.6
ISBN 978-7-5424-3084-7

Ⅰ. ①河… Ⅱ. ①张… ②晋… ③王… Ⅲ. ①河西走
廊－药用植物－介绍②药用植物－栽培技术 Ⅳ.
①R282.71②S567

中国国家版本馆CIP数据核字(2023)第109380号

河西走廊常见药用植物及栽培技术

张 勇 晋 玲 王恩军 主编

责任编辑 陈学祥
封面设计 麦朵设计

出 版 甘肃科学技术出版社
社 址 兰州市城关区曹家巷1号 730030
电 话 0931-2131572(编辑部) 0931-8773237(发行部)

发 行 甘肃科学技术出版社 印 刷 甘肃兴业印务有限公司
开 本 889毫米×1194毫米 1/16 印 张 18 插 页 4 字 数 499 千
版 次 2023年7月第1版
印 次 2023年7月第1次印刷
印 数 1~1000
书 号 ISBN 978-7-5424-3084-7 定 价 168.00元

甘肃省第四次全国中药资源普查成果

编辑领导小组

组　　长：李金田　刘维忠

副组长：刘伯荣　郑贵森

成　　员：甘培尚　崔庆荣　晋　玲　李成义

编辑委员会

总顾问：黄璐琦

顾　　问：张士卿　段金廒　赵润怀　安黎哲

主　　任：郑贵森

副主任：晋　玲

委　　员（按姓氏拼音排序）：

蔡子平	陈学林	陈　垣	程亚青	崔治家	丁永辉
杜　弢	冯虎元	高海宁	何春雨	黄兆辉	雷菊芳
李成义	李建银	李善家	廉永善	蔺海明	林　丽
刘　立	刘晓娟	吕小旭	马世荣	马晓辉	马　毅
蒲　训	秦临喜	师立伟	宋平顺	孙　坤	孙少伯
孙学刚	王明伟	王　艳	王一峰	王振恒	杨扶德
杨　韬	杨永建	张东佳	张启立	张世虎	张西玲
张　勇	赵建邦	赵文龙	周天林	朱俊儒	朱田田

《河西走廊常见药用植物及栽培技术》
编委会

主　　编：张　勇　晋　玲　王恩军

副主编：韩多宏　黄得栋　梁飞林　陈丽丽

编　　委（按姓氏拼音排序）：

陈广泉	陈丽丽	高海宁	郭旭东	韩多宏	黄得栋
焦　阳	晋　玲	李彩霞	李　鹏	梁飞林	林　丽
刘　立	马晓辉	马银山	田永衍	王恩军	王　进
王圆圆	席少阳	邢慧琴	闫　芳	张　勇	赵文龙
朱田田					

前　言

　　河西走廊（河西地区）位于甘肃省兰州市黄河以西，南倚巍巍祁连山山脉，北枕绵绵龙首山、合黎山、马鬃山，形成东西长约 1000km，南北宽 100~200km 的狭长廊道，故称河西走廊。河西走廊在行政区划上隶属武威、金昌、张掖、酒泉和嘉峪关五市，有天祝、古浪、凉州、民勤、永昌、金川、山丹、民乐、甘州、临泽、高台、肃南、肃州、金塔、玉门、瓜州、敦煌、肃北、阿克塞、嘉峪关等 20 个市、区、县，总人口约 440 万，总面积 $2.755×10^5km^2$。由于祁连山水源涵养的滋润，河西走廊灌溉农业历史悠久，是甘肃省最重要的农业区，也是西北地区重要的商品粮和经济作物集中产区。河西走廊也是甘肃省重要的中药材生产地，部分种类的产量、质量俱佳，享誉海内外。如民乐的板蓝根，玉门、金塔、瓜州的枸杞，瓜州锁阳城的锁阳，民勤、酒泉的甘草等。在中国中药区划中，河西走廊属于西北中温带、暖温带野生中药区，道地药材有甘草、麻黄、枸杞、肉苁蓉、锁阳等。2019 年，河西五市中药材种植面积已超过 140 万亩，产量近 40 万吨。

　　2012 年我国开始第四次全国中药资源普查试点工作，2017 年正式开展第四次全国中药资源普查，至今河西五市普查工作已结束，普查工作已到了全面总结凝练普查成果阶段。以第四次全国中药资源普查河西地区部分县区普查成果为基础，2019 年我们承担了甘肃省高等学校产业支撑引导项目"河西药用植物种质园建设及三种中药材规范化种植集成技术研究与示范推广",在张掖建成了河西地区药用植物种质园,收集栽培120余种药用植物,并对部分种进行了规范化栽培集成研究,以期为河西地区中药产业的发展提供支撑。河西走廊由于地域辽阔、灌溉条件良好、政府大力支持,近年来中药材的种植面积不断扩大,新的种类不断增加,且质量上乘,如民乐沿山地区种植的黄芪、当归,金塔鼎新镇种植的锁阳、肉苁蓉,玉门种植的红花,临泽种植的甜叶菊等。因此,有必要对河西地区常见传统的及近年来新引进种植的中药材进行介绍并对其栽培技术进行总结归纳。本书正是出于这样的目的编纂的。全书共分两大部分,第一部分介绍了河西地区药用植物资源与利用现状;第二部分根据入药部位分"根与根茎类""果实与种子类""花类""皮类"和"全草类"对32种植物类中药材进行了较为全面地介绍并对其栽培技术进行了归纳总结。

本书是集体智慧的结晶,没有课题组全体成员的奉献,本书是不可能完成的,感谢大家!本书工作的基础是第四次全国中药资源普查甘肃河西地区各县区的普查,所以在此也要感谢国家中医药管理局、甘肃省中医药管理局、甘肃省中药资源普查办公室、甘肃中医药大学,是你们卓有成效地领导、组织、指导了本次普查工作。

本书的编纂出版得到甘肃省高等学校产业支撑引导项目"河西药用植物种质园建设及三种中药材规范化种植集成技术研究与示范推广(2019C-01)"、张掖市科技局科技计划"民乐县板蓝根良种繁育关键技术研究及基地建设(ZY2022KY01)"、国家中医药管理局中医药部门公共卫生专项子课题"甘肃省河西地区中药资源数据整理(GSZYPC201713)"、国家中医药管理局中医药部门公共卫生专项子课题"甘州区中药资源普查(GSZYPC201815)"、河西学院农业资源与环境省级重点学科2021年陇原青年创新创业人才（团队）项目"板蓝根标准化种植示范与产业培训项目（甘组通字〔2021〕17号）"的支持,在此表示衷心感谢。

由于水平有限,本书的错误与遗憾在所难免,恳请各位读者批评指正。

张 勇

2022年12月1日

目

录

第一章　河西地区药用植物资源与利用概述

第一节　河西地区概述

一、自然地理

河西地区位于兰州黄河以西，因而得名河西地区。河西地区位于青藏高原北缘，乌鞘岭以西，甘肃、新疆省界以东，南依祁连山和阿尔金山，北与内蒙古自治区相邻。南部为海拔四五千米的祁连山山脉北缘、阿尔金山山脉，由一系列北西走向的高山和谷地组成，西宽东窄。在祁连山 4500m以上的高山上，有着丰厚的永久积雪和史前冰川覆盖，这些积雪和冰川在每年夏季融化，为中部河西走廊大量的绿洲和耕地提供了源源不断的源头活水。北侧为龙首山—合黎山—马鬃山组成的北山，绝大多数山峰海拔在 2000~2500m 之间，个别高峰达到了 3600m。这里山地地形起伏，逐渐趋于平缓。整个走廊地处库姆塔格、巴丹吉林和腾格里三大沙漠的前缘地带，属典型的"山地—绿洲—荒漠"复合生态系统。河西走廊属于祁连山地槽边缘拗陷带。境内大部分为山前倾斜平原，地势平坦，土质肥沃，引水灌溉条件好，便于开发利用，是河西走廊绿洲主要的分布地区。以宽台山、大黄山和黑山为界将走廊分隔为石羊河、黑河和疏勒河三大内流水系。各河出山后，大部分渗入戈壁滩形成潜流，或被绿洲利用灌溉，仅较大河流下游注入终端湖。石羊河水系位于走廊东段，南面祁连山前山地区为黄土梁峁地貌及山麓洪积冲积扇，北部以沙砾荒漠为主，并有剥蚀石质山地和残丘。东部为腾格里沙漠，中部是武威盆地。黑河水系东西介于大黄山和嘉峪关之间。大部分为砾质荒漠和沙砾质荒漠，北缘多沙丘分布。唯张掖、临泽、高台之间及酒泉一带形成大面积绿洲，是河西重要农业区。自古有"金张掖、银武威"之称。疏勒河水系位于走廊西端，南有阿尔金山东段、祁连山西段的高山，山前有一列近东西走向的剥蚀石质低山（即三危山、截山和蘑菇台山等），北有马鬃山，中部走廊为疏勒河中游绿洲和党河下游的敦煌绿洲，疏勒河下游则为盐碱滩，绿洲外围有面积较广的戈壁，间有沙丘分布。

在行政区划上包括武威、金昌、张掖、酒泉和嘉峪关五市，辖天祝、古浪、凉州、民勤、永昌、金川、山丹、民乐、甘州、临泽、高台、肃南、肃州、玉门、金塔、瓜州、敦煌、肃北、阿克塞、嘉峪关等 20 个市、区、县，总人口约 480 万。总面积 $2.755×10^5km^2$。

二、气候特征

河西地区气候属典型大陆性干旱气候。气候干燥、冷热变化剧烈，风大沙多。自东向西年降水量逐渐减少，干燥度逐渐加大。武威年降水量158.4mm，敦煌仅为36.8mm；酒泉以东干燥度为4~8，以西为8~24。降水年际变化大，夏季降水占全年总量50%~60%、春季占15%~25%、秋季占10%~25%、冬季占3%~16%。地区内云量少，日照时数多，多数地区年日照时数达3000h，西部的敦煌高达3336h。年均温5.8~9.3℃，但绝对最高温可达42.8℃，绝对最低温达−29.3℃，二者较差超过72.1℃。昼夜温差平均15℃左右。河西走廊地处北温带，四季分明。河西走廊尽管降水稀少，但由于有冰川雪峰融水灌溉，走廊云量稀少，光照资源丰富，日照时间较长，日夜温差大，对农作物的生长发育十分有利，有利于植物的物质积累、有利于瓜果糖分的积累、有利于药用植物有效成分的积累。

三、土壤类型

河西地区的山前平原冲积扇上部组成物质以砾石为主，夹有粗沙；冲积扇中部和下部组成物质以沙土为主。冲积平原土质较细，组成物质以亚沙土、亚黏土为主，是开耕的主要区域。冲积平原在长期耕作灌溉条件下形成厚达1m、有机质含量高、土壤肥力高的土层，为发展农业和中药材种植提供了优越的条件。河西走廊西部分布棕色荒漠土，中部为灰棕荒漠土，走廊东部则为灰漠土、淡棕钙土和灰钙土，淡棕钙土分布在接近荒漠南缘的草原化荒漠地带；灰钙土分布在祁连山山前黄土丘陵、洪积冲积扇阶地与平原绿洲。灰棕荒漠地带的西端以石膏灰棕荒漠土为主，东端以普通灰棕荒漠土和松沙质原始灰棕荒漠土为主，东北部原始灰棕荒漠土和灰棕荒漠土型松沙土占显著地位。盐渍土类广泛分布于低洼地区，自东向西面积逐渐扩大。草甸土分布面积则自东向西缩小。

四、植被类型

河西走廊的地带性植被主要由超旱生灌木、半灌木和半乔木、多年生草本组成的荒漠化植被。东部荒漠植被具有明显的草原化特征，形成较独特的草原化荒漠类型，如珍珠猪毛菜群系、猫头刺群系，除常见的荒漠植物红砂、合头草、尖叶盐爪爪等，还伴生有不同程度的草原成分，主要有沙生针茅、短花针茅、戈壁针茅、无芒隐子草、中亚细柄茅、多根葱、蒙古韭等。西部广布砾质戈壁和干燥剥蚀石质残丘，生态环境严酷，分布有典型的荒漠植被，如红砂、膜果麻黄、泡泡刺、木霸王、裸果木等群落类型。流动沙丘常见有沙拐枣、黑沙蒿、沙芥等。固定沙丘常见有多枝柽柳、白刺等。疏勒河中、下游和北大河中游有少量胡杨和沙枣林。湖盆低地，盐化潜水补给的隐域生境，分布有细叶盐爪爪、盐爪爪、盐角草。河流冲积平原上分布有芦苇、芨芨草、甘草、骆驼刺、花花柴、苦豆子、马蔺、拂子茅等组成的盐生草甸。湿地、沼泽、湖泊则分布有芦苇、香蒲、眼子菜等组成的水生植被类型。

五、农业概况

河西走廊灌溉农业历史悠久，是甘肃省最重要的农业区，也是西北地区重要的商品粮基地和经济作物集中产区，更是全国杂交玉米最重要的制种基地，杂交玉米制种产量占全国的60%。河西走廊提供了甘肃2/3以上的商品粮、全部的棉花、绝大多数的甜菜、几近一半的油料、啤酒大麦和瓜果蔬菜。平地绿洲区主要种植粮食作物有春小麦、大麦、谷子、玉米及少量水稻、高粱、马铃薯，油料作物主要为胡麻，瓜类有西瓜、籽瓜和白兰瓜，果树以枣、梨、苹果为主。山前地区以夏杂粮为主，主要种植青稞、黑麦、蚕豆、豌豆、马铃薯和油菜。河西畜牧业发达，天祝、肃南、肃北、阿克塞等县都以牧业为主。

第二节　河西地区药用植物资源与利用现状

河西走廊独特的地理位置、特殊而复杂的地形地貌和气候条件孕育着许多野生动植物药用资源。据调查统计，走廊内（不包括祁连山和北山）可作为中药材的种类有 300 多种，绝大部分为国家药典颁布可入药的品种。其中，本区特色的野生品种有甘草、麻黄、锁阳、肉苁蓉等，人工栽培的主要有罂粟（"百号"）、黄芪、党参、甘草、肉苁蓉、枸杞、板蓝根、白芍、白芷、万寿菊、甜叶菊、大黄、蒲公英、王不留行、牛蒡、款冬、黄芩、益母草、黑果枸杞、红花等 30 余种。

具有地域特色的野生药用植物主要有甘草、麻黄、肉苁蓉和锁阳。其中甘草野生资源已近枯竭，成为濒危种，零星分布在马鬃山、民勤、金塔等荒漠地区，蕴藏量较少。麻黄野生资源较丰富，主要有膜果麻黄、草麻黄、中麻黄或木贼麻黄。膜果麻黄分布面积广、蕴藏量大，但未入药典，草麻黄、中麻黄主要分布在甘肃和内蒙古交界的沙漠地带，面积小，蕴藏量低，加之属于国家管控药材，栽培面积小。肉苁蓉属于典型的荒漠植物，主要寄生在梭梭根部，河西走廊野生资源较少，主要分布于马鬃山地区，主要种类为荒漠肉苁蓉。近年来以栽培梭梭林为基础，逐渐开展了人工接种肉苁蓉栽培技术，自西向东主要栽培在瓜州、金塔、高台、临泽、肃南、金昌、民勤、古浪等地，面积在 $1.33×10^4m^2$ 左右。锁阳以野生药材为主，主要分布在酒泉瓜州、金塔、阿克塞，肃南的明花，武威的民勤、古浪，年产量在 1000t 左右，近几年，肃南、金塔等地开展人工种植取得成功，前景良好。

走廊内栽培中药材主要有板蓝根、黄芪、甘草、大黄、王不留行、枸杞、肉苁蓉、红花等 30 种（表 1-1）。其中栽培面积较大的县区有武威的凉州区、民勤县、天祝县、古浪县，金昌市的永昌县，张掖市的民乐县、甘州区、临泽县、高台县和山丹县，酒泉市的金塔县、玉门市。

表 1-1　河西走廊栽培中药材情况

城市	栽培药材	种类数	栽培面积（万亩）
武威市	当归、黄芪、党参、甘草、锁阳、肉苁蓉、枸杞、小茴香、金盏菊、甜叶菊、罂粟（"百号"）	11	15.5
金昌市	甘草、防风、板蓝根、黄芪、白芍、白芷、枸杞、万寿菊、甜叶菊	9	2.5
张掖市	板蓝根、黄芪、党参、当归、甘草、羌活、大黄、蒲公英、王不留行、牛蒡子、紫菀、防风、枸杞、独活、百合、款冬花、蒲公英、黄芩、益母草、白芷、红花、小茴香、金盏菊、甜叶菊	23	30.5
酒泉市	枸杞、甘草、黑果枸杞、肉苁蓉、红花、板蓝根、黄芪	7	44.5
嘉峪关	枸杞、甜叶菊	2	1.5
合　计		30	94.5

（2020 年数据，中国统计年鉴）

武威有药用植物 169 种，其中野生药用植物资源较多的有木贼麻黄、中麻黄、唐古特大黄、王不留行、升麻、川芎药、淫羊藿、紫堇（地丁草）、角茴香、葫芦巴、蒺藜、泽泻、大戟、甘肃瑞香（祖师麻）、狼毒、柴胡、羌活、宽叶羌活、防风、尖叶龙胆、小旋花（小打碗花）、益母草、野薄荷、甘肃黄芩、曼陀罗、野胡麻、肉苁蓉、大车前、接骨草、牛蒡、艾蒿、高山紫菀、刺儿菜、大蓟、旋覆花、沙地旋覆花、火绒草、蒲公英、苍耳、小香蒲、芦苇、细叶百合、马蔺等。武威市按照效益优先、相对集中、区域发展的原则，以凉州区、民勤县、古浪县为重点推进中药材标准化种植基地建设，以天祝县为重点推进藏药基地建设，同时合理开发天然药材资源，在南部祁连山区重点发展当归、黄芪、党参，沿山冷凉灌区重点发展黄芪、党参，沿沙沿滩区重点发展甘草、锁阳、肉苁蓉、枸杞等沙生药材，药材种植规模稳步扩大。凉州区重点依托甘肃省农业工程研究院，发展特种药材种植，其"百号"生产基地是甘肃省第一个被国家药品食品监督局认定的 GAP 基地。民勤县主要以梭梭接种肉苁蓉栽培为主。该县荒漠化面积 150 万公顷，气候适宜肉苁蓉的生长和养分积累，每年完成梭梭压沙 4 万亩（1 亩=666.67m²）以上，梭梭接种苁蓉面积达到 3 万亩以上。2020 年，全市中药材种植面积达到 15.5 万亩，总产量达到 7.732 万吨，全市中药材产值达到 15.939 7 亿元，占到农业总产值的 8.93%，已成为农民增收的一条重要途径。全市已建成药品加工企业 19 家，通过药品生产质量管理规范 GMP 认证 9 家。形成了以甘肃省药物碱厂、甘肃天域生物制药公司为代表的特药生产；以甘肃普安、甘肃泰康制药公司为代表的中西药制剂、中药前处理和中药提取生化原料药生产；以甘肃蓉宝生物科技公司和甘肃天盛生物科技公司等为代表的中药饮片加工销售；以甘肃武威新天马制药公司为代表的兽药生产；以甘肃寿鹿山药业公司为代表的药物萃取加工及保健品生产。近年来，甘肃普安制药合剂新版 GMP 改造提升、国药控股武威有限公司年产 3500t 中药饮片生产线技改、甘肃易源 5000t 中药饮片生产线、甘肃蓉宝年产 1000t 口服中药饮片生产线等一批中医药重点项目已陆续建成并投产，龙头企业带动作用明显增强。全市已有药品经营企业 426 家，其中：中药饮片批发企业 11 家、药品零售连锁企业 4 家、药品零售连锁门店 123 家、零售药店 288 家，80%以上零售企业经营中药材饮片。培育建立天梯山、绿洲、元金、红枸杞等中药材专业合作社 27 个，带动 8000 多家农户。积极实施品牌战略，注册了"民勤甘草""天盛嘉苁""石羊河""青土湖""苏武""红崖山""沙漠虫草"等中药材商标，中药材产品市场竞争力不断增强。全市已建成优质药材标准化种植基地 5 万亩。加大"三品一标"认证力度，全市累计认证"三品一标"中药材产品 13 个，其中："民勤甘草"通过地理标志保护产品认证，"荒漠肉苁蓉"通过有机食品认证。积极开展中药材品种引进筛选、栽培技术试验、无公害栽培示范、采挖机具研制等工作。同时，与中国农业大学、中国药材集团、北京时珍中草药技术公司、甘肃亚兰饮料厂等科研院所、企业建立密切合作关系，联合开展关键技术攻关，提高中药材生产加工技术水平。依托武威市医药公司，建立了集研究开发、中试孵化功能并符合 GMP 标准的中药现代化科技产业园。与兰州大学合作成立郑国锠院士科研基地暨甘肃民勤沙产业研发培训中心，以治沙生态林区 30 万亩人工梭梭林为基地，建设全国肉苁蓉研究中心。依托民勤县中药材研究所，在勤锋滩沙产业示范园区建立了甘草标准化栽培技术试验示范基地及梭梭人工接种肉苁蓉试验示范基地。组织实施了民勤县荒漠生态修复带甘草栽培技术示范工程、梭梭人工接种肉苁蓉试验研究等一批部列、省列科技项目。

金昌市主栽中药材种类（品种）约 10 个，总面积约 2.5 万亩。主要有甘草、防风、板蓝根、黄芪、白芍、白芷、枸杞、菊花类（万寿菊、甜叶菊）等。其中甘草主要分布在永昌县河西堡镇、水源镇、六坝乡；防风主要分布在永昌县东寨镇、金川区双湾镇古城村；板蓝根主要分布在永昌县六坝乡、东寨镇；黄芪主要分布在永昌县六坝乡、东寨镇、朱王堡镇和水源镇；白芍主要分布在金川区双湾镇营盘、陈家沟、古城村、宁远堡镇西坡村；枸杞主要分布在永昌县各农场、水源镇、朱王堡镇、城关镇、红山窑乡，金川区宁远堡镇中牌村、双湾镇龙源和古城村；菊花类（万寿菊、甜叶菊）主要分布在金川区双湾镇陈家沟、古城村等地。全市种植中药材的乡镇有 10 个，其中甘草种植面积河西堡镇相对较大，六坝乡主要种植板蓝根、白芷，双湾镇主要种植白芍，东寨镇主要种植黄芪，朱王堡、水源两镇主要种植枸杞。总体来看，金昌市中药材种植面积分散，规模不大，产品自产自销，处于生产起步阶段。

张掖市紧紧围绕全省建设"国家中医药产业发展综合试验区"的发展目标和民乐县被列入全省 10 个大宗道地药材标准化生产基地及 10 个产地市场的发展机遇。在全市范围内积极推进适宜药用植物种植，2020 年，种植中药材 30.58 万亩，产量 10.96 万吨，比"十二五"末增加 3.81 万亩，年均增长 8.9%。种植品种以板蓝根、甘草、黄芪、当归、党参种植面积较大，其中板蓝根 12.75 万亩、甘草 2.46 万亩、黄芪 10.31 万亩、当归 6.51 万亩、党参 1.4 万亩、肉苁蓉人工种植 0.61 万亩、其他中药材 9.35 万亩。建成标准化示范基地 16 万亩，占种植面积的 33.5%，有效带动全市中药材产业的发展。积极引导发展中药材制繁种，从源头上确保中药材质量效益，全市发展中药材种子种苗繁育基地 17 个，面积达到 0.7 万亩，繁育品种主要包括板蓝根、黄芪、当归、甘草、蒲公英等。按照建基地、稳面积、定标准、增效益的工作思路，积极推广中药材标准化生产种植和无公害生产技术，建起板蓝根、黄芪、甘草等中药材标准化生产基地 10 万亩。为保证中药材标准化种植有标可依、有章可循，农技推广单位在充分调研论证的基础上，整理编制了板蓝根、黄芪、甘草等县级中药材种子质量标准和育苗、栽培技术规程，对于规范全市中药材种子质量、种苗培育及栽培、提升中药材品质具有十分重要的意义。

张掖市以民乐县为栽培药材大县。2020 年民乐县栽培面积 19.638 8 万亩，产量 72 542.8t，其中当归面积 36 800 亩，产量 18 746t。引进安徽井泉药业建立连片标准化基地 2.5 万亩，与北京同仁堂药业签署有机中药材战略合作协议，发展有机中药材订单基地 5000 亩；落实年加工量 100t 以上小型加工作坊 26 家，已建成 2 家。全县中药材产量达到 10 万吨，产值 11 亿元，板蓝根、黄芪、甘草、党参药用成分均高于药典标准。栽培的主要品种有板蓝根、黄芪、党参、当归、甘草、羌活、大黄、蒲公英、王不留行、牛蒡、紫菀、防风、枸杞、独活、百合、款冬花、蒲公英、黄芩、益母草等。甘州区药材栽培面积较小，产量为 6313t，主要品种有枸杞、甘草、板蓝根等。临泽县主要栽培药材为甘草、板蓝根、肉苁蓉等，产量为 7628t。高台县主要以甘草、肉苁蓉栽培为主，采用种子直播技术，在盐碱地栽培面积较大，整体面积较小，产量为 5148t。山丹县近年来主要引种枸杞、甘草、板蓝根等品种，产量为 15 507t。肃南县主要在明花乡栽培甘草、肉苁蓉、黄芪，面积较小，产量为 2 428.05t。

张掖市现有河西制药、银杏林药业等 8 户企业获得了药品生产和质量管理 GMP 认证，祁民药业取得 GSP 认证，诚泰药业 4000 亩板蓝根取得扬子江药业集团 GAP 认证，浩东药业取得黄芪、大黄、柴胡有机产品认证。投资 1 5 亿元在民乐县建成占地面积 600 亩的集孵化、咨询、电商、投融资等为一体的中药材产业创业创新孵化园——西部药都，现已高标准建成中医药文化馆、中药材检验检测中心、物流配送中心等配套设施，可为 1000 户药商提供生产经营服务。目前，已入驻中药材种子种苗繁育、加工及营销企业 100 多户，成立中药材种植、加工、销售等合作经济组织 40 多个，已在安徽、成都等中药材市场设立直销窗口 13 个，发展中药材购销经纪人 110 名。

酒泉市大力推动枸杞、甘草、锁阳、肉苁蓉等特色中药材产业发展，全面提升中药材综合生产能力和经济社会效益。全市积极引导农户种植市场前景好、效益高的枸杞、甘草、肉苁蓉、红花等中药材，使特色产业优势进一步凸显，中药材种植面积达到44.5万亩，初步建成了以玉门市、瓜州县为主的枸杞、甘草中药材种植基地，以金塔县、肃州区为主的肉苁蓉、锁阳中药材种植基地。瓜州县5.8万亩枸杞生产基地被农业农村部和中国绿色食品发展中心命名为全国绿色食品原料（枸杞）标准化生产基地；玉门市种植的1500亩枸杞基地荣获中国中药协会种植养殖专业委员会颁发的优质道地药材示范基地荣誉称号。"瓜州枸杞""玉门枸杞"均已通过农产品国家地理标志认证。同时，全市依托当地及周边地区丰富的甘草、枸杞、锁阳、肉苁蓉等中药材资源，不断提升中药材加工水平，2019年确定重点建设项目16个，总投资达25亿元，使全市中药材加工企业达到28家，其中：食品加工企业20家，中药饮片、制剂加工企业6家，保健品加工企业2家；年营业收入达到千万元以上的企业达到7家。瓜州县、玉门市是枸杞、甘草的主栽区，肃州区、金塔县是肉苁蓉的主栽区。枸杞、甘草适应性强，耐盐碱、耐干旱，已成为酒泉市移民区盐碱地改良和风沙口治理的重要生态树种和"药食兼用"的经济林树种。目前酒泉已成为甘肃省枸杞种植面积最大的地区，生产的枸杞以原料形式销往省内外加工生产企业。全市中药材产业发展呈上升趋势，中药材加工企业迅速崛起，中药材标准化生产水平显著提升。通过积极招商引资和项目带动，以中药材种植、加工为重点的中医药产业基地框架初步形成。目前，"甘草酸""锁阳酒""锁阳咖啡"等加工产品已投放市场。引进枸杞相关生产企业研发了枸杞干（鲜）果、枸杞茶叶、枸杞咖啡等6大类20余种枸杞系列产品，6项产品荣获国家级各类博览会奖项，部分产品顺利打入欧盟市场。酒泉市还以敦煌旅游品牌为主，打造罗布麻茶等12项养生旅游产品，开发敦煌鸣沙山沙疗、敦煌民俗运动养生、滑沙攀岩等"沙养"项目。引进投资建设了酒泉北大河中医药产业园、敦煌中医药产业园等项目。同时，还规划投资2.5亿元，新建以疾病治疗和预防、康复理疗、中医养生、中医文化"五位一体"的功能医院和中医药旅游观光区的瓜州县中医药文化产业园。

嘉峪关市结合实际，积极引导农民种植甘草、枸杞，逐步扩大种植面积，扶持各医院开展中医药制剂研发，构建中医药养生保健机构和医疗机构协同发展的中医养生保健服务网络，提供中医养生保健服务。正在招商引资和积极推进中医药产业园、中医药饮片加工等项目。

综上，河西走廊药用植物资源较为丰富，具有地域特色的野生药用植物主要有甘草、麻黄、肉苁蓉和锁阳。栽培种主要有罂粟（"百号"）、当归、黄芪、党参、甘草、锁阳、肉苁蓉、枸杞、防风、板蓝根、白芍、白芷、万寿菊、小茴香、甜叶菊、羌活、大黄、蒲公英、王不留行、牛蒡、紫菀、独活、款冬花、黄芩、益母草、黑果枸杞、红花等30余种，面积近100万亩。栽培面积较大的主要有枸杞、板蓝根、甘草、黄芪、甜叶菊、肉苁蓉等。

第二章　根及根茎类

第一节　菘　　蓝

一、概述

菘蓝 *Isatis indigotica* Fort.是大青叶和板蓝根的基原植物，也是青黛的基原植物之一，属十字花科 Cruciferae 菘蓝属 *Isatis*，是二年生草本植物。大青叶检测成分为靛玉红，具有清热解毒、凉血消斑功效，性寒、味苦，归心、胃经。主要用于神昏、温病高热等症。板蓝根检测成分为(R,S)-告依春，具有降逆止呕、清肺止咳功效，主要用于气逆喘急、肺热咳嗽等症。板蓝根最早记载于《神农本草经》，列为上品。菘蓝以北方栽培为主，喜排水良好的沙土、壤土。它对光照、热量、温度等自然环境要求不严，喜温、耐旱、耐瘠薄，喜氮肥。

菘蓝分布在中欧、西亚、中亚及地中海地区；我国菘蓝主要分布在内蒙古、陕西、甘肃、黑龙江、河北、山东、安徽、浙江、江苏、贵州、江西等省区。对于菘蓝的道地产区并不明确，仅有文献记载河北为道地产区。但由于受市场经济影响，菘蓝栽培区发生了很大变化。江苏、河南传统大产区种植量明显减少，相反，甘肃、黑龙江变成了新型的种植区，产量较大。甘肃栽培菘蓝主要分布在民乐、天水、庆阳、镇原、陇西、通渭、渭原等市县。其中民乐县栽培面积大、产量高、品质优，2012 年被农业部、中国特色之乡推荐暨宣传活动组委会确定为"中国板蓝根之乡"。近年来，民乐县栽培面积稳步增加，成为我国板蓝根最主要的产区，年产板蓝根 4000t 左右，产值约 1 亿元，成为产区农民增收致富的支柱产业。

随着高标准农田建设和新版 GAP 规范化栽培技术的实施，板蓝根产业正在走向规模化、集约化和机械化之路。在新型生产模式下，适宜全程机械化栽培的配套技术、新品种选育、种子标准化生产与加工技术、水肥一体化栽培技术将是今后研究的主要方向。

二、菘蓝栽培的生物学基础

（一）菘蓝的植物学特征

菘蓝：二年生草本植物，株高 40~120cm。根细长，直径 1~2.5cm，根长 20~80cm，圆柱形，肉质根白色，断面呈硬性或粉性，多侧根。茎直立多分枝，表面稍带粉霜。叶互生，基生叶长圆状椭圆形，长 5~30cm，宽 1~8cm，蓝绿色，肥厚，先端钝圆，基部渐狭，叶缘有波状锯齿；茎生叶圆形至长圆状，长 3~20cm，宽 1~5cm，有白粉，先端尖，基部耳垂型，全缘，基部盾形半抱茎。复总状花序顶生或腋生，花黄色，花梗细弱，花后下弯成弧形，花瓣 4 枚，雄蕊 6 枚，四强。角果紫色长圆形，扁平，边缘有翅、长约 2cm，宽约 5mm，基部渐狭。通常情况下每角果含种子 1 枚，极少存在 2 枚，呈长圆形，长 3~4mm。见图 2-1。

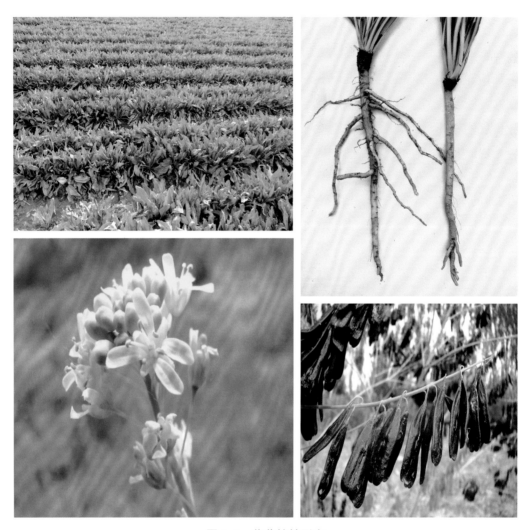

图 2-1 菘蓝植株形态

（二）菘蓝的生长发育

菘蓝的生长发育随时间会在形态特征、生理特性等方面发生一系列变化。根据器官形成的顺序和明显的外部特征，菘蓝的生育期可划分为苗期、莲座期、肉质根膨大期、返青期、抽薹期、现蕾期、开花期、灌浆期、成熟期等生育时期。也可根据所形成的器官的类型和生育特点，将菘蓝一生划分为营养生长阶段、并进阶段和生殖生长阶段三大生育阶段。

种子萌发至板蓝根采收之前为营养生长阶段，其生育特点是生根、长叶、肉质根膨大。自莲座期至抽薹期是营养生长和生殖生长并进阶段，特点是花芽分化与根、茎、叶、分枝的生长同时进行。现蕾至种子成熟是生殖生长阶段，为籽粒形成和灌浆成熟的阶段。若收获种子则此阶段是菘蓝的分枝数、单株角果数和粒重的主要决定时期。各阶段相互联系，但生长中心不同，栽培管理的方向也不一样。菘蓝整个生育期约 400d，营养生长阶段 180d，越冬期 120d，生殖生长阶段约 100d。若收获板蓝根，则仅有营养生长阶段，即生育时期为出苗期、苗期、莲座期、肉质根膨大期、采收期5个时期。其中，出苗期10d左右，苗期90d左右，莲座期40d左右，肉质根膨大期约40d，整个生育期约180d。

三、生物学特性

（一）生长发育特性

菘蓝是越年生长日照型植物，按自然生长规律，北方春季播种后种子出苗至秋季叶片枯萎，是营养生长阶段。露地越冬经过春化阶段，于次年早春抽薹、开花、结实而枯死，完成整个生长周期。河西走廊菘蓝4月下旬播种，5月上旬出苗进入苗期，至7月进入莲座期，8月下旬进入肉质根膨大期，10月下旬至11月上旬板蓝根采收。收获种子则露地越冬，第2年3月下旬开始返青，4月上旬抽薹，4月下旬开始现蕾进入开花期，5月上旬至6月上旬为结果和果实成熟期，6月下旬即可收获种子。

菘蓝种子由种皮、胚乳和胚组成，呈长椭圆形，表面黄褐色，基部具有一小尖突状种柄，两侧面各具较明显的纵沟（胚根与子叶间形成的痕）及一不甚明显的浅纵沟（两子叶之间形成的痕）。胚弯曲，黄色，含油分；胚根圆柱状，子叶2枚，背倚于胚根。染色体2n=14。千粒重约10g。

（二）菘蓝的生长发育及与环境条件的关系

1. 菘蓝种子萌发及出苗

菘蓝种子吸水4h后吸水率即达到177.9%，达到最大吸水率的44.11%。其中0~4h为快速吸水阶段，4~40h为缓慢吸水阶段，40h后为吸水停滞阶段。菘蓝种子萌发的温度范围为10~35℃，新种子发芽率高于陈种子，霉烂率小于陈种子，新种子萌发的最适温为20℃，两年的陈种子萌发最适温度为10~20℃。20℃最适合幼苗生长。菘蓝种子吸水膨胀后，胚根首先突破种皮，并向下深入土壤中，下胚轴向上伸长将子叶顶出地面。当全田50%幼苗两片子叶出土展开，由淡黄转为绿色，长度在2cm左右时即为出苗。

2. 菘蓝根系生长

菘蓝种子萌动后，胚根首先突破种皮而深入土壤，发育为主根，再在其上长出大量侧根与支根，形成完整的直根系。菘蓝根次生结构发达，韧皮部和木质部明显，皮层、韧皮部、木射线等薄壁组织中含有大量淀粉粒。苗期主要垂直生长，且相对速度较地上部分快。肉质根膨大期主要水平生长，是板蓝根形成产量的关键时期。根系生长的最适温度为12~15℃，5℃以下或35℃以上生长缓慢或停止生长。菘蓝对土壤的物理性状和酸碱度要求不严。一般微碱性的土壤最为适宜，pH 6.5~8的土壤都能适应，耐肥性较强，肥沃和深厚的土层是生长发育的必要条件。地势低洼易积水的土地不宜种植。

3. 菘蓝叶片生长

菘蓝叶片上下表皮细胞形状无明显差别，属于等面叶，气孔存在于上下两面，栅栏组织与海绵组织分化不明显，叶主脉维管束比较发达。菘蓝子叶出土后5~10d即出现第1片真叶，在出苗后55~97d，其单株叶片数增加较为缓慢，到出苗后97d，菘蓝单株叶片数基本维持在10.0片/株左右；随后植株叶片数开始迅速增长，从出苗后97~128d，单株叶片数平均增长速率达最大，菘蓝叶干重在出苗后55~117d其积累速率均较低，从出苗后117~128d，单株叶片干重积累速率最快，达0.46g/（d·株）。出苗后55~66d叶片平均生长速率最大。叶片生长最适温度10~20℃。借鉴油菜类型的分类，可将菘蓝分为白菜叶型、甘蓝叶型和芥菜叶型3种。白菜叶型菘蓝叶片全缘，披针形至椭圆形，叶面平整，有蜡质，绿色较浅；芥菜型叶缘波状，椭圆形至倒卵形，叶面皱缩，稍有蜡质或无，绿色中等或深；甘蓝型叶缘缺刻较深，披针形，叶面皱缩，有蜡质，绿色较浅。菘蓝不同类型的形成与当地的环境气候相关，是植物适应环境的结果，例如，甘蓝叶型菘蓝叶片狭长，叶缘深裂，这样使得叶面积减小，从而降低叶片的蒸腾量，另外其叶面蜡质较多，也能有效减少蒸腾量。

4. 菘蓝花的生长

田间观察发现，河西走廊栽培二倍体菘蓝属二年生草本植物。前一年采用种子播种，第 2 年越冬返青后 4 月 20 日左右植株顶部陆续抽薹现蕾，正常情况下 8d 后花蕾陆续开放，总状花序，生于枝顶。开花后，单株花序起初紧簇在一起，花序轴在开的同时逐渐伸长，花序自上而下依次开放，首先主茎顶端的花序轴伸长，顶端花序轴基部小花最先开放，靠近顶枝的下一级花序轴小花随后开放，单花序轴从花序的基部自下而上依次开放，主茎顶部不断生出花序，花序顶部不断生出小花蕾，最后整个植株变得大而疏松，形如锥形，属于无限开花习性。初现花蕾绿色，发育过程中鲜黄色花瓣逐渐从花萼间隙显现伸长并展开。花朵开放与花药开裂均与气候环境条件有关，当遇气温较低或阴雨天气时，开花延迟，甚至不开放。无风晴朗天气条件下，开花花朵花瓣向外张开角度大，白天开花主要集中在上午 8:00~12:00。遇暴风天气花瓣缩成半闭合状态。长雄蕊花药一般在开花 20min 后花药开始开裂，短雄蕊延后 1~2h 才开裂，花粉成熟时，柱头与花药平齐，随后柱头高度略低于长雄蕊花药，略高于短雄蕊花药，随着花的开放，花丝拉伸至最长。盛花期，单株每天集中同时开放 15~40 朵，每花序开放 3~8 朵。单株开花数、花蕾比和花朵开放率在单株间变异幅度较大，变异系数均达 100% 以上。

菘蓝主茎顶部着生花序和第 1 花序轴着生花数均最多，沿主茎向下依次减少，顶端花序轴着生花数 60~150 朵，倒一级花序轴着生花数 45~145 朵，倒二级花序轴着生花数 20~100 朵。初开花瓣呈十字展开，雄蕊围绕柱头 60° 展开，单花寿命 6~7d，异常气候可缩短至 3~4d，群体开花期 30d 左右。雄蕊 6 枚，4 长 2 短，淡黄色，背着药，纵裂且面向雌蕊开裂，开放花朵的长、短雄蕊花丝长度相差 1mm 左右；子房上位，近圆柱形，柱头平截，绿色，雌蕊长 2.3~2.6mm。菘蓝花粉为长球形至近超长球形，赤道面观为椭圆形，极面观为三裂圆形，3 个萌发沟，沟端接近花粉的两极。表面纹雕为网状纹饰，网眼为五边形或六边形至不规则的多边形，网眼内部与其周缘分布有不同密度的颗粒物及圆柱状基粒棒。菘蓝自花传粉力极弱，同株异花传粉结籽率很低，显示出高度的自交不亲和性，株间异交亲和性更强，属异花授粉，昆虫为主要传粉媒介，风媒也可辅助传粉。访花昆虫主要有蜂类、蝇类的食蚜蝇、黑蜂等。

5. 菘蓝的果实及种子生长

菘蓝的果实为短角果，长圆形，扁平，无毛，边缘具翅，倒垂，先端平截或微凹，两面腹缝线隆起，果实自下部处至基部急楔形，长 12~16mm，宽 4~5mm，果柄长 10~15mm，成熟时紫黑色，种子 1~2 枚，椭圆形，黄棕色，长约 3mm，有两条纵沟。千粒重约 10g。

四、栽培技术

（一）选育良种

于板蓝根收挖时选择根条直长、大、健壮的株苗作种苗，移栽于种子田，行距 30cm，株距 20cm。移栽前施肥，翌年出苗后松土除草，施一次复合肥，促进生长。抽薹开花时追施一次人工磷钾肥，天旱时浇一次水，保证果实饱满，母大子肥。购买种子时，要选粒大饱满、不瘪不霉的种子，最好做发芽试验，将种子用30℃温水浸泡4~5h，播于花盆中，盖一层温水，一周即可出芽，可测定种子的优劣，以种子的优劣确定播种量。

（二）选地

菘蓝是深根喜肥作物，宜选地势平坦、土层深厚、肥沃疏松、排水良好、含腐殖质丰富的沙质土壤或轻壤土并靠近水源排灌方便的地方栽培。地势低洼易积水土地不宜栽种。前茬以薯类、豆科、禾本科作物为好，前茬避免十字花科植物，轮作周期至少3年。

菘蓝需要在中性或微碱性的土壤（pH为6.5~7.5）上种植。菘蓝种植在沙土地上，根、叶生长迅速、根型整齐，板蓝根产量和检测成分都高。

（三）整地

深厚疏松的土壤耕层，有利于菘蓝肉质根的膨大和根系发育。因此菘蓝生长在深翻的土地上，增产显著。在栽培技术水平和机械化程度高的地方，菘蓝的适宜耕深为20~30cm，沙土地可稍浅些。前茬作物收获后，深耕30~40cm，晒垡、纳雨，充分熟化土壤。冬前糖平保墒。第2年春季，结合整地一次性施足基肥，每亩施腐熟的优质农家肥2000~3000kg、尿素15kg/亩、磷二铵（N 18%，P_2O_5 46%）100kg/亩、硫酸钾16kg/亩。耕后细耙并作畦，准备播种。

（四）种子处理与播种

种子处理：播种前应浸种催芽，方法是用30~40℃的温水浸种3~4h，捞起后用湿布包好，置于25~30℃下催芽3~4d，并经常翻动种子。大部分种子露芽后（如春播还要在0℃的低温下处理3~5d）即可播种。

播种时间：可采用春播或夏播，春播在4月下旬播种，夏播在5月下旬至6月上旬播种。

播种：有条播和畦面撒播两种方法。条播，沟深3cm，播后覆土，覆土厚度与沟平。撒播，将种子均匀撒于畦面后，浅划畦面，覆1~2cm厚的细土，镇压、浇水。春播时，为提高地温可进行地膜覆盖栽培。

播种量：每亩用种量1.5~2.0kg。

播种密度：条播行距28~30cm，留苗株距5~10cm。撒播行距11~13cm。保持土壤湿润，在气温18~20℃时7d左右即可出苗。

（五）田间管理

1. 间苗、定苗和补苗

幼苗1~2片真叶时进行第1次间苗，疏去弱苗和过密的苗。幼苗3~4片真叶时进行第2次间苗，苗距5~6cm，幼苗5~6片真叶时定苗。遇有缺株，选阴雨天进行补苗。

2. 中耕除草和追肥

板蓝根以叶和根入药，需肥量较大。齐苗后进行第1次中耕除草，中耕宜浅，搂松表土即可，杂草要除净。结合定苗进行第2次中耕除草和第1次追肥，施入人畜粪水22 500kg/hm²、过磷酸钙600kg/hm²、尿素150kg/hm²，并及时浇水，这样可促使茎叶生长。第1次收大青叶后应及时中耕追肥，以速效性氮磷钾肥为主，可施稀大粪15 000~22 500kg/hm²、尿素150~300kg/hm²、磷肥600kg/hm²、硫酸钾300kg/hm²，以促使叶和根生长。以后每次收大青叶后，应及时中耕追肥，追肥以速效性氮肥为主。可施稀大粪15 000~22 500kg/hm²，尿素150~225kg/hm²。

3. 排灌水

苗期及时浇水，保持土壤湿润。天气干旱，应在早晚灌水保苗。雨季及每次灌大水后，要及时疏沟排除积水，以免根部腐烂。

4. 病虫草害及防治

(1) 病害及其防治

①霜霉病

症状：主要危害叶柄和叶片。发病初期，叶片产生黄色病斑，叶背出现似浓霜样的霉斑。随着病情的发展，叶色变黄，最后呈褐色干枯，使植株死亡。霜霉病在早春侵入寄主，随着气温的升高而迅速蔓延，特别是夏季多雨季节，发病最为严重。

防治：清洁田园，处理病株，减少病原，轮作。选择排水良好的土地种植，雨季及时开沟排水。发病初期可用 50% 退菌特 1000 倍液喷射。或在发病初期喷施 5% 百菌清粉尘剂喷粉，每亩用药 1kg，或选用 25% 百菌清可湿性粉剂 500 倍液，每亩用药液 25~30kg，每 7~10d 喷 1 次，连喷 2~3 次。

②菌核病

症状：危害全株，从土壤中传染，基部叶片首先发病，然后向上依次危害茎、茎生叶、果实。发病初期病灶呈水渍状，后为青褐色，最后腐烂。多雨高温期间发病最为严重。茎秆受害后，布满白色菌丝，皮层软腐，茎中空，内有黑色不规则形的鼠粪状菌核，变白倒伏而枯死。种子干瘪，颗粒无收。

防治：水旱轮作或与禾本科作物轮作，增施磷钾肥。开沟排水，降低田间湿度。施用石硫合剂于植株基部。

③白锈病

症状：罹病叶面现黄绿色小斑点，叶背长出一隆起的、外表有光泽的白色脓疱状斑点，破裂后散出白色粉末状的物质，叶长成畸形，后期死亡。发病期 4 月中旬至 5 月。

防治：不与十字花科作物轮作。选育抗病品种。发病初期喷洒 1:1:20 波尔多液。

④根腐病

症状：危害根部，5 月开始发生，6 月到 7 月发病盛期。先在侧根、须根或根的尖端发病，后逐渐向主根扩展，使根部呈黑褐色腐烂，并向上蔓延，使茎叶萎蔫枯死。根部湿腐后，髓部呈黑褐色而发臭。最后全株死亡。

防治：与谷类作物实行 3 年以上的轮作期。增施磷钾肥，增强植株抗病力。选择排水良好的沙壤土和地势稍高燥的地方种栽；雨季注意排水，降低田间湿度。发病初期用 50% 托布津 1000 倍液浇灌病株及周围植株，以防蔓延。

(2) 虫害及其防治

①菜青虫

症状：成虫名菜粉蝶，翅为白色（幼虫叫菜青虫，身体背面青绿色。咬食叶片，造成孔洞或缺刻，严重时仅残留叶脉和叶柄。每年能发生 6~7 代，以 5~6 月第 1、第 2 代发生最多，危害最严重。

防治：发生时用苏云金杆细菌性农药防治效果较好，对人畜无毒害，可用苏云金杆菌菌粉 500~800 倍液喷雾。化学农药有 90% 敌百虫晶体 800~1000 倍液，或 10% 杀灭菊酯乳油 2000~3000 倍液，或 50% 杀螟松乳油 1500~2000 倍液喷雾灭杀。

②蚜虫、红蜘蛛

用 40% 乐果乳剂 2000 倍液和 0.2~0.3 波美度石硫合剂喷杀。

（3）草害及其防治

双子叶杂草主要有：猪毛菜、扫帚菜、灰菜、马齿菜、荠菜。单子叶杂草主要有：升马唐、稗等。

防治：合理轮作，避免与十字花科作物连作，化学除草应以播前土壤施药为主，争取一次施药便能保证整个生育期不受杂草危害。用50%乙草胺乳油，该药对多种一年生禾本科杂草有特效，并可兼治部分小粒种子的阔叶杂草。该药剂用量1200~2250ml/hm²，兑水均匀喷雾土表。实践证明，此药剂对板蓝根的生长有一定的抑制作用，小面积种植最好不用除草剂。对播前土壤未施药或效果不理想的田块，要进行人工除草。

五、种子生产技术

（一）选地与整地

1. 选地

选择连续3年未种植十字花科植物的地块，要求土层深厚、疏松肥沃、排灌方便、背风向阳、地势平坦的沙质壤土或轻质壤土。

2. 整地

春秋均可进行整地，前茬作物收获后深耕，深耕25cm以上。播前结合整地施充分腐熟的农家肥3000~4000kg/亩、纯氮3.7kg/亩、P_2O_5 9.5kg/亩、K_2O 1.0kg/亩，整平耙细，做成宽1.5~2.0m、高10~15cm的畦。

（二）种子选择

选用两年生菘蓝植株上收获的优良品种。

（三）播种

1. 播种时间

菘蓝种子繁育以夏播为主，在7月底至8月上旬播种。

2. 播种量

用角果1.5~2.0kg/亩。

3. 播种方法

播种以条播和穴播为主。条播时行距30cm，开浅沟，将种子均匀撒于沟内，沟深3~5cm，覆土1cm，及时镇压；穴播时用专用点播机点播，行距30cm，穴距10cm，播深1~2cm。

（四）田间管理

1. 间苗与定苗

菘蓝出苗后，结合中耕除草分1~2次间苗与定苗。条播按株距10cm定苗。穴播田每穴留苗1株，留苗2.2万株/亩。

2. 除草

菘蓝播种当年应及时除草，次年在返青封垄前除草1次。

3. 施肥

菘蓝良种繁育田追肥一般在返青与开花期进行，追施尿素10kg/亩。开花期适当喷0.3%磷酸二氢钾90~120g/亩和0.3%硼砂90g/亩。

4. 灌水

在返青期和开花期结合追肥各灌水1次，灌水量80m³/亩。雨季注意排水防涝，地内不积水。

5. 去杂去劣

在返青期、开花期和种子采收期，去除杂株、病株、弱株。

（五）主要病虫草害防治

同板蓝根及大青叶生产。

（六）种子采收

1. 时间与方法

次年 6 月下旬，待整个果枝果穗变紫色时，将整个果枝剪下。

2. 脱粒加工

菘蓝果穗晾晒 1~2d 后及时脱粒、清选，存放于阴凉干燥处。

六、板蓝根的采收与加工

（一）采收

春播菘蓝地上部生长正常，每年可以割大青叶 2~3 次，第 1 次质量最好。第 1 次在 6 月中旬，第 2 次在 8 月下旬前后。伏天高温季节不能收割大青叶，以免引起成片死亡。

收割大青叶的方法：一是贴地面割去芦头的一部分，此法新叶重新生长迟慢，易烂根，但发棵大；二是离地面几厘米处割下。另外也有用手掰去植株周围叶片的方法，此法易影响植株生长，且较费工。挖板蓝根应在晴天进行，挖时必须挖深，以防把根弄断，降低产品质量。可收获鲜根 4500~7500kg/hm²。

（二）加工

挖取的板蓝根去净泥土、芦头和茎叶，摊在芦席上晒至七八成干，扎成小捆，再晒至全干，打成包或装麻袋贮藏。以根长、直、粗壮、坚实、粉性足者为佳。大青叶的加工，通常晒干包装即成，以叶大、少破碎、干净、色墨绿、无霉味者为佳。

（三）产量

春播的一般干货产量 4500kg/hm² 左右。夏播的产量 3750kg/hm² 左右。折干率 30% 左右。另产大青叶 3000~4500kg/hm²。

（四）板蓝根药材质量标准

本品呈圆柱形，稍扭曲，长 10~20cm，直径 0.5~1cm。表面淡灰黄色或淡棕黄色，有纵皱纹、横长皮孔样突起及支根痕。根头略膨大，可见暗绿色或暗棕色轮状排列的叶柄残基和密集的疣状突起。体实，质略软，断面皮部黄白色，木部黄色。气微，味微甜后苦涩。检查项：水分不得超过 15.0%，总灰分不得超过 9.0%，酸不溶性灰分不得超过 2.0%，浸出物不得少于 25%。含量测定：本品按干燥品计算，含（R,S）-告依春（C_5H_7NOS）不得少于 0.020%。

七、包装、贮藏与运输

（一）包装

将完全干燥符合内在质量标准的板蓝根，每捆 50kg±2kg，捆为长 80cm、宽 40cm、高 65cm 的长方体。药材口面对齐，内捆 4 道麻绳，两侧口面应以席片盖面防潮，外用专用麻布或麻片包装，再用塑编带分 3 道捆紧。毛条重量不受限制，两侧口面不用席片盖面，可用铁丝捆绑。外包装喷上商品名称、产地、批号、商标、等级、毛重、生产单位、生产日期等，并附质检合格证。同时做好批包装记录，内容包括品名、规格、产地、批号、重量、工号、日期等。

（二）贮藏

合格药材与不合格药材隔离存放。贮藏库应具备以下条件：地面整洁、无缝隙、易清洁；库内温度应在30℃以下，湿度在60%以下；保持清洁和通风、干燥、避光、防霉。成品药材按等级分区放置于地仓板之上。地仓板距地面20cm以上，药材距墙壁50cm以上。

（三）运输

批量运输时采用具有洁净、通气好、防潮运载容器的运输车辆，严禁与有毒、有害、易串味物质混装。要保持板蓝根干燥并以篷布包严防潮防雨。

参考文献

［1］杨福红,赵鑫,王盼,等.菘蓝种质资源评价[J].中成药,2022,44(5):1515-1521.

［2］GB/T 41360—2022,中药材种子(种苗):菘蓝[S].

［3］郭巧生.抗病毒药用植物菘蓝栽培要点[J].农家致富,2022(5):25-26.

［4］杨立国,王琪,苏都那布其,等.菘蓝属植物化学成分及药理作用研究进展[J].中国现代应用药学,2021,38(16):2039-2048.

［5］刘东,杜弢.不同生态类型菘蓝根中有效成分含量测定[J].化学世界,2021,62(7):414-420.

［6］王思媛.氮磷钾对菘蓝生长、产量和质量的影响[D].大庆:八一农垦大学,2021.

［7］张金霞,孙向阳,李爱堂,等.菘蓝新品种培育现状分析[J].中药材,2021,44(3):730-735.

［8］张延红,何春雨,高素芳,等.菘蓝种子发芽标准化研究[J].甘肃农业科技,2021,52(1):44-47.

［9］关佳莉,王刚,张梦蕊,等.不同氮素供应水平对菘蓝生长及药材质量的影响[J].核农学报,2019,33(10):2077-2085.

［10］张金霞,陈垣,郭凤霞,等.二倍体菘蓝开花习性及传粉特性研究[J].草业学报,2019,28(6):157-166.

［11］曹艺雯,屈仁军,王磊,等.减量施氮对菘蓝生长及药材质量的影响[J].植物营养与肥料学报,2019,25(5):765-772.

［12］缪雨静.氮硫互作与硫素形态对菘蓝生长生理及代谢的影响[D].南京:南京农业大学,2019.

［13］王玉才,张恒嘉,邓浩亮,等.调亏灌溉下菘蓝耗水量变化特征[J].水土保持通报,2019,39(2):167-171.

［14］缪雨静,关佳莉,曹艺雯,等.硫素形态对苗期菘蓝生长生理特性及次生代谢的影响[J].草业学报,2019,28(3):101-110.

［15］王恩军.菘蓝栽培技术优化调控机制研究[D].兰州:甘肃农业大学,2018.

［16］王雨,周睿颖,马立敏,等.5个产地菘蓝种子萌发及幼苗生长对盐胁迫的响应[J].草业学报,2018,27(7):145-154.

［17］韩多红,王恩军,陈垣,等.播种量对河西走廊栽培菘蓝生长、产量和品质的影响[J].时珍国医国药,2018,29(7):1720-1724.

［18］刘琼玮.菘蓝质量标准研究[D].兰州:甘肃农业大学,2018.

［19］缪雨静,关佳莉,曾佳乐,等.氮硫配施对苗期菘蓝中营养物质及活性成分的影响[J].中国中药杂志,2018,43(8):1571-1578.

[20]王恩军,陈垣,韩多红,等.菘蓝农艺性状与药材产量的相关和通径分析[J].核农学报,2018,32(2):399-406.

[21]王玉才,邓浩亮,李福强,等.调亏灌溉对菘蓝光合特性及品质的影响[J].水土保持学报,2017,31(6):291-295,325.

[22]王玉才,张恒嘉,邓浩亮.不同生育期调亏滴灌对菘蓝光合特性及品质的影响[J].核农学报,2017,31(9):1847-1855.

[23]王恩军,陈垣,韩多红,等.栽培方式对菘蓝农艺性状及产量和品质的影响[J].中国生态农业学报,2017,25(11):1661-1670.

[24]刘灵娣,刘梦星,孙学,等.菘蓝干物质积累及氮磷钾吸收、分配动态变化规律研究[J].中国农业科技导报,2017,19(6):39-45.

[25]王恩军,韩多红,蔡子平,等.河西走廊栽培菘蓝农艺性状、药材产量和质量对播期的响应[J].农学学报,2017,7(5):38-45.

[26]唐晓清,吕婷婷,施晟璐,等.氮素处理对不同种质菘蓝叶氨基酸、总黄酮与矿质元素的影响[J].应用与环境生物学报,2017,23(2):374-378.

[27]唐晓清,杨月,吕婷婷,等.氮素形态及配比对夏播菘蓝生长及活性成分含量的影响[J].植物资源与环境学报,2017,26(1):21-29.

[28]王雨,唐晓清,施晟璐,等.不同施氮水平对盐胁迫下苗期菘蓝生理特性及根中(R,S)-告依春含量的影响[J].核农学报,2017,31(2):394-401.

[29]张珂,王艺蓉,赵宇隆,等.水氮互作对菘蓝光合生理及药材质量的影响[J].生态学杂志,2016,35(12):3279-3285.

第二节 黄　芪

一、概述

中药黄芪有两种原植物,即蒙古黄芪 *Astragalus monghoticus* Bge. 和膜荚黄芪 *Astragalus membranaceus* Bge.,均为豆科多年生草本植物。蒙古黄芪又称白皮芪(陕西)、混其日(蒙药音译),膜荚黄芪又称山爆仗(山东)、筒秆花(陕甘宁地区),均以干燥根入药,药材名为黄芪。黄芪原名黄耆,始载于《神农本草经》。其性微温,味甘,有补气固表、利尿、拔毒排脓、生肌等功能。用于气短心悸、乏力、虚脱、盗汗、体虚浮肿、慢性肾炎、久泻、脱肛、子宫脱垂、痈疽及疮口久不愈合。现代医学研究表明,黄芪具有提高免疫、抗衰老、提高应激、抗心肌缺血、抗肾炎、抗肝炎、抗胃溃疡、抗骨质疏松、中枢镇静、镇痛、促智及治疗高血压、糖尿病等作用。黄芪还用于治疗消化道肿瘤、肝癌、肺癌、妇科肿瘤等各种肿瘤有气虚表现者。由于黄芪药性温和,被称之为"补气固表之圣药",广泛应用于临床配方。黄芪中主要含有三萜皂苷、黄酮类化合物、多糖、微量元素及氨基酸等多种有效成分。正品黄芪(膜荚黄芪及蒙古黄芪)三萜皂苷中以黄芪苷 I(也称黄芪甲苷)及 II为主要成分,特别是黄芪甲苷常用作质量控制的主要指标。蒙古黄芪分布于黑龙江、吉林、河北、山西、内蒙古、甘肃等省区,膜荚黄芪分布于黑龙江、吉林、辽宁、河北、山东、山西、内蒙古、陕西、宁夏、甘肃、青海、新疆、四川和云南等省区。甘肃省陇西县被称为"中国黄芪之乡"，黄芪是该县著名特产之一，陇西县气候高寒阴湿，土地肥沃疏松，具有黄芪生长独特优越的地理条件。陇西黄芪条直、皮黄白、分枝少、味甘、粉性足，药用成分含量高而被中药材界誉为"芪中精品"。但是随着种植年限的延长，出现了产量和品质下降的情况，传统产地逐渐失去优势，新的产地逐渐形成，其中位于河西走廊中段的张掖市民乐县，因其独特的气候类型，尤其在扁都口沿线，海拔在2400m 左右，气候冷凉，适宜黄芪的生长，自 2014 年以来，面积和产量均不断增加，至 2021 年，民乐县黄芪栽培面积约 10 万亩，且民乐所产黄芪产量高、品质好，以陇西黄芪的形式上市，成为陇西黄芪最大的新产地。

近年来，对黄芪的研究主要集中于有效成分的药理作用和生物技术培养方面，对黄芪栽培技术的研究也比较多，但有关黄芪遗传多样性、品种选育、品质控制、需水需肥规律、病虫害防治、无公害栽培、科学采收加工、标准化操作规程、黄芪栽培机械化生产技术等方面的研究还有待进一步加强。

二、植株形态特征

蒙古黄芪：主根长而粗壮，顺直。茎直立，高 40~80cm。奇数羽状复叶，小叶 12~18 对；小叶片小，宽椭圆形、椭圆形或长圆形，长 5~10mm，宽 3~5mm，两端近圆形，上面无毛，下面被柔毛；托叶披针形。总状花序腋生，常比叶长，具花 5 至 20 余朵；花萼钟状，密被短柔毛，具 5 萼片；花冠黄色至淡黄色，长 18~20mm；旗瓣长圆状倒卵形，翼瓣及龙骨瓣均有长爪；子房光滑无毛。荚果膜质、膨胀，半卵圆形，先端有短喙，基部有长的子房柄，均无毛，花期 5~7 月，果期 7~9 月。见图 2-2。

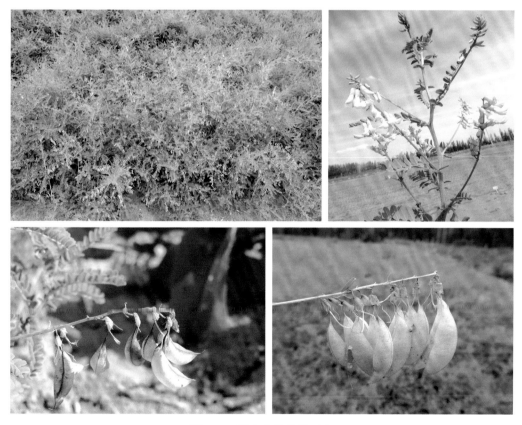

图 2-2　蒙古黄芪植株形态

膜荚黄芪：多年生草本，高 50~100cm。主根肥厚，木质，分枝灰白色。茎直立，上部多分枝，有细棱，被白色柔毛。叶片也为奇数羽状复叶，小叶 6~13 对，长 7~30mm，宽 3~12mm，先端钝、圆或微凹，有时具小刺尖；托叶长 4~10mm。总状花序稍密，有 10~20 朵花；花萼钟状，被黑色或白色短毛；花冠黄色至淡黄色，或有时稍带紫红色，长约 16mm；子房有柄，被柔毛，荚果膜质，稍膨胀，半椭圆形，长 20~30mm，宽 9~12mm，被黑色或黑白相间的短伏毛；果颈超出萼片外；种子 3~8 粒。花期 6~8 月，果期 7~9 月。见图 2-3。

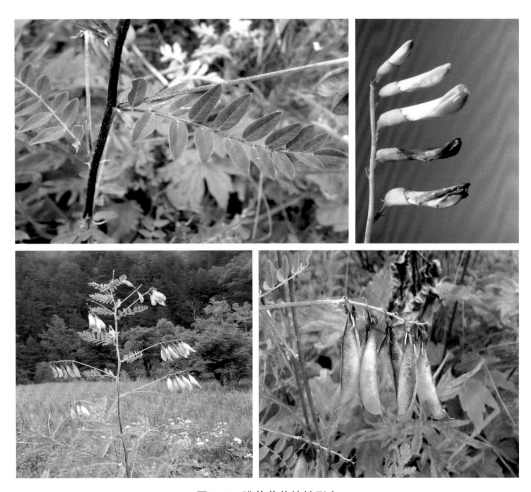

图 2-3　膜荚黄芪植株形态

表 2-1　蒙古黄芪和膜荚黄芪形态特征上的区别

区别项目	蒙古黄芪	膜荚黄芪
植物形态差别	植株较矮，疏被短柔毛；第 2 真叶即为具 5 小叶的羽状复叶，成熟时小叶多达 25~37 枚；小叶长 5~10mm，宽 3~5mm	幼苗高大、粗壮，密被长柔毛；第 1~4 片真叶为三出羽状复叶，第 5 真叶最先呈现具 5 小叶的羽状复叶并逐渐增多，成熟时小叶可达 13~27 枚；小叶长 7~30mm，宽 3~10mm
荚果和种子差别	荚果无毛，种皮纹饰为皱折状。种子硬实率高	荚果表面附生黑色短柔毛，种皮表面纹饰为复网状。种子硬实率低
花粉粒差别	花粉粒长球形，萌发沟细	花粉粒近圆球形，萌发沟短而宽
染色体差别	染色体核型公式属于 1C 型	染色体核型公式属于 1B 型

三、生物学特性（河西地区种植多为蒙古黄芪，以下叙述以蒙古黄芪为例）

（一）种子特性

蒙古黄芪的种子半卵圆形，千粒重 5.83g。种子具有硬实性，硬实率一般为 40%~80%，在正常温度和湿度条件下，约有 80%的种子不能萌发，影响了自然繁殖。生产上，一般播种前要对种子进行前处理，打破种皮的不透水性，提高发芽率。黄芪种子吸水膨胀后，在地温 5~8℃时即可萌发，以25℃时发芽最快，仅需 3~4d。

（二）生长发育特性

蒙古黄芪从播种到种子成熟要经过 5 个时期：幼苗生长期、枯萎越冬期、返青期、孕蕾开花期和结果种熟期。

种子萌发后，在幼苗五出复叶出现前，根系发育不完全，入土浅，吸收差，怕干旱、高温、强光。五出复叶出现后，根系吸收水分、养分能力增强，叶片面积扩大，光合作用增强，幼苗生长速度显著加快。通常当年播种的黄芪处于幼苗生长期，不开花结果。

地上部分枯萎到第二年植物返青前称为枯萎越冬期。一般在 9 月下旬叶片开始变黄，地上部枯萎，地下部根头越冬芽形成，此期需经历 180~190d。蒙古黄芪抗寒能力强，不加覆盖物也可安全过冬。

越冬芽萌发并长出地面的过程称为返青。春天当地温达到 5~10℃时，蒙古黄芪开始返青。首先长出丛生芽，然后分化茎、枝、叶，形成新的植株。返青初期生长迅速，30d 左右即可长到正常株高，随后生长速度又减缓下来，这一时期受温度和水分的影响很大。

从花蕾由叶腋现出到小花凋谢为现蕾开花期。2 年生以上植株一般在 6 月初出现花芽，逐渐膨大，花梗抽出，花蕾逐渐形成，蕾期 20~30d。7 月初花蕾开放，花期为 20~25d。

从小花凋谢至果实成熟为结果期。2 年生黄芪 7 月中旬进入果期，约为 30d。果实成熟期若遇高温干旱，会造成种子硬实率增加，使种子品质降低。黄芪的根在开花结果前生长速度最快，地上光合产物主要运输到根部，而以后则由于生殖生长会大量消耗养分，使得根部生长减缓。

（三）蒙古黄芪的生长发育及与环境条件的关系

蒙古黄芪喜阳光，耐干旱，怕涝，喜凉爽气候，耐寒性强，可耐受-30℃以下低温，怕炎热，适应性强。多生长在海拔 800~1300m 的山区或半山区的干旱向阳草地上，或向阳林缘树丛间；植被多为针阔混交林或山地杂木林；土壤多为山地森林暗棕壤土。黄芪忌重茬，不宜与马铃薯、菊花等连作。

蒙古黄芪 1 年生和 2 年生幼苗的根对水分和养分的吸收功能强。随着生长发育的进行，吸收功能逐渐减弱，但贮藏功能增强，主根变得粗大。蒙古黄芪生长周期为 5~10 年，如果水分过多，易发生烂根。对土壤要求虽不甚严格，但土壤质地和土层厚薄不同对根的产量和质量有很大影响：土黏重，根生长缓慢，主根短，分枝多，常畸形；土壤沙性大，根纤维木质化程度大，粉质少；土层薄，根多横生，分枝多，呈鸡爪形，品质差。在 pH 7~8 的沙壤土或冲积土中黄芪根垂直生长，长可达1m 以上，俗称"鞭竿芪"，品质好，产量高。

四、栽培技术

（一）种苗繁殖

1. 繁殖方法

蒙古黄芪为多年生豆科植物，传统育苗方法以种子繁殖为主，种子繁殖虽能繁育大量种苗，但易产生变异。因此，在生产中多采用提纯复壮的黄芪优质种子。

种子采集：良种繁育田种子采收。

（1）分期采收：当果荚变黄色，种子呈浅褐色时分期分批采收，随熟随采，统一打碾，时间一般在 7 月上旬左右。

（2）集中采收：采收时期观察种子在即将完全成熟（七~八成）时收割，置放数日观察种子全部成熟后打碾。

注意事项：打碾后的种子必须在干燥通风处阴干，切忌在太阳下尤其在水泥地上暴晒。

2. 育苗

（1）场地准备

选择地势高、土层深厚、疏松、排水良好、中性或碱性沙质壤土或绵沙土地块，将土壤耙细整平，多雨易涝地应做高畦。避免与豆科作物轮作，忌连作。

（2）整地施肥

耕翻整地时每亩施充分腐熟细碎的有机肥 5000kg 以上，饼肥 50kg（按照 GAP 标准少用或不用农药与化肥，地块规模区域应选择没有污染源的地区）。

（3）选种

选择优良种子，并加以精选。方法是采用风选法。选择无杂质、籽粒饱满、无霉变、无虫蛀和未经农药处理的新种子。

（4）种子处理

蒙古黄芪种子外皮有果胶质层，种皮极硬，吸水力差，出苗率低。播前必须对种子进行处理，下列方法根据具体条件可任选其一。

沸水催芽：先将种子放入沸水中急速搅拌 1min，立即加入冷水将温度降至 40℃，再浸泡 2h，然后把水倒出，用透气性材料如麻袋等焖 12h，待种子膨胀或外皮破裂时播种。

硫酸处理：对晚熟硬实的种子，可用浓度为 70%~80% 的硫酸浸泡 3~5min，取出迅速置于流水中冲洗半个小时后播种。

机械擦伤：用碾米机在大开孔的条件下快速打一遍，一般以起毛为度，或者将种子与直径为 1~3mm 的粗沙按 1:1 的体积混匀，用碾子压至划破种皮为宜。

（5）育苗时间及方式

时间为 4 月上旬至中旬，播种方式是撒播，即将种子撒在耙糖平的地表，再耙糖 1 次，使种子入土 1~2cm，再镇压 1 遍，然后立即覆盖 1cm 厚细沙或麦草保持地墒。播种量 113~150kg/hm²。

（6）苗子采挖

苗子采挖和移栽是黄芪栽培的两个环节。采挖时期也就是移栽的最佳时期，一般在 4 月下旬至 5 月上旬。在土壤解冻后越早越好。

（二）移栽

1. 选地

蒙古黄芪是深根系植物，种植应选择土层深厚，选地势平坦、土质疏松、透水透气性良好的黄绵土、黑垆土、黑麻垆土，土壤 pH 在 7.5~8.2。大田生产可在川水地、旱台地、坡旱地种植。蒙古黄芪最优茬为小麦，忌连作。不易在土壤黏重板结，含水量大的黏土以及瘠薄、地下水位高、低洼易积水之地种植。同时周围无污染源。

2. 整地

前茬作物收获后进行整地，旱地一般翻2次，最后一次以秋季为好，一般耕深30cm以上，结合翻地施基肥，每亩施农家肥5000kg、磷酸二铵50kg、硫酸钾4~6kg、辛硫磷毒沙土100kg（育苗地酌减）。然后耙细整平。春季翻地要注意土壤保墒。

3. 挖苗

挖苗时苗地要潮湿松软，以确保苗体完整。采挖先从地边开始，然后逐渐向里挖。挖出的种苗要及时覆盖，以防失水。最后将苗分级扎成10cm的带土小把，运往异地定植。

4. 选苗

标准分三级：一级根长30cm以上，中上部直径在5mm以上；二级根长25~30cm，中上部直径在3~5mm；三级根长25cm以下，中上部直径在3mm以下。定植时应选择健壮、头梢完整、根条均匀的优质芪苗，然后分级定植。

5. 移栽

适用于良种繁育和大田生产。移栽适期为4月中旬至5月上旬，在适宜栽植期内应适当早栽。

合理密植：良种繁育株距20cm，行距35cm，栽植量需中等幼苗600kg/hm²，保苗数14万株/hm²；大田生产株距20cm，行距30cm，栽植量需中等幼苗700kg/hm²，保苗数17万株/hm²。定植方法：用锨开沟，沟深10cm左右，然后将苗按株距斜摆在沟壁上，倾斜度为45°，接着按行距重复开沟摆苗，并用后排开沟土壤覆盖前排芪苗，苗头覆土厚度2~3cm。为了保墒，要求边开沟、边摆苗、边覆土、边耙磨。

（三）田间管理

1. 中耕除草

在苗出齐后即可除草松土。育苗田一般除草不少于4次，良种繁育和大田生产一般除草不少于3次。

2. 追肥

一般结合灌溉或降雨进行。主要追施无机肥，一般追肥2次，时间6~8月，每次追尿素75kg/hm²，并在移栽定植时根施钼、锌等微肥，施钼酸铵2.25kg/hm²或硫酸锌15kg/hm²，在开花期喷洒1000mg/kg的乙烯利，收获前30d内不得追施无机肥。育苗田追施一般1次或不施；良种繁育和大田一般追施2次或3次，尤其要重视开花结果期追肥。

3. 摘蕾、去杂去劣

摘蕾是黄芪大田生产一个重要的栽培技术，摘蕾可防止地上部分徒长，节约营养以促进根系的生长发育提高产量，可随田间长势随时进行；在6月黄芪现蕾初期将花蕾摘除。去杂去劣是良种繁育田在定植后1~2年的生育期间通过茎、叶、花区别去除杂株，以保证种子纯度。通过植株长势观察去除弱病株，以确保种子质量。

（四）病虫害的防治

1. 虫害：危害黄芪的虫害主要有豆蚜、小地老虎、沟金针虫、蛴螬、豆荚螟、豆芫菁等。

（1）豆蚜

为害症状：成虫和若虫刺吸嫩叶、嫩茎、花及豆荚的汁液，使叶片卷缩发黄，嫩荚变黄，严重时影响生长，造成减产。

防治方法：可喷洒20%氰戊菊酯2000~3000倍液或亩施用10%大功臣可湿性粉剂10~15g。

（2）小地老虎

为害症状：初孵幼虫取食寄主幼苗的嫩叶和生长点，1~2龄幼虫取食呈小孔或缺刻，有的咬穿心叶形成小排孔，3龄以后多在表土层取食茎基部，可咬断嫩茎，或在较粗茎基部咬成残缺，为害严重时大量幼苗茎部被咬断或茎基残缺，以至枯萎死亡。

防治方法：防治小地老虎，应采取农业防治和药剂防治相结合防治措施。根本的方法是改善农田管理条件，清除田间杂草，减少小地老虎的过渡寄主，同时还能直接消灭初孵幼虫。利用地老虎趋性对成虫诱杀也有一定效果，可利用黑光灯和糖、醋、酒诱蛾液。药剂防治：用50%辛硫磷制成5%毒土或颗粒剂，顺垄底撒施在苗根附近，形成6.5cm宽药带，每亩撒毒土20kg。

（3）沟金针虫

为害症状：金针虫喜钻入幼苗的茎基地下部分，为害须根、主根或茎的地下部分，使幼苗枯死，受害之苗很少主根被咬断，被害部不整齐。

防治方法：改善农田管理制度，精耕细作，除草灭虫。另外可用豆饼、花生饼或芝麻饼作饵料，先将其粉碎成米粒大小，用锅炒香后添加适量水分，待充分吸水后，按50:1的比例拌入50%的辛硫磷，制成毒饵，于傍晚在害虫活动区诱杀。

（4）蛴螬

为害症状：蛴螬在地下直接咬断黄芪幼苗根部，地上部分叶片枯萎，最后致使植株死亡。

防治方法：蛴螬的防治，必须贯彻预防为主，综合防治的植保方法，用各种防治手段，把药剂防治与农业防治以及其他防治方法协调起来，因地制宜地开展综合防治。①翻耕整地，压低越冬虫量。②施用腐熟的厩肥、堆肥，施后覆土，减少成虫产卵量。③土壤处理，用50%辛硫磷1kg拌毒土撒入田间，翻入土中。

（5）豆荚螟

为害症状：幼虫为害叶片、花及荚果，常卷叶为害或蛀入荚内取食幼嫩的种粒。

防治方法：①及时清除田间落花、落荚，并摘除被害的卷叶和豆荚，以减少虫源。②在黄芪地块架设黑光灯，诱杀成虫。③药剂防治：用40%氰戊菊酯6000倍液或12.5%溴氰菊酯3000倍液，从现蕾开始，每隔10d喷蕾、花1次，可控制为害。

（6）豆芫菁

为害症状：成虫群聚，大量取食黄芪叶片及花瓣，影响结实，尤喜食嫩叶，仅留叶脉。

防治方法：冬季深翻农田，消灭越冬幼虫。因有群集为害习性，可于清晨网捕，另可用20%灭多威乳油或10%可湿性粉剂兑水50~60kg喷雾防治，虫口密度高的地块隔7d防1次，连防2~3次。

2. 病害

（1）黄芪根腐病

症状：发病初期植株顶端萎蔫，生长点受损致使整株萎蔫，最后枯黄死亡，受害部位表皮纵向裂口，呈铁锈色，主根部分腐烂，潮湿时茎基部产生粉色状物。

病源：主要为镰刀菌 Fusarium sp.。

发病规律：土壤、土杂肥、病残体是黄芪根腐病的主要传播途径。

防治方法：认真选地，加强田间管理，轮作倒茬，深翻改良土壤，增施有机肥，及时拔除病株，防止病害蔓延，建立无病留种地。定植前用辛硫磷50% EC1000倍液+甲基托布津25% WP800倍液浸苗并可用噁霉灵（绿亨一号）4000倍液，1.8%阿维菌素乳油4000倍液灌根。

（2）黄芪白粉病

症状：受害叶片和荚果表面有白色粉状斑，造成早期落叶或整株枯萎。

防治方法：清园处理病残株，发病初期喷 0.2~0.4 波美度石硫合剂，也可喷 15% 粉锈宁可湿性粉剂 1000 倍液。

（3）黄芪霜霉病

症状：初期受害叶片失绿褪色，严重时叶片大量脱落，造成植株枯萎死亡。荚果染病，荚内种子表面产生灰白色霉层，荚外症状不明显。

防治方法：可用克露 600 倍液分别于 5、6、7 月下旬各喷 1 次，或 5 月下旬用 50% 硫悬浮剂 150 倍液喷雾、6 月下旬克露 600 倍液喷雾、7 月下旬用甲基托布津 500 倍液喷雾，连续 3 次，防效显著。

五、留种技术

（一）选种

秋季收获时，选植株健壮、主根肥大粗长、侧根少、当年不开花的根留作种苗，芦头下留 10cm 长的根。

（二）留种

留种田宜选排水良好、阳光充足的肥沃地块，施足基肥，按行距 40cm，开深 20cm 的沟，按株距 25cm，将种根垂直排放于沟内，芽头向上，芦头顶离地面 2~3cm，覆土盖住芦头顶 1cm 厚，压实，顺沟浇水，再覆土 10cm 左右，以利防寒保墒，早春解冻后，扒去防寒土。随着植株的生长，结合松土进行护根培土，以防倒伏，5~7 月开花结果后，待荚果下垂、果皮变白、种子变绿褐色时摘下荚果，随熟随摘，晒干脱粒，去除杂质，置通风干燥处贮藏。留种田加强管理，可连续采种5~6年。

六、采收与加工

（一）采收

先用镰刀割去地上茎蔓，然后用铁钗顺畦深挖 60cm 左右，将黄芪挖出，注意勿挖破黄芪。

1. 商品芪采挖

采挖时间为 10 月下旬至 11 月上旬，土壤冻结前全部挖完。方法是人工采挖，先将地上部分枯萎茎蔓割除，然后从地边开挖深沟，开始采挖，尽量保全根，严防伤皮断根。

2. 籽芪芪根采挖

第 3 年采籽后的黄芪，其芪根 1/4 变褐色空洞状，老根中心多成枯朽状，商品性较差，如为了增加采籽量，可适当延长采籽期限，但 5 年后芪根将逐渐变朽，病虫害加剧，产籽量减少，故采籽应在第 3、第 4 年进行。

（二）加工

黄芪采收后要先去净泥土，趁鲜将芦头切除，再切掉侧根，然后分级，并剔除破损、虫害、腐烂变质的部分。挑选分级的黄芪在太阳下晒到含水七成时搓条。搓条是黄芪初加工过程中重要的一道工序，黄芪在晒干的过程中反复搓 2~3 次，能使皮紧实，保持营养成分，特别是对糖分保持有重要作用，搓条还能使黄芪外观性状整齐一致，便于进一步加工和贮运。

搓条：将晒至七成左右的黄芪取 1.5~2kg，用无毒编织袋包好，放在干净平整的木板上来回揉搓，搓到条直、皮紧实为止。然后将搓好的黄芪摊平晾在洁净的场院内，晒上 2d，进行第 2 次搓条，此时黄芪含水量达五成左右，搓条方法同第 1 次。当黄芪含水量在二~三成时进行第 3 次搓条，方法同前两次。搓好的黄芪用细铁丝扎 0.5~1kg 的小把，晾晒到将干时待加工或贮藏。

（三）药材质量标准

黄芪以无芦头、尾梢、须根、枯朽、虫蛀及霉变为合格。以条粗、皱纹少、断面色黄白、粉性足、味甜者为优。共分四个等级。

特等：干货。呈圆柱形的单条，去掉疙瘩头或喇叭头，顶端尖有空心。表面灰白色或淡褐色。质硬而韧。断面外层白色，中间淡黄色或黄色，有粉性。味甘，有生豆气。长 70cm 以上，上中部直径 2cm 以上，末端直径不小于 0.6cm。无须根、老皮、虫蛀、霉变。

一等：干货。呈圆柱形的单条，去掉疙瘩头或喇叭头，顶端尖有空心。表面灰白色或淡褐色。质硬而韧。断面外层白色，中间淡黄色或黄色，有粉性。味甘，有生豆气。长 50cm 以上，上中部直径 1.5cm 以上，末端直径不小于 0.5cm。无须根、老皮、虫蛀、霉变。

二等：干货。呈圆柱形的单条，去掉疙瘩头或喇叭头，顶端尖有空心。表面灰白色或淡褐色。质硬而韧。断面外层白色，中间淡黄色或黄色，有粉性。味甘，有生豆气。长 40cm 以上，上中部直径 1cm 以上，末端直径不小于 0.4cm。无须根、虫蛀、霉变。

三等：干货。呈圆柱形的单条，去掉疙瘩头或喇叭头，顶端尖有空心。表面灰白色或淡褐色。质硬而韧。断面外层白色，中间淡黄色或黄色，有粉性。味甘，有生豆气。上中部直径 0.7cm 以上，末端直径不小于 0.3cm。无须根、虫蛀、霉变。

另本品按干燥品计算，含黄芪甲苷（$C_{41}H_{68}O_{14}$）不得少于 0.040%。

七、包装、贮藏

（一）包装

按级称重装袋，每袋 25kg，误差控制在每袋 ±100g 内，然后抽真空封口，装箱封口打包，箱外相应部位盖印等级、采收时间、生产日期、含水量。

（二）贮藏

储存包装好的黄芪不能暴晒、风吹、雨淋，应妥善保管，在清洁和通风、干燥、避光、温度、湿度等符合黄芪贮存要求的专用库房内贮存，库房要设有通风窗，以便晴天能开窗通风，阴天能闭窗防止水蒸气侵入室内，做到库内干燥，室内相对湿度应控制在 70% 以内，室内温度不超过 25℃。并制订严格的仓储养护规程和管理制度。在贮存的 1~2 年内不使用任何保鲜剂和防腐剂。在贮存前先将地面清扫干净，铺一层棚膜以防潮，在棚膜上铺上木板，将打成捆或装箱的黄芪架起，按不同规格堆成长、宽、高 3~4 捆（箱）的正方体，码起的药堆中间留 2m 宽的走廊，便于通风和防止发热。

（三）运输

批量运输时采用具有洁净、通气好、防潮运载容器的运输车辆，严禁与有毒、有害、易串味物质混装。要保持黄芪干燥并以篷布包严防潮防雨。

参考文献

[1]向璐,张巧艳,赵琦明,等.黄芪、当归化学成分、药理作用及临床应用的研究进展[J].中草药,2022,53(7):2196-2213.

[2]牛树君,赵峰,余海涛,等.4种除草剂对黄芪田阔叶杂草的防效及安全性[J].农药,2022,61(3):225-229.

[3]张淑娟,张育贵,牛江涛,等.黄芪的研究进展及其质量标志物预测分析[J].中华中医药学刊,2022,40(2):151-155.

[4]戴瑜婷,张雪燕,王艺璇,等.黄芪的现代研究进展及其质量标志物的预测分析[J].中国中药杂志,2022,47(7):1754-1764.

[5]王婷,冯彦梅,丁小琴,等.甘肃不同产区黄芪有效成分含量比较研究[J].中兽医医药杂志,2021,40(5):47-50.

[6]冀瑞朴,李晗,胡凯基,等.外源物质对黄芪种子萌发的影响[J].河北北方学院学报(自然科学版),2021,37(9):9-12.

[7]肖亦菽,王如锋,赵淑娟.中药黄芪皂苷类成分生物合成研究进展[J].上海中医药大学学报,2021,35(5):80-88,96.

[8]吴红伟,王临艳,李东辉,等.黄芪药材产地加工方法探析[J].中华中医药杂志,2021,36(8):4543-4546.

[9]吴培,孙卓,杨利民,等.海拔高度对蒙古黄芪主要药效成分积累及其关键酶基因表达量影响研究[J].中草药,2021,52(13):4031-4038.

[10]赵灵改,吕学泽,刘毅,等.黄芪中皂苷类成分的研究进展[J].食品安全质量检测学报,2021,12(12):4937-4946.

[11]刘月英,张大为,魏玉红,等.黄芪根瘤象甲发生规律及生物学特性[J].植物保护学报,2021,48(3):577-584.

[12]刘杰,张雄杰,盛晋华,等.肥料类型对盐碱地蒙古黄芪生长与光合特征及药材产量和品质的影响[J].西北植物学报,2021,41(6):1012-1018.

[13]程青云.清至民国时期甘肃地区党参、黄芪、大黄药材地理研究[D].兰州:西北师范大学,2021.

[14]鲁海坤.蒙古黄芪种子贮藏和控制劣变过程中活力及生理生化变化[D].北京:中国农业科学院,2021.

[15]陈贤双.基于多糖糖谱技术的山西仿野生黄芪、甘肃移栽黄芪比较[D].太原:山西大学,2021.

[16]张璇.不同生长方式对蒙古黄芪中异黄酮类成分累积的影响与机制研究[D].太原:山西大学,2021.

[17]李静.黄芪根腐病拮抗菌的筛选及其生防效果研究[D].兰州:西北师范大学,2021.

[18]张有富,张爱萍,陈叶,等.甘肃河西黄芪产量和品质的主要影响因素[J].中国野生植物资源,2021,40(5):38-42.

[19]黄保婷,陈垣,郭凤霞,等.采收期对膜荚黄芪叶茶生物活性成分的影响[J].草原与草坪,2021,41(2):122-128.

[20]韩多红,王恩军,张勇.稀土微肥对干旱胁迫下黄芪幼苗生理特性的影响[J].中国野生植物资源,2021,40(4):33-37.

[21]王晓飞,姚琴,魏国江,等.氮磷钾养分对寒地膜荚黄芪生长及药用成分影响[J].中国土壤与肥料,2021(2):149-155.

[22]周锐锋,方子森,周海,等.蒙古黄芪变异类型的主要性状及有效成分含量比较[J].甘肃农业科技,2021,52(3):32-35.

[23]徐海军,姚琴,程薪宇,等.北方地区黄芪根系发育、成分积累及表观生长种间差异[J].植物研究,2021,41(6):862-869.

[24]张芳,郑旭芳,高梦雅,等.不同激素配方、土壤基质对蒙古黄芪根系生长发育的影响[J].分子植物育种,2022,20(2):564-569.

[25]张倩倩,李光跃,苏优拉,等.干旱胁迫对蒙古黄芪和膜荚黄芪不同器官黄酮类成分积累的影响[J].西北植物学报,2020,40(7):1201-1208.

[26]张丽.根类药材黄芪、黄芩及银柴胡现代产地干燥加工研究[D].镇江:江苏大学,2020.

[27]魏鹏.蒙古黄芪病虫草害不同防治方法对药材产量和品质的影响[D].呼和浩特:内蒙古农业大学,2020.

[28]李鹏飞,盛晋华,张雄杰.种苗根粗对二、三年生蒙古黄芪根生长发育及产量、质量的影响[J].北方农业学报,2020,48(3):86-91.

[29]杨志城,杨羽君,鄂秀辉.蒙古黄芪与膜荚黄芪差异性研究进展[J].中药材,2020,43(5):1261-1265.

[30]耿雅萍.药用黄芪核心种质的初步构建及遗传多样性分析[D].太原:山西农业大学,2020

[31]陈实.蒙古黄芪营养吸收特性和施肥效应模式研究[D].咸阳:西北农林科技大学,2020.

[32]赵晨光,李存玉,杨珊,等.基于道地产区蒙古黄芪的质量差异性分析[J].中国中药杂志,2020,45(13):3183-3190.

[33]田文仓,冯紫薇,石福娟,等.不同栽培方式产地蒙古黄芪中黄芪甲苷和总黄酮含量差异分析[J].中国现代中药,2020,22(4):585-590,602.

[34]张博,班小军,于喆源,等.甘肃民乐黄芪品质与土壤关系的研究[J].药学实践杂志,2020,38(2):156-160.

[35]裴文菡,何凡,程春松,等.中药黄芪质量评价方法的研究进展[J].中国现代应用药学,2020,37(5):620-628.

[36]张瑞,曹庆伟,李科,等.黄芪药材性状和化学特征与绝对生长年限的相关性分析研究[J].中草药,2020,51(2):451-460.

[37]王玲玲,杨路存,熊丰,等.不同栽培密度和采收期对蒙古黄芪生长发育和产量的影响[J].分子植物育种,2019,17(23):7962-7968.

[38]魏廷邦,张兆萍,魏玉杰,等.水氮耦合对绿洲灌区蒙古黄芪光合特性的影响[J].中药材,2019,42(9):1973-1977.

[39]徐博琼,陈垣,郭凤霞,等.移栽密度对蒙古黄芪生长发育及产量质量的影响[J].中国实验方剂学杂志,2020,26(2):135-143.

[40]徐博琼.蒙古黄芪质量标准研究[D].兰州:甘肃农业大学,2019.

[41]朱文娟,刘志旭,芦云丹多杰,等.黄芪种质资源与良种选育研究进展[J].农业科技与信息,2019(3):34-38.

[42] 孙淑英,陈贵林.干旱胁迫对蒙古黄芪生殖生长及活性成分的影响[J].分子植物育种,2019,17(22):7559-7565.

[43] 马彦军,倪强,杨永义,等.盐胁迫对蒙古黄芪种子萌发与幼苗生长的影响[J].水土保持通报,2018,38(3):106-111.

[44] 王鑫.黄芪种子和种苗质量标准研究[D].呼和浩特:内蒙古农业大学,2018.

[45] 丁文姣,于安芬,李瑞琴,等.定西市黄芪根腐病优势病原菌生物学特性研究[J].甘肃农业科技,2018(3):33-36.

[46] 杨楠,王曦,郭晓瑞,等.黄芪种子萌发及萌发后生长过程中黄酮类化合物合成的动态变化[J].植物研究,2018,38(2):298-305.

[47] 贾鑫,孙窗舒,李光跃,等.干旱胁迫对蒙古黄芪生长和生理生化指标及其黄芪甲苷积累的影响[J].西北植物学报,2018,38(3):501-509.

[48] 王楠,高静,黄文静,等.旱、盐胁迫下黄芪种子萌发及其对水杨酸的响应[J].草业科学,2018,35(1):106-114.

[49] 王宇,刘洋,刘佳,等.不同光照强度对黄芪主要次生代谢物含量的影响[J].应用与环境生物学报,2017,23(5):928-933.

[50] 胡艳改,杜宇忠,郝磊,等.中药材蒙古黄芪与膜荚黄芪优质种源的研究[J].山西农业科学,2017,45(10):1662-1666+1690.

[51] 宋庆燕,杨相,王秋玲,等.氮磷钾元素对黄芪生长和干物质积累的影响[J].中国现代中药,2017,19(8):1157-1161.

[52] 王楠,高静,唐志书,等.黄芪生理生态、品质与环境研究进展[J].中药材,2017,40(6):1482-1487.

[53] 刘惠娟.不同肥料配比对黄芪生长及有效成分积累的影响[D].太原:山西农业大学,2017.

[54] 孙窗舒.连作对黄芪品质形成和根际土壤微生物的影响及黄芪轮作换茬方式的研究[D].呼和浩特:内蒙古大学,2017.

[55] 李光跃.黄芪有效成分与生态因子相关性及干旱胁迫对黄芪黄酮类成分积累的影响[D].呼和浩特:内蒙古大学,2017.

[56] 宋庆燕.氮磷钾配施对黄芪产量和质量的影响[D].北京:北京中医药大学,2017.

[57] 程瑶.蒙古黄芪硬实种皮解剖特征及休眠破除方法研究[D].兰州:甘肃农业大学,2017.

[58] 孙淑英.黄芪种质资源抗旱性与多样性研究[D].呼和浩特:内蒙古大学,2017.

[59] 高星.沙地黄芪规范化栽培综合农艺措施集成[D].咸阳:西北农林科技大学,2017.

[60] 彭露茜,郭彦龙.中国黄芪地理分布和未来适生区预测[J].四川农业大学学报,2017,35(1):60-68.

[61] 刘霞,于雅莹,刘中林,等.膜荚黄芪不同类型种子生物学特性比较研究[J].东北师范大学学报(自然科学版),2017,49(1):110-115.

[62] 吴宏辉,李红丽,侯俊玲,等.黄芪种质资源研究进展[J].中医药导报,2016,22(24):76-79.

[63] 厚毅清,张艳萍,石有太,等.甘肃黄芪资源的遗传多样性和聚类分析[J].中药材,2016,39(6):1241-1246.

[64] 王雅莹.不同类型膜荚黄芪生理生态特性的比较研究[D].长春:吉林农业大学,2016.

第三节 甘 草

一、概述

甘草（乌拉尔甘草）*Glycyrrhiza uralensis* Fisch.、胀果甘草 *Glycyrrhiza inflata* Bat. 或光果甘草 *Glycyrrhiza glabra* L. 属豆科甘草属多年生草本植物，同为中药甘草的基源植物。别名甜草、甜根子、国老等。以干燥的根和根状茎入药。甘草性平、味甘，具有清热解毒、润肺止咳、调和诸药的功效，传统中医理论认为其主治脾胃虚弱、中气不足、咳嗽气喘、痈疽疮毒、腹中挛急作痛等症，现代药理研究表明，还具有抗肿瘤作用，对肝癌、胃癌、妇科癌、皮肤癌、结肠癌和鳞状细胞癌都具有一定的作用。同时甘草活性成分通过作用于源性代谢物质，如亚油酸、鞘氨醇、色胺、皮质酮和白三烯 B_4 等，影响到机体内花生四烯酸代谢、鞘脂、色氨酸和脂肪酸的代谢以及磷脂的合成等多种途径，表现出广泛抗炎作用，现已应用于临床治疗肺损伤和哮喘等疾病。甘草活性成分对抑制 COVID-19 发热具有一定的效果。还能够抑制神经炎症，对认知损伤和神经元损伤进行保护。另外，甘草活性成分还具有抗抑郁、治疗神经退行性疾病、保护肝脏、抗糖尿病、解毒、抗骨质疏松、免疫调节、抗菌、抗病毒、改善发育、增强肌肉质量等药理作用。

甘草的有效成分主要为三萜类化合物和黄酮类化合物。三萜类化合物主要包括甘草酸、甘草次酸等，黄酮类化合物主要为甘草苷等。

有关甘草栽培的最早记录可追溯到 1562 年于英国，而我国最早的甘草栽培记录于 1962 年，在东北地区黑龙江和内蒙古。随着人们对甘草药用价值和经济价值的认识，越来越多的国家或地区开始大规模的甘草栽培，这些地区包括印度、伊朗、土耳其、希腊、西班牙、俄罗斯、哈萨克斯坦和吉尔吉斯斯坦等国家。在我国，最早是利用野生甘草满足人们需求，但由于市场需求的不断加大，使得甘草资源过度采挖，导致甘草资源枯竭，生态环境受到一定破坏。因此，国家颁布《甘草和麻黄采集管理办法》，严令禁止盲目采挖，并开始提倡人工栽培，满足社会的需求。我国甘草栽培面积和地区不断扩大，可划分为东区和西区两大栽培区域，东区主要包括黑龙江的哈尔滨、绥化、齐齐哈尔，吉林的白城，内蒙古东部的阿鲁克尔沁、喀喇沁，河北、山西和山东等地，该区域栽培的甘草被称为东甘草；而西区主要包括甘肃的酒泉、民勤、临泽，宁夏的盐池、固原，内蒙古西部的鄂尔多斯、阿拉善，新疆等地，该区域栽培的甘草也被称为西甘草。上述的这些栽培地区中，内蒙古西部的鄂尔多斯市和巴彦淖尔市甘草栽培面积最大，约 15 000 亩，产量达 1600t；其次是甘肃的酒泉和新疆温宿、轮台等区域，栽培面积分别在 9000 亩和 8000 亩，产量分别为 750t 和 800t；宁夏盐池等地也大面积栽培甘草，约 1500 亩，产量达 280t。甘草除了在田间栽培外，还有温室大棚栽培的甘草，但相比田间甘草，温室栽培甘草的生物量、抗氧化性酶、有效成分含量均低于田间栽培的甘草。

商品甘草按产地可分为东甘草和西甘草。东甘草又名东草，产于东北、河北、山西等地。西甘草又名西草，产于甘肃、内蒙古、青海、陕西、新疆等地。西草根据具体产地又可细分为梁外草、王爷地草、西镇草、上河川草、新疆草等。习惯认为产于内蒙古杭锦旗的梁外草品质最优，为道地药材。基于甘草苷、甘草酸、总黄酮的指标成分显示，宁夏中南部、甘肃东南部、陕西北部及山西北部甘草药材综合品质较高。除乌拉尔甘草外，甘草属的胀果甘草 *Glycyrrhiza. inflata* Batal. 和光果甘草 Glycyrrhiza. glabra Linn. 同被 2020 年版《中华人民共和国药典》作为药材甘草原植物收录。但在我国以乌拉尔甘草的分布范围最广，药材品质最优，目前引种栽培的基本上为乌拉尔甘草。

甘草作为药食同源的中药材大品种，在人类生产生活的很多方面扮演着重要角色。含甘草的中成药种类占有很高的比例，如牛黄上清丸、香砂养胃丸、口炎清颗粒等。中医处方中多有甘草，甘草作为主要药味需求量极大。甘草在人类生产生活等其他方面也有应用，例如畜牧业和水产养殖方面，甘草可以用于动物的免疫调理、病害防治等。在生态建设中甘草植被具有固沙、固土、改善土壤肥力等作用，有重要的生态效益。甘草栽培技术的研究与应用，不仅可以缓解甘草资源的需求，也在一定程度上保护了生态环境。野生甘草多生于向阳干燥的钙质草原以及河岸沙质土，自然更新受自身及外界很多因素的干扰。野生甘草资源群落普遍较小，密度较低，栽培甘草逐渐成为解决甘草需求的重要途径。栽培甘草与野生甘草在有效成分含量上有较大区别，栽培甘草的甘草酸含量远低于野生甘草，甚至达不到《中华人民共和国药典》要求的限量标准。故优质甘草的栽培技术尤为重要。

近年来，随着野生甘草资源日趋枯竭，人工栽培生产甘草逐渐成为人们的研究热点。我国早在20 世纪 60 年代就开始了甘草野生变家栽的研究工作，目前，对于栽培环境、种子处理、播种育苗、种植模式、水分调控、营养调控、病虫草害防治、采收和产地加工等常规种植技术体系已基本成型，有关甘草遗传多样性、甘草活性成分生物合成关键酶基因、道地药材形成机制基因解析、有效成分生物合成的基因调控以及 DNA 鉴定等和种质选育方面也取得了很大进展。但人工栽培甘草的药材品质偏低是影响当今人工甘草发展的主要瓶颈，如何培育优质稳定的人工甘草是今后甘草栽培的研究重点。

由于甘草耐寒、耐旱、耐盐碱，生长期较长，有一定地面覆盖度，地上茎叶养分含量高，已成为我国西北干旱、半干旱荒漠化地区进行盐碱地改良和防风固沙的重要牧草植物，大力发展甘草种植事业对加快草地建设，发展草原畜牧业和防风固沙以及水土保持等具有重要意义。人工栽培甘草由于病虫害等因素，其栽培重点区域目前正从新疆、内蒙古、宁夏向甘肃转移。甘肃是我国甘草的主要产区，野生甘草面积达 15 000hm²，约占全国总面积的 30%，主要分布于陇东、陇中及河西走廊等地。甘肃还是我国最大的甘草育苗基地，省内大部分地区均有甘草栽培，2012 年全省甘草栽培面积达 15 万余亩，产量达 8.90 万吨。甘肃省的瓜州、肃州、金塔、肃南、榆中、陇西、民勤等县区，甘草栽培面积迅速增加不断扩大，仅榆中、民勤、酒泉 3 地的栽培面积就分别达到了 1500hm²、6667hm²、6700hm²。甘肃省的主要栽培种为乌拉尔甘草 Glycyrrhiza uralensis，在一些地区零星种植有光果甘草 Glycyrrhiza. glabra 和胀果甘草 Glycyrrhiza. inflata。

二、植株形态特征

甘草（乌拉尔甘草）Glycyrrhiza uralensis：多年生草本；根与根状茎粗壮，直径 1~3cm，外皮褐色，里面淡黄色，具甜味。茎直立，多分枝，高 30~120cm，密被鳞片状腺点、刺毛状腺体及白色或褐色的绒毛。羽状复叶，叶长 5~20cm；托叶三角状披针形，长约 5mm，宽约 2mm，两面密被白色短柔毛；叶柄密被褐色腺点和短柔毛；小叶 5~17 枚，卵形、长卵形或近圆形，长 1.5~5cm，宽 0.8~3cm，上面暗绿色，下面绿色，两面均密被黄褐色腺点及短柔毛，顶端钝，具短尖，基部圆，边缘全缘或微呈波状，多少反卷。总状花序腋生，具多数花，总花梗短于叶，密生褐色的鳞片状腺点和短柔毛；苞片长圆状披针形，长 3~4mm，褐色，膜质，外面被黄色腺点和短柔毛；花萼钟状，长 7~

14mm，密被黄色腺点及短柔毛，基部偏斜并膨大呈囊状，萼齿 5，与萼筒近等长，上部 2 齿大部分连合；花冠紫色、白色或黄色，长 10~24mm，旗瓣长圆形，顶端微凹，基部具短瓣柄，翼瓣短于旗瓣，龙骨瓣短于翼瓣；子房密被刺毛状腺体。荚果弯曲呈镰刀状或呈环状，密集成球，密生瘤状突起和刺毛状腺体。种子 3~11，暗绿色，圆形或肾形，长约 3mm。花期 6~8 月，果期 7~10 月。见图 2-4。

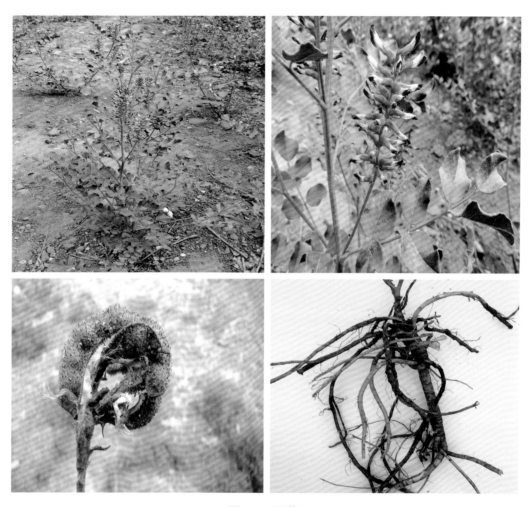

图 2-4　甘草

胀果甘草 *Glycyrrhiza inflata* Bat.：多年生草本；根与根状茎粗壮，外皮褐色，被黄色鳞片状腺体，里面淡黄色，有甜味。茎直立，基部带木质，多分枝，高 50~150cm。叶长 4~20cm；托叶小三角状披针形，褐色，长约 1mm，早落；叶柄、叶轴均密被褐色鳞片状腺点，幼时密被短柔毛；小叶 3~7(9) 枚，卵形、椭圆形或长圆形，长 2~6cm，宽 0.8~3cm，先端锐尖或钝，基部近圆形，上面暗绿色，下面淡绿色，两面被黄褐色腺点，沿脉疏被短柔毛，边缘或多或少波状。总状花序腋生，具多数疏生的花；总花梗与叶等长或短于叶，花后常延伸，密被鳞片状腺点，幼时密被柔毛；苞片长圆状披针形，长约 3mm，密被腺点及短柔毛；花萼钟状，长 5~7mm，密被橙黄色腺点及柔毛，萼齿 5，披针形，与萼筒等长，上部 2 齿在 1/2 以下连合；花冠紫色或淡紫色，旗瓣长椭圆形，长 6~9(12) mm，宽 4~7mm，先端圆，基部具短瓣柄，翼瓣与旗瓣近等大，明显具耳及瓣柄，龙骨瓣稍短，均具瓣柄和耳。荚果椭圆形或长圆形，长 8~30mm，宽 5~10mm，直或微弯，二种子间胀膨或与侧面不同程度下隔，被褐色的腺点和刺毛状腺体，疏被长柔毛。种子 1~4 枚，圆形，绿色，径 2~3mm。花期

5~7月，果期 6~10 月。见图 2-5。

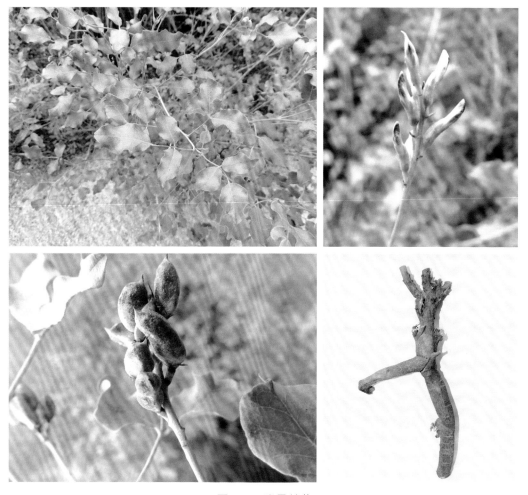

图 2-5　胀果甘草

　　光果甘草 *Glycyrrhiza glabra* L.：多年生草本，根与根状茎粗壮，直径 0.5~3cm，根皮褐色，里面黄色，具甜味。茎直立，多分枝，高 0.5~1.5m，基部带木质，密被淡黄色鳞片状腺点和白色柔毛，幼时具条棱，有时具短刺毛状腺体。叶长 5~14cm；托叶线形，长仅 1~2mm，早落；叶柄密被黄褐色腺毛及长柔毛；小叶 11~17 枚，卵状长圆形、长圆状披针形、椭圆形，上面近无毛或疏被短柔毛，下面密被淡黄色鳞片状腺点，沿脉疏被短柔毛，顶端圆或微凹，具短尖，基部近圆形。总状花序腋生，具多数密生的花；总花梗短于叶或与叶等长（果后延伸），密生褐色的鳞片状腺点及白色长柔毛和绒毛；小苞片卵圆形，外被腺毛；花萼钟状，长 5~7mm，疏被淡黄色腺点和短柔毛，萼齿 5 枚，披针形，与萼筒近等长，上部的 2 齿大部分连合；花冠紫色或淡紫色，长 9~12mm，旗瓣卵形或长圆形，长 10~11mm，顶端微凹，瓣柄长为瓣片长的 1/2，翼瓣长 8~9mm；龙骨瓣直，长 7~8mm；子房无毛。荚果长圆形，扁，长 1.7~3.5cm，宽 4.5~7mm，微作镰形弯，有时在种子间微缢缩，无毛或疏被毛，有时被或疏或密的刺毛状腺体。种子 2~8 颗，暗绿色，光滑，肾形，直径约 2mm。花期 5~6 月，果期 7~9 月。见图 2-6。

　　河西走廊甘草主要为乌拉尔甘草，本节主要以乌拉尔甘草论述其栽培技术。

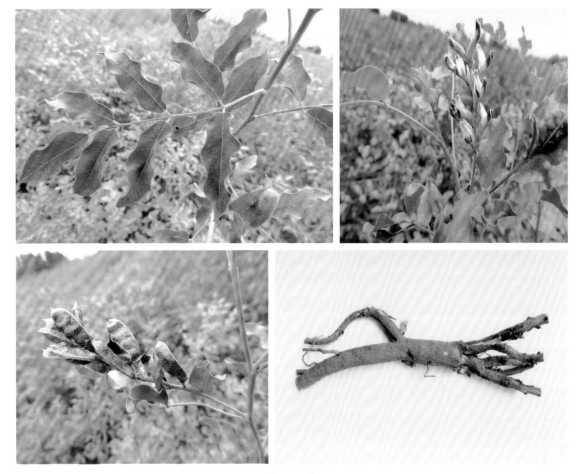

图 2-6　光果甘草

三、生物学特性

（一）生长发育

甘草的地上部分每年秋末枯萎，以根及根茎在土壤中越冬。次春 4 月在根茎上长出新芽，5 月上旬出土返青，6 月上旬枝繁叶茂并于下旬开始花期，7 月上旬进入盛花期与结实始期，7 月中旬进入结实盛期，8 月中旬进入果实成熟期，8 月下旬至 9 月上旬进入枯黄始期，9 月中下旬进入枯黄盛期，10 月上旬进入枯黄末期。

甘草为深根性植物，根系发达，主根粗壮，根深可达地下 3.5m 以下，土层深厚，根长可达 10m 以上，可最大限度地利用深层地下水，对干旱环境的适应能力强。主根和侧根不产生不定芽，一旦根茎部分死亡，整个根系就会从上至下腐烂。甘草地下根茎发达，在 5~7 月地上茎和地下茎生长快，根系的生长和主根增粗慢，8~9 月地上部分停止生长，而主根增粗较快。故割草应在 10 月进行，否则会影响甘草主根的生长。栽培 5 年以内的甘草，其主根长度和株高均随株龄增加而增长，两者呈正相关。具体表现为：主根长度和植株高度不论绝对增长量还是增长率，根的增长都大于茎的增长；各株龄根长和茎高的增加同时表现慢—快—慢的规律，其中无论增长量还是增长率，均以 3 年生最高。

（二）繁殖特性

甘草的人工培植主要有种子繁殖和地下茎栽植两种方法。甘草根茎萌发力强，野生甘草主要靠根茎在地表下呈水平状向老株的四周延伸来扩大种群，实现自然更新。一株 3 年生的甘草，在远离母株 3~4m 处可见地上分蘖生出。甘草的种皮致密，不易透水透气，存在大量硬实。成熟的种子硬实率高达 80% 以上，种子萌发困难，所以在播种前必须对种子进行处理。干燥成熟的甘草种子具有很高的抗逆性，以 60~80℃烘烤 4h，或 90~100℃烘烤 10min，对其发芽率都没有影响。在有霉菌和细菌侵染的环境条件下，培养 15 个月，种子表面长满了霉菌和细菌，但种子的发芽率仍然高达 96%。贮藏 13 年的种子仍可保持约 60% 的发芽率。甘草种子的吸水能力非常强，在极度干旱的条件下，也能迅速吸足萌发所需的水分。甘草种子发芽的最低温度 6℃，适宜温度 15~35℃，最适温度 25~30℃，最高温度 45℃；种子萌发的适宜土壤含水量为 7.5% 以上。

（三）对环境条件的要求

甘草分布较广，多集中于半干旱、干旱以及沙漠地区，有较强的抗逆能力和环境适应能力。甘草喜光，充足的光照条件是甘草正常生长的重要保障。甘草对温度具有较强的适应性，野生甘草分布区的年均温度平均为 3.5~9.6℃，最低温度在-30℃以下，最高温度为 38.4℃。对温度和光照要求较高，一般生长在平均温度 3.5~9.6℃，年积温 1900~4500℃，年日照 2800~3400h 的条件下；甘草喜温差大、冷热交替、冬寒夏热的生态环境，在年积温满足的条件下，极限温度在低温-30℃、高温 40℃都能生长。甘草具有较强的耐干旱、耐沙埋的特性。野生甘草分布区的降水量一般在 300mm 左右，不少地区甚至在 100mm 以下，甚至达 15mm，地下水深 5m 的条件下，该植物也能健康生长。这是由于甘草地下根系发达，根和根茎丰富。其主根粗壮（3~5cm），坚实光滑，可深入地下达 8~9m，有时可达 10m 以上；其次，甘草植物根茎又可分化为水平茎和垂直茎两种，水平根茎与地面平行，生长后可再次形成水平根茎，也可在生长点处着生新芽，新芽可最终生长形成苗，生长点处也可向下生长分化为不定根进入土壤表层；而垂直茎生长在土表附近，与地面垂直，对地上茎及其他地上枝条具有支撑作用。这一发达的根系构成网状根系结构，有利于植物吸收地下水分，有效抵抗干旱条件。甘草根茎表皮较厚，内部还有硬实的木栓层，这层天然的保护层具有保水、隔热、阻气、耐酸的作用，避免根组织受干旱或低温后造成植物损害。另外，甘草植株的地上部分在受干旱胁迫后，也对整个植株具有调节作用，叶片皮层、角质层和毛状体会减少水分流失，叶片气孔也会关闭，减少蒸腾作用，降低水分散失，并通过一系列生理作用产生黄酮类等大分子，保证组织细胞结构不受损伤，细胞功能不受影响。甘草对土壤具有广泛的适应性，对土壤类型要求不十分严格，其中轻壤土、黏壤土、沙砾土、沙壤土、沙黄土、沙质土、黑钙土、栗钙土、灰钙土、沙质灰钙土等土壤类型均能生长，而腐殖质高，营养充足的黏土、沙土和壤土，尤以含钙土壤更适宜该植物生长。土壤 pH 7.2~9.0 条件下均可生长，但以 8.0 左右较为适宜。甘草还具有一定的耐盐性，总含盐量在 0.08%~0.89% 的土壤上均可生长，但不能在重盐碱化的土壤或重盐碱土上生长。甘草对海拔要求也不十分严格，甘草垂直海拔范围在 0~2500m，但在海拔高于 2500m 的地方一般很少有甘草分布，其原因是海拔在 2500m 以上，环境寒冷，平均温度低于 2.5℃，同时有效积温低于 1300℃，无法达到甘草生长的温度条件，而在亚热带气候下，海拔 1087m 内，无论是小麦耕作田、河道、河岸、路边、石质地、沙地、河谷、草原或沙丘等地形地势，该植物均可生长，且在适合其生长的环境下，株高可达 2.5m。甘草是深根系植物，适宜于土层深厚、排水良好、地下水位较低的沙质或沙壤质土上生长，不宜在涝洼地和地下水位高的土中生长。

四、栽培技术

(一)种质资源

甘草在中国分布范围广泛,其种质资源具有多样性,选育优良品种是提高和稳定栽培甘草药材产量和质量的重要途径。甘草、光果甘草和胀果甘草的核型公式分别为:k(2n)=2x=16=2sm+14m,k(2n)=2x=16=4sm+12m,k(2n)=2x=16=16m。光果甘草为三种甘草中较进化的类型,其次为甘草,再次为胀果甘草。

当前甘草的栽培品种多来源于野生驯化,而在诱变选育、自然选育、分子育种和组织培养选育方面已进行了初步探索。中国中药有限公司经过10余年研究,选育出甘草新品种"国甘1号",使甘草产量提高15%以上,并在2014年通过甘肃省种子管理局认定,成为国内第1个通过认定的甘草高产新品种。"国甘1号"甘草地上部分长势较突出,其药材性状一致性较高,甘草酸含量较高,可以作为优质种源进行扩大栽培。周成明等通过传统选育选育出了"民勤1号""喀什1号"和"阿克苏1号"等优良甘草栽培品系,李克峰等选育出生物活性成分积累较快的"乌新Ⅰ号"甘草优良品种。苟克俭等通过γ辐照诱变育种得到"优株1号"(表2-2)。都可以作为高产和优质的甘草品种进行推广栽培。通过国内外不同产地甘草质量分析,甘草中甘草苷、甘草酸铵的含量存在较大差异,以内蒙古梁外野生品最佳(表2-3)。

表2-2 无公害甘草优良品种

品种	民勤1号	喀什1号	阿克苏1号	乌新Ⅰ号	优株1号
特性	植株抗逆性强、越冬芽数多、株形好、主根长直,分叉少、结籽数量多、甘草酸含量达3%,亩产2000~2500kg	根长、活性成分多、品系稳定、生长环境要求低、成活率高	耐旱、耐寒、茎褐红色、固沙、成活率高	种质优良、发芽率高、根长、性味甜、生物活性成分积累快	植株矮化、花期提前、品质优良、干重较大、甘草酸含量高

(钱广涛等,2021年)

表2-3 不同产地甘草部分有效成分含量测定结果

产地		甘草苷含量/%	甘草酸铵含量/%
国外	乌兹别克斯坦	0.1	6.2
	乌兹别克斯坦	0.09	5.8
	乌兹别克斯坦	0.07	5.5
	乌兹别克斯坦	0.06	4.6
	哈萨克斯坦	0.09	5.6
	哈萨克斯坦	0.08	5.3
	哈萨克斯坦	0.1	4.9
中国	新疆野生	0.61	2.4
	新疆甘草基地	0.41	3.6
	甘肃野生	0.86	3.8
	甘肃家种	0.44	2.6
	内蒙古梁外野生	4.38	7.3
	内蒙古家种	0.96	2.1
	内蒙古家种	1.01	3.2

(陈维珍等,2020年)

对甘草形态特征研究发现，野生甘草存在丰富的形态变异，根据茎皮颜色及叶片形态等形态指标，可以划分8种形态变异类型。不同类型中，以绿茎茎光滑类型的各类药用成分含量高（表2-4）。

表2-4　不同甘草变异类型药用成分含量的比较（n=6）

变异类型名称	甘草苷 /%	甘草酸 /%	总黄酮 /%	多糖 /%
绿茎茎光滑	2.45±0.10a	3.70±0.25a	6.90±0.09a	9.32±0.93b
绿茎叶片皱褶	1.83±0.16b	2.98±0.09b	4.59±0.20c	8.05±1.06cd
绿茎叶片平展	1.27±0.07c	2.13±0.21c	5.47±0.23b	8.55±1.11bcd
绿茎茎光滑结果	2.00±0.10c	2.02±0.19c	5.28±0.10b	7.66±1.17d
黄绿茎茎稀刺毛	0.90±0.04d	1.49±0.13e	4.93±0.08b	9.09±1.33bc
绿茎茎密刺毛	0.93±0.04d	1.55±0.04e	4.35±0.16c	7.39±1.18d
紫红茎茎光滑	0.75±0.02e	1.81±0.07d	4.28±0.15c	10.84±1.13a
紫红茎基茎光滑	0.77±0.04e	1.80±0.11d	4.57±0.13c	11.32±1.05a
平均值	1.36	2.18	5.05	9.03
F 值	974.890**	188.958**	6.235*	4.922*

注：*显著差异（$P<0.05$），**极显著差异（$P<0.01$）。表中同列不同字母表示多重比较极显著差异（$P<0.01$）。（杨全等，2006年）

当前优良品种的选育多以传统选育手段为主，耗时长，效率较低。今后应加大对甘草优良品种选育手段的研究，通过分子育种与传统选育手段结合，缩短选育时间，获得高产、优质、抗病性强、遗传稳定性高的甘草新品种。各产区应根据本地区实际状况并结合生产情况，积极选育适合本地区的优良品种，同时，在甘草品种的选育上也应注重多元化以满足市场的不同需求，从而促进甘草产业的健康可持续发展。

（二）选地整地

甘草具有发达的根系，对土壤的适应力较强，种植地无须太严苛，但甘草对土壤的酸碱度和含水量敏感，甘草耐旱，一般选择 pH 为 7~8、偏碱性，含盐量在 0.5% 以下，土层深厚、排水良好的土壤。忌涝洼地及黏土地种植。选好的土地先除去杂草和砾石，在秋季深松 1 次，深松可打破犁底层，改善土壤的渗透能力，深度一般不低于 35cm 为宜，以利于甘草根系的延伸。同时，深松能提高各耕层中微生物数量，显著提高甘草产量和品质。在播种前施适量农家肥并深耕 1 次，根据甘草的生长习性，选择垄作、畦作或者平作，地势较低处选择垄作或畦作，地势较高处选择平作。育苗地播种前秋季深翻晒土，每亩施充分腐熟的农家肥 3000kg 或第 2 年春季播种前每亩施 3000kg 腐熟的农家肥作基肥，耙碎、耱平、碾实，以高锰酸钾 2500 倍液+50%多菌灵可湿性粉剂 800 倍液进行土壤消毒。根据播种地的灌溉方式，确定大田作业与畦作业。采用漫灌方式，做成宽 10m、长 30m 的平畦或高畦（高 25cm）；大田采取喷灌方式，播种时可不作畦，直接按 30m 长作一土垄。

（三）繁殖方法

1. 种子繁殖

（1）种子的催芽处理

甘草种子的处理方法有物理方法和化学方法两大类。物理方法主要有机械碾磨法、温水浸种法、湿沙埋藏法等。化学方法主要是硫酸处理法。在各处理方法中，以机械碾磨法和硫酸处理法效果最佳。

机械碾磨法是最为常用的方法。一般采用砂轮碾磨机进行，其操作简单、费用低、效果好，处理好的种子发芽率可达96%以上，适用于大量种子的处理。碾磨处理技术要点是根据碾米机的类型、甘草种粒大小、种子的干燥程度，合理控制碾种的强度和次数。特别是种粒的均匀程度对于处理效果至关重要，如果种粒大小参差不齐，容易导致碾种时大粒种子碾磨过重损坏。小粒碾磨不足，可在碾磨处理前，先将种子过筛分级，然后进行碾磨处理。一般需要碾磨1~2遍，处理效果以用肉眼观察绝大部分种子的种皮失去光泽或轻微擦破，但种子完整、无其他损伤为宜。更为可靠的方法是进行种子吸胀检查，方法是随机抽取一定量的种子，用温水浸泡3h左右，如果有90%以上的种子吸水膨胀，说明种子已处理好，可用于播种，如吸水膨胀的种子低于70%，还需要继续碾磨。

硫酸处理法也是比较常用的方法，这种方法造价相对较高，但种粒大小不均匀不影响处理效果，比较适合少量种子样品的处理。具体做法是采用浓硫酸（98%），按照1kg种子30~40mL浓硫酸的比例进行均匀混合，并不时搅拌，使种子与浓硫酸充分接触，经适当时间后，迅速用清水漂洗种子去掉硫酸晾干即可。硫酸处理的技术要点是尽量使种子与浓硫酸充分接触，并根据种皮厚度，合理控制腐蚀时间。一般需要腐蚀70min左右，对于部分种皮厚的种子还需适当延长，这就要求在处理过程中要时时注意种子腐蚀程度，一般以多数种子上出现黑色圆形的腐蚀斑点为宜。处理好的种子发芽率可达90%左右。

（2）直播法

直播法指播种后间苗、定苗，至采挖前不再进行移栽的一种栽培方法。播种分春播、夏播和秋播。春播一般在4月中下旬、农历谷雨前后进行；对于灌溉困难的地区，可在夏季或初秋雨水丰富时抢墒播种，夏播一般在7~8月，秋播一般在9月进行。但具体播种期的确定应该视土壤温度和水分状况，在土壤含水量适合的情况下，温度是种子萌发的限制因子。研究表明，甘草在土壤温度大于10℃时即可萌发，最适宜的温度范围为25℃左右。

播种前首先作畦。畦宽4m，然后灌透水1次，蓄足底墒。播种前种子可先进行催芽处理，也可直接播处理好的干种子。播种量为1.5~2kg/亩，播种行距30cm，播种深度2.0cm左右。可采用人工播种，也可采用播种机进行机械播种。播后稍加镇压，一般经1~2周即可出苗。对于春季气候多变的地区也可选在5月播种，只要当日平均气温升至10℃以上，地面温度升至20℃以上即可进行播种。

（3）育苗移栽法

这是一种速生高产的栽培方法，首先选择肥水条件好的地块集中培育壮苗，然后再移栽到栽培地的一种栽培方法。育苗也可分春季育苗、夏季育苗和秋季育苗。一般多采用春季育苗，选择有灌溉条件、土层深厚、质地疏松较肥沃的沙壤地，施足底肥，作为育苗用地。播种时间与直播法基本相同，但下种量较大，3.0~5.0kg/亩，种植株行距小，采用宽幅条播（幅宽20cm，幅间距25cm），保证每亩不少于7万株苗。苗子采收于秋季甘草生长期结束后（10月下旬至11月上旬）进行。采挖用犁深翻50cm，结合人工耧挖。采挖后将苗子分级（表2-5）。然后剪去尾部直径0.2cm以下部分和整株侧根、毛根及头部干枯茎枝，每100或200株头部对齐，打成小捆。

表2-5　甘草种苗质量分级标准

等级	芦头直径/cm	根长/cm	百株质量/kg
一级	≥0.8	≥45	≤1.3
二级	≥0.6	≥35	≤0.8
三级	≥0.4	≥25	0.2~0.4

（李文斌等，2020年）

移栽分秋季移栽和春季移栽。如秋季不移栽可对苗子进行假植，假植要求苗子捆与捆间隔 5cm 厚湿土，每层苗捆用 10cm 厚湿土间隔。若需长时间假植，芦头上须覆 10cm 左右厚湿土，并洒水、遮阳。秋季移栽一般在 10 月初土壤上冻前进行，春季移栽一般在 4~5 月土壤解冻后进行。比较而言，与春季移栽相比，秋季移栽第 2 年春季返青早，可适当延长生长期，有利于高产。采用不同级别的苗子进行移栽，特级及 I 级苗移栽当年即可成材，I~Ⅲ级苗经 2~3 年也可成材，产量 0.6kg/m² 左右，商品等级较高。开沟移栽，沟深 8~12cm，沟宽 40cm 左右，沟间距 20cm，将根条水平摆于沟内，株距（根头间的距离）10cm，覆土即可。

2. 根茎繁殖

在春秋采收甘草时，将无伤、直径 0.5~0.8cm 的根茎剪成 10~15cm 长、带有 2~3 个芽眼的小段。在整好的地块按行距 30cm，开 8~10cm 深的沟，将剪好的根茎节段按株距 15cm 平放沟底，覆土压实即可。根茎繁殖以秋季进行较好，可减少春天因采挖或移栽不及时造成的新生芽的损伤，提高成活率。为了防止根茎腐烂，尽量减少根茎失水，还可以在移栽前蘸取多菌灵等杀菌剂。

（四）田间管理

1. 中耕除草

当年播种的甘草幼苗生长缓慢，易受杂草侵害。一般在幼苗出现 5~7 片真叶时，进行第 1 次锄草松土，结合蹚垄培土，提高地温，促进根生长。入伏后进行第 2 次中耕除草，蹚垄培土一次，立秋后拔除大草，地上部枯黄，霜后上冻前深趟一犁，培土压护根头越冬。第 2 年植株生长旺盛，主根增粗、加重较快，返青后，株高 10~15cm 时中耕除草，结合施追肥，蹚垄培土 1 次，入伏后再中耕除草，秋后蹚垄培土越冬。第 3 年管理同第 2 年，但 3 年龄植株根头萌发较多根茎，串走垄间，宜适当增加蹚垄次数，切断根茎，促进主根生长。

2. 间苗、定苗

当幼苗出现 3 片真叶、苗高 6cm 左右时，结合中耕除草间去密生苗和重苗，定苗株距以 10~15cm 为宜。

3. 浇水、排水

无论直播或根茎繁殖的甘草，在出苗前都要保持土壤湿润，特别是直播甘草，如在出苗中途发生土壤水分亏缺会造成发芽停滞，芽干死亡，甘草严重缺苗甚至不出苗。因此，在播种前一定要灌足底墒。甘草具有较强的抗旱性，出苗后一般自然降水可满足其生长需要。但久旱时应浇水，浇水次数不宜过频，特别是要注意"迟浇头水"。甘草是深根性植物，在出苗后，甘草主根随着土壤水层的下降，迅速向下延伸生长，形成长的主根。如果这时浇水过勤则会导致甘草萌发大量侧根，影响药材根形。一般在苗高 10cm 以上，出现 5 片真叶后浇头水，并保证每次浇水浇透，这样有利于根系向下生长。雨季土壤湿度过大会使根部腐烂，所以应特别注意排除积水，充分降低土壤湿度，以利根部正常生长。另外，在初冬要灌好越冬水。

4. 追肥

甘草追肥应以 P 肥、K 肥为主，少施 N 肥，N 肥过多会引起植株徒长，使营养向枝叶集中，影响根茎的生长。甘草喜碱，若种植地为酸性或中性土壤，可在整地时或在甘草停止生长的冬季或早春，向地里撒施适量熟石灰粉，调节土壤为弱碱性，以促进根系生长。第 1 年在施足基肥的基础上可不追肥，第 2 年春天在芽萌动前可追施部分有机肥，以棉饼和圈肥为宜，第 3 年可雨季追施少量速效肥，一般追施磷酸二铵 15kg/亩，以加速甘草的生长。每年秋末甘草地上部分枯萎后，每亩用

2000kg 腐熟农家肥覆盖畦面，以增加地温和土壤肥力。

（五）病虫草害防治

1. 病害

甘草的病害主要有锈病、白粉病及褐斑病。

锈病：一般于5月甘草返青时始发，为害幼嫩叶片，感病叶背面产生黄褐色疱状病斑，表皮破裂后散出褐色粉末，即为夏孢子。8~9月形成黑色冬孢子堆。防治方法：早春夏孢子堆未破裂前及时拔除病株。选未感染锈病生长健壮的植株留种。收获后彻底清除田间病株体，冬春灌水、秋季适时割去地上部茎叶，集中病株残体烧毁，以减轻病害的发生。发病初期喷97%敌锈钠400倍液，也可喷洒0.3~0.4波美度石硫合剂。

白粉病：病原是真菌中一种子囊菌，为害叶。被害叶正反面产生白粉，后期叶变黄枯死。防治方法：喷0.2~0.3波美度石硫合剂，或喷洒雷多米尔-锰锌每亩100~150g，如与波尔多液混合使用喷洒效果更好；还可施用粉锈灵，用25%的胶悬剂或可湿性粉剂按800~1000倍液，喷洒消毒。

褐斑病：病原是真菌中一种半知菌，为害叶片。受害叶片产生圆形和不规则形病斑，病斑中央灰褐色，边缘褐色，在病斑的正反面均有灰黑色霉状物。防治方法：集中病残株烧毁；发病初期喷1:1:120波尔多液或70%甲基托布津可混性粉剂1000~1500倍液。

2. 虫害

甘草种子小蜂 *Bruchophagus* sp.：膜翅目广肩蜂科。为害种子。成虫产卵于青果期的种皮上，幼虫孵化后即蛀食种子，并在种子内化蛹，成虫羽化后，咬破种皮飞出。被害籽被蛀食一空，种皮和荚上留有圆形小羽化孔。此虫对种子的产量、质量影响较大。防治方法：清园，减少虫源；种子处理，去除虫籽或用西维因粉拌种。

蚜虫 *Aphis craccivora* Koch.：同翅目蚜科。成虫及若虫为害嫩枝、叶、花、果，刺吸汁液，严重时使叶片发黄脱落，影响结实和产品质量。防治方法：发生期用飞虱宝（25%可湿性粉）1000~1500倍液；赛蚜朗（10%乳油）1000~2000倍液；吡虫啉（10%可湿性粉）1500倍液；蚜虱绝（25%乳油）2000~2500倍液喷洒全株，并在5~7d后再喷1次，便可较长期有效控制蚜虫为害。

踟粗角萤叶甲 *Diorhabda tarsalis* Weise.：叶甲科萤叶甲亚科的食叶害虫，于6~7月始发，严重时可将甘草叶子全部吃光，是发展甘草生产的主要障碍之一。防治方法：可用敌百虫1000倍液于上午11时前喷雾杀虫。

小绿叶蝉 *Empoasca flavescens* Fabricius：同翅目叶蝉科害虫。成虫和幼虫危害叶片，刺吸汁液，使之失绿，初期正面出现黄白色小点，严重时全叶苍白，甚至早期落叶。一年发生5代，以成虫在杂草、落叶或树皮缝内越冬。翌年4月开始活动，为害、产卵、繁殖。若虫6月间开始变为成虫，以8月发生数量最多，10月末开始越冬。防治方法：入冬后彻底清除植株周围落叶及杂草，集中烧毁或深埋，消灭越冬害虫；喷洒50%马拉松乳剂2000倍液，或90%敌百虫1000~1500倍液。

大青叶蝉 *Tettigoniella viridis* Linnaeus：同翅目叶蝉科害虫。成虫和若虫刺吸叶片汁液，造成白色小斑点，严重时叶片失绿，植株生长率衰弱。一般一年发生3代，以卵越冬，越冬卵在3月下旬孵化。6月中旬至7月中旬，第1代发生盛期；7月下旬至8月下旬发生严重。初孵若虫常喜群聚取食，如惊动太大，便跳跃而逃。成虫趋光性很强。防治方法：在成虫期利用灯光诱杀，可以大量消灭成虫；成虫早晨很不活跃，可以在露水未干时进行网捕；在9月底至10月初，当雌成虫转移至树木产卵以及4月中旬越冬卵孵化，幼龄若虫转移至矮小植株上时，虫口集中，可以用90%敌百虫、

80%敌敌畏 1000 倍液喷杀。

桃蚜 *Myzus persicae* Sulzer：同翅目蚜科害虫。通常年份为害期短，多在 6 月下旬至 7 月上旬为害个别植株，成虫、若虫群集嫩芽、嫩叶上吸食汁液，使芽枯萎、嫩叶卷缩，其分泌物常引起病菌繁殖，严重影响寄主生长。年发生 8~12 代，以卵在树木的枝条、缝隙越冬，亦可在多年生植物根际越冬。防治方法：一般年份可利用瓢虫、草蛉、食蚜蝇等食蚜天敌控制为害，无须防治，同时注意田边、渠旁杂草，特别是林下杂草的清除。如点片发生，可点片防治。大发生年份应注意及时防治，注意食蚜天敌控制能力的发挥，药剂使用以短效为主，如敌杀死等。

甘草胭蚧 *Porph yrophora sophorae* Arch.：半翅目害虫，于 4 月下旬开始严重为害，一直持续到 7 月下旬。发生时在土表下 5~15cm 的根部可见有玫瑰色的"株体"，即蚧虫群集部，吸食汁液，其可使根上部组织受到破坏，地上部长势衰弱，以至全株干枯死亡。防治方法：免重茬，减少虫源；在成虫羽化盛期（7 月下旬），可地面喷施 10%克蚧灵 1000 倍液，以减少虫口密度。

五、留种技术

（一）选种

甘草种子在 8 月下旬下部荚果开始成熟，9 月中旬是最理想的采种期，此时，人工利用枝剪直接剪取完全成熟变干的荚果穗，边剪取边装袋。

（二）保种

采收回来的荚果晾晒至充分干燥后，利用粉碎调种机械，以低速粉碎荚果，果皮与种子完全分离，通过风选获取饱满、无病虫害种子，纯净度须达 95%以上。种子平铺席面上置于阳光下晾晒 1~2d，使种子含水量低于安全含水量（12%）。

（三）种子分级与贮藏

干燥脱粒的种子应为褐绿、墨（暗）绿色，将干燥好的种子使用 8 目、9 目的筛子进行粒径分级（表 2-6）。种子贮藏前用 5%辛硫磷颗粒剂按种子重量 2%拌药处理，以预防甘草种子害虫的危害。各等级种子装袋入库，置于干燥、阴凉的种子库中可贮藏 3 年，需继续贮藏应取出后再拌药处理。

表 2-6 甘草种子分级标准

等级	发芽率 /%	净度 /%	千粒质量 /g	含水量 /%
一级	≥90	≥90	≥8.0	≤10.0
二级	≥85	≥85	≥8.0	≤10.0
三级	≥80	≥80	≥8.0	≤10.0

（李文斌等，2020 年）

六、采收与加工

（一）采收

直播栽培甘草第 4 年、根茎及分株繁殖第 3 年、育苗移栽者第 2 年可以采收。有研究表明，栽培甘草在开始生长的 1~4 年期间是甘草酸快速积累期，因此，从甘草酸角度出发，第 4 年采收较为适宜。采收期春季、秋季均可，秋季于甘草地上部枯萎时至封冻前均可采收，春季采收于甘草萌发前进行。研究表明，春季采收的药材品质优于秋季采收。甘草根深，主根长度为地上部株高的 2~3倍，3~4 年根龄的主根长度一般在 1.5m 以上，因此，直播甘草采收时可以沿行两边先把土挖走 20

30cm 后，揪住根头用力拔出，然后再把下一行的土挖出放到前一行的地方，这样不仅可以增加产量 50%~100%，而且不乱土层，不影响下茬作物的生长。育苗移栽采挖相对比较容易，可用人工，也可用机械采收。机械采收一般用拖拉机配套深切 30~40cm 的犁首先将侧根切断，然后用耙将根搂出即可。对于育苗地的起苗也可采用上述机械采收的方法。采挖后将甘草根及根茎理顺，用甘草细毛条直接捆绑打成小捆。趁鲜拉运至加工厂。采挖甘草宜在晴天，理顺打好捆的甘草要注意防雨、防水，否则易造成甘草腐烂、发霉。

（二）加工

选环境整洁、宽敞、通风良好、周边无污染源的地段设置加工工作棚。将采挖回来的鲜混草趁鲜用专用切刀人工切去芦头、侧根、毛根及腐烂变质或损伤严重部分，按等级要求切成 20~40cm 的条草，扎成小把，小垛晾晒。5d 后起大垛继续阴干 15d。然后按国家口岸出口标准和国家中医药管理局内销标准进行分级（见表 2-7），分级后打成 8kg 左右的小捆，按等级起大垛。地面以原木架高铺席子再放甘草小捆，上盖席子自然风干。

表 2-7 甘草商品外观等级及规格

等级	根长 /cm	切面最小直径 /cm
特级条甘草	20~40	≥2.6
甲级条甘草	20~40	1.9~2.6
乙级条甘草	20~40	1.3~1.9
丙级条甘草	20~40	1.0~1.3
丁级条甘草	20~40	0.6~1.0

（三）药材质量标准

加工好的药材，各类甘草均以皮细而紧、质坚体重、红棕色、粉性大、甜味浓、干燥无杂质者为佳。根皮棕红色，断面黄色，粉性足，味甜。按干燥品计算，甘草酸（$C_{42}H_{62}O_{16}$）含量不得少于 2.0%，甘草苷（$C_{21}H_{22}O_9$）含量不得少于 1%。

七、包装、贮藏与运输

（一）包装

将完全干燥符合内在质量标准的条草，按等级用自制专用打包机打捆，特草 55~60kg/捆，其他每捆 50kg±2kg，捆为长 80cm、宽 40cm、高 65cm 的长方体。草口面对齐，内捆 4 道麻绳，两侧草口面应以席片盖面防潮，外用专用麻布或麻片包装，再用塑编带分 3 道捆紧。毛条重量不受限制，两侧草口面不用席片盖面，可用铁丝捆绑。外包装喷上商品名称、产地、批号、商标、条草等级、毛重、生产单位、生产日期等，并附质检合格证。同时做好批包装记录，内容包括品名、规格、产地、批号、重量、工号、日期等。

（二）贮藏

合格药材与不合格药材隔离存放。贮藏库应具备以下条件：地面整洁、无缝隙、易清洁；库内温度应在 30℃以下，湿度在 60%以下；保持清洁和通风、干燥、避光、防霉。成品药材按等级分区放置于地仓板之上。地仓板距地面 20cm 以上，药材距墙壁 50cm 以上。

（三）运输

批量运输时采用具有洁净、通气好、防潮运载容器的运输车辆，严禁与有毒、有害、易串味物质混装。要保持甘草条草干燥并以篷布包严防潮防雨。

参考文献

[1]余霞霞.MeJA 提高甘草种子萌发及幼苗耐盐性的机理研究[D].银川:宁夏医科大学,2019.

[2]王程成.甘草的品质评价及盐胁迫下品质形成机制研究[D].南京:南京中医药大学,2020.

[3]杨萍.甘草核型分析及刺果甘草染色体加倍研究[D].兰州:甘肃农业大学,2014.

[4]常宏磊.甘草跳甲对光果甘草和乌拉尔甘草叶片的取食偏好与机理研究[D].石河子:石河子大学,2021.

[5]王洋.甘草种子萌发与幼苗生长及光合特性对盐胁迫的响应研究[D].呼和浩特:内蒙古农业大学,2020.

[6]吕卉.甘肃省甘草病害及其对品质和产量的影响[D].兰州:兰州大学,2020.

[7]陈斌.密度和施肥对两种药用甘草生长及药材产量与品质的影响[D].石河子:石河子大学,2021.

[8]马驰.我国甘草资源退化状况分析和保护恢复对策[D].兰州:兰州大学,2019.

[9]代毅.西北甘草主要病害调查、病原鉴定及其生物学特性研究[D].乌鲁木齐:新疆农业大学,2021.

[10]刘秀丽,马世荣,李博萍,等.不同产地甘草抑菌性及甘草酸和甘草苷含量分析[J].黑龙江农业科学,2021(3):103-105,114.

[11]黄菊莹,余海龙,王丽丽,等.不同氮磷比处理对甘草生长与生态化学计量特征的影响[J].植物生态学报,2017,41(3):325-336.

[12]李娜,张晨,钟赣生,等.不同品种甘草化学成分、药理作用的研究进展及质量标志物(Q-Marker)预测分析[J].中草药,2021,52(24):7680-7692.

[13]陈佳,张权,杨蕊,等.不同生长年限甘草主要成分含量测定及多元统计分析[J].药物分析杂志,2020,40(7):1185-1196.

[14]薄颖异,张鲁,常冠华,等.不同生长期甘草地上部分黄酮类化合物的含量研究[J].西北药学杂志,2020,35(5):639-644.

[15]梁帅杰,青梅,于娟,等.不同种苗类型甘草的质量评价研究[J].时珍国医国药,2017,28(6):1459-1462.

[16]郑云枫,段伟萍,杨阳,等.多成分定性/定量分析结合模式识别分析3个主产区乌拉尔甘草水溶性特征组分[J].中国中药杂志,2019,44(12):2544-2551.

[17]陈佳,聂黎行,程显隆,等.多成分定性及定量结合化学计量学分析胀果甘草主要特征成分[J].中国药物警戒,2021,18(9):826-830.

[18]盛玉章,谢永生,王渭玲,等.甘草产量及药用成分对氮磷钾肥的响应[J].干旱区资源与环境,2022,36(4):134-141.

[19]尚明越,王嘉乐,代国娜,等.草果化学成分、药理作用、临床应用研究进展及质量标志物预测分析[J].中草药,2022,53(10):3251-3268.

[20]蔡广知,赵凌,王莎莎,等.甘草药材等级标准分析[J].中国实验方剂学杂志,2019,25(10):148-153.

[21]王汉卿,马玲,王庆,等.甘草药材生产区划研究[J].中国中药杂志,2016,41(17):3122-3126.

[22]李文斌,魏胜利,罗琳,等.甘草种质主要形态性状和化学成分的遗传多样性分析[J].中草药,2019,50(2):517-525.

[23]于娟,青梅,俞腾飞,等.甘草种子播种前处理的最佳方法[J].内蒙古医科大学学报,2014,36(3):239-242.

[24]黄文静,高静,王楠,等.甘草种子萌发特性的研究[J].种子,2018,37(8):12-15

[25]陈小娜,邱黛玉,蔺海明.甘肃河西五种甘草属植物的植物学特性及药用价值研究[J].草业学报,2016,25(4):246-253.

[26]张建国,张阿凤,王永东,等.光果甘草种子萌发的最适温度和最佳盐分条件研究[J].西北农林科技大学学报(自然科学版),2017,45(2):182-188.

[27]陈维珍,王蓉,余亮,等.国内外不同产地甘草质量分析[J].湖北中医药大学学报,2020,22(3):51-53.

[28]杨德志.河西走廊地区甘草红蜘蛛的发生因素及综合防控措施[J].农业科技与信息,2019(7):40-41,44.

[29]曲雪洁,王晨,刘长利.近十年甘草栽培研究进展[J].天津中医药大学学报,2021,40(1):5-14.

第四节 大 黄

一、概述

《中华人民共和国药典》2020年版所收载中药大黄的基源植物为掌叶大黄 *Rheum palmatum* L.、唐古特大黄 *Rheum tanguticum* Maxim. ex Balf. 和药用大黄 *Rheum officinale* Baill. 的干燥根及根茎。前两种习称"北大黄",后一种习称"南大黄"。其中,掌叶大黄分布范围较广,在甘肃、青海、四川均有分布;唐古特大黄主要分布于青海省中部和东部、甘肃西南部、四川北部与青海交界地区;药用大黄主产于四川东部、贵州、云南等地,产量较少,其质量不及其他两种。大黄别称将军、黄良、火参、肤如、蜀大黄、牛舌大黄、锦纹、生军、川军。大黄属全世界约60种,我国有41种,主要分布于青藏高原及周边区域,青藏高原为我国大黄属植物的分布中心。

除了野生大黄外,在全国适宜产区也进行了大黄的人工栽培,目前国内大黄主要栽培地区统计见表2-8。

大黄是多道地产区药材的典型代表,综合历代本草列出的道地大黄,其道地产区覆盖甘肃、青海和四川三省,道地品种包括"凉州大黄""铨水大黄""河州大黄""西宁大黄""岷县大黄""清水大黄""庄浪大黄"以及"雅黄"等。"凉州大黄"主产于甘肃武威、民乐、肃南、永登等祁连山地地区,"西宁大黄"主产于青海的同仁、同德、贵德等地,"岷县大黄"主产于甘肃的岷县、宕昌等地,"铨水大黄"主产于甘肃礼县、武都、成县等地,"河州大黄"主产于甘肃玛曲、碌曲等地,"清水大黄"主产于甘肃清水,"庄浪大黄"主产于甘肃庄浪,以上均称为北大黄,其基原植物为唐古特大黄、掌叶大黄。雅黄主产于四川的雅安、九龙等四川北部各地,其基原植物以掌叶大黄为主。

大黄始载于《神农本草经》:"大黄,味苦寒,归胃、肝、大肠经,主下瘀血,血闭寒热,破症,积聚,留饮宿食,荡涤肠胃,推陈致新,通利水谷,调中化食,安合五脏。"《中华人民共和国药典》

表 2-8　大黄栽培区域统计表

省份	地区	栽培主流品种
甘肃	宕昌、礼县、华亭、庄浪、陇西、武都、文县、漳县、两当、西和、康县、甘南州、民乐、天祝	掌叶大黄 唐古特大黄
四川	康定、汉源、理塘、金川、黑水、茂县 红原、攘塘、小金、若尔盖、松潘、阿坝、德格、石渠、色达、白玉、平武	掌叶大黄 唐古特大黄 药用大黄
宁夏	固原	唐古特大黄、掌叶大黄
青海	青仁、乐都、贵南县、祁连	唐古特大黄
陕西	陇县、凤翔、镇坪、镇巴、平利、西乡、留坝、南郑、勉县	掌叶大黄、药用大黄
西藏	昌都	掌叶大黄
内蒙古	鄂尔多斯	药用大黄
其他	湖北、河南、云南	药用大黄、掌叶大黄

（黄凤等，2019 年）

2020 年版记载大黄具有泻下攻积、清热泻火、凉血解毒、逐瘀通经、利湿退黄等功效，常用于治疗胃肠积滞、湿热泻痢、血热出血、咽喉肿痛、痈肿疔疮、瘀血、湿热黄疸等症。

迄今，国内外学者已从大黄属植物中分离鉴定出 100 余种化学成分，主要归为 7 大类：蒽醌、蒽酮、芪、鞣质、苯丁酮、色原酮以及其他类，如糖类、有机酸类、挥发性成分及微量元素。

现代药理研究表明，大黄具有保肝、利尿、抗肿瘤、泻下、消除氧自由基、抗炎及抑菌的作用，大黄属药用植物主要成分及其药理作用见图 2-7。

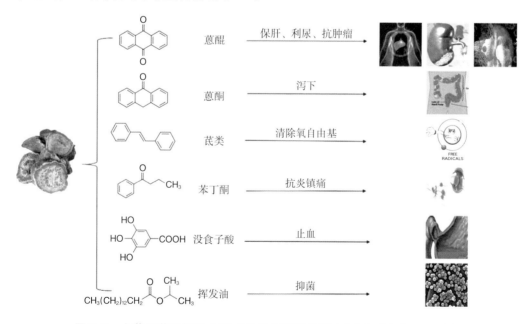

图 2-7　大黄属药用植物主要成分及其药理作用（引自张开弦等，2022 年）

二、植株形态特征

掌叶大黄 *Rheum palmatum*：别名葵叶大黄、天水大黄、北大黄。根茎粗壮。茎直立，高 2m 左右，中空，光滑无毛。基生叶大，有粗壮的肉质长柄，约与叶片等长；叶片宽心形或近圆形，径达 40cm 以上，3~7 掌状深裂，每裂片常再羽状分裂，上面疏生乳头状小突起，下面有柔毛；茎生叶较小,有短柄;托叶鞘筒状,密生短柔毛。花序大圆锥状,顶生;花梗纤细,中下部有关节。花紫红色或带红紫色;花被片6,长约1.5mm,成2轮;雄蕊9;花柱3。瘦果有3棱,沿棱生翅,顶端微凹陷,基部近心形,暗褐色。花期6~7月,果期7~8月。见图2-8。

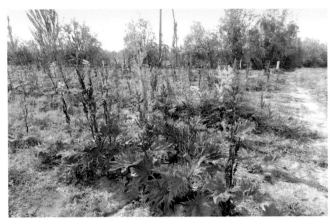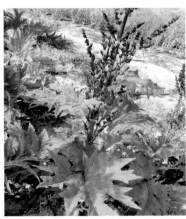

图 2-8 掌叶大黄

唐古特大黄 *Rheum tanguticum*:别名鸡爪大黄。多年生高大草本,高2m左右。茎无毛或有毛。根生叶略呈圆形或宽心形,直径40~70cm,3~7掌状深裂,裂片狭长,常再作羽状浅裂,先端锐尖,基部心形;茎生叶较小,柄较短。圆锥花序大形,幼时多呈浓紫色,亦有绿白色者,分枝紧密,小枝挺直向上;花小,具较长花梗;花被6,2轮;雄蕊一般9枚;子房三角形,花柱3。瘦果三角形,有翅,顶端圆或微凹,基部心形。花期6~7月,果期7~9月。见图2-9。

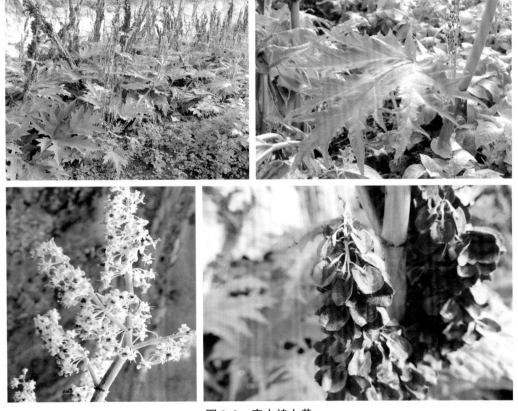

图 2-9 唐古特大黄

药用大黄 *Rheum officinale*：别名南大黄、马蹄大黄。多年生高大草本，高 1.5m 左右。茎直立，疏被短柔毛，节处较密。根生叶有长柄，叶片圆形至卵圆形，直径 40~70cm，掌状浅裂，或仅有缺刻及粗锯齿，前端锐尖，基部心形，主脉通常 5 条，基出，上面无毛，或近主脉处具稀疏的小乳突，下面被毛，多分布于叶脉及叶缘；茎生叶较小，柄亦短；叶鞘筒状，疏被短毛，分裂至基部。圆锥花序，大形，分枝开展，花小，径 3~4mm，4~10 朵成簇；花被 6，淡绿色或黄白色，2 轮，内轮者长圆形，长约 2mm，先端圆，边缘不甚整齐，外轮者稍短小；雄蕊 9，不外露；子房三角形，花柱3。瘦果三角形，有翅，长 8~10mm，宽 6~9mm，顶端下凹，红色。花果期 6~7 月。见图 2-10。

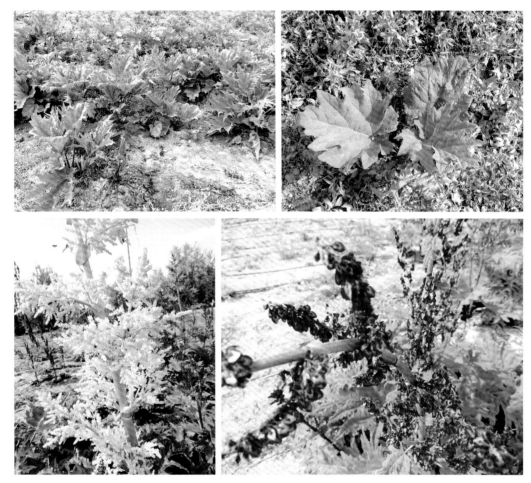

图 2-10　药用大黄

二、生物学特性

河西走廊近年来在武威市天祝县、古浪县，张掖市山丹县、民乐县沿祁连山海拔较高地区进行了少量唐古特大黄的栽培，本节内容重点就唐古特大黄的栽培技术进行论述。

（一）生长发育

唐古特大黄种子容易萌发，在 15~25℃的温度条件下，当年新种子发芽率一般可达 90%左右，贮藏 1 年后发芽率降至 60%左右，种子寿命为 3~4 年。种子萌发吸水较多，种子吸水率达 100%~120%，温度 18℃，2~3d 即可发芽，故播种后应保持充足土壤水分。平均气温在 5℃时植株开始发芽生长，生长的最适温度在 15~22℃。温度低于 0℃或高过 35℃，发芽受到抑制。

河西走廊唐古特大黄1年苗床，2年大田，留种田第3年5月开花，6月结果，6月下旬采收种子。4月下旬播种，一般10余天出苗，为子叶出土型，子叶卵圆形，出苗后5~10d出现第1片真叶，为卵圆形，后随叶位数的增高，基生叶边缘出现缺刻并逐渐加深，至第2年晚秋可深到叶长的一半，1年生幼苗，10月上旬进入盛叶期，2~3年生则于9月上旬进入盛叶期。唐古特大黄生长2年以后每年抽薹开花时形成茎和茎生叶，茎生叶7~8片，叶片自下而上逐渐变小，最下叶片可长45cm、宽66cm，最上叶片长仅10cm、宽15cm。茎一般有9~11节，节部稍膨大，直立，高1.5~2.0m，节间中空。幼嫩的茎可食，味酸。6月下旬种子成熟后茎即干枯，基部根茎上随即形成子芽生长，第2年子芽又抽出花茎。花为圆锥花序，共有7~8轮花枝。每株有500~1300朵小花，花冠直径2.4~3.7mm，开花时间多在8~13h，花朵从开放到萎蔫不超过51h。花期5月上旬到6月上旬。果实多为三棱形瘦果，少量为四棱形或五棱形，棱上具齿。种子成熟需50~60d，成熟过程中果皮颜色发生变化，由绿色、红色至褐色。种子成熟至褐色时极易脱落，要及时采收。唐古特大黄为直根系，在栽培条件下，幼苗期主根发育迅速，形态完整。4月播种的幼苗主根可长达30cm以上，根头直径0.5~3cm，单株鲜根重20~150g。9~11月为幼苗的主要旺盛生长期。移栽后，主根不发达，侧根生长迅速，可多至7~8条，2年生单株鲜根重在250g以上，3年生单株鲜根重在700g左右。1年生大黄根茎不伸长，2年生根茎生长较慢，3年生根茎生长非常迅速，一般在8~11月为快速生长期。播种当年或第2年形成叶簇，4月上旬后返青，第3年5月开花，6月下旬果实成熟，应及时采收。11月地上部分枯萎，全年生长期240d左右。

（二）繁殖特性

唐古特大黄的繁殖有种子繁殖（直播和育苗移栽）和根芽繁殖。根芽繁殖通常与收获同时进行。唐古特大黄的根颈有向上延长的习性，因此，采用穴栽，逐年给其根部培土，则可栽培出外形符合商品要求（主根粗壮，侧根细小，称为"萝卜黄"）的产品。不收种子的大黄，第3年要打薹摘花，以提高产品质量。大黄忌连作。

（三）对环境条件的要求

1. 海拔与气温

唐古特大黄喜凉爽气候，耐寒，怕水涝。适宜生长在我国西北和西南海拔1800~2500m高寒冷凉地区。河西走廊主要在武威的天祝县、张掖的民乐县，海拔在2000m左右的地区种植，海拔低于1800m地区种植后，第2年就抽薹开花，进入生殖生长阶段，严重影响大黄药材品质。作为采种田可以生产种子，但种子质量如何有待于进一步研究。唐古特大黄适于年平均气温在4~6℃，夏季凉爽，最热月（7月）平均气温不超过20℃，极端最高温不超过30℃，如气温超过30℃，则生长迟缓；无霜期120~180d。不同海拔高度，对大黄早期抽薹率也有一定影响。甘肃礼县调查表明，海拔低于1500m，向阳、黏土、低肥力等条件下大黄生长差，早期抽薹严重；而在海拔2000m左右，富含腐殖质的林间二阴地轻沙壤土，早期抽薹率低。在一定范围内，温度越高、气压越高、相对湿度越大，越有利于大黄有效化学成分的积累，促进活性成分含量富集。

2. 水分

唐古特大黄适宜年降水量500~620mm，大气相对湿度55%~80%。由于大黄在高温多雨季节根部易腐烂，故注意排水，过湿及过干对大黄的生长均不利。

3. 光照

充足的阳光有利于大黄生长，年日照时数2200h，生长季节太阳辐射总量为334.56kJ/m²，生长季生理辐射 173.6kJ/m²。

4. 土壤

大黄是深根性植物，应选土层深厚、腐殖质较丰富、疏松肥沃、无积水、阴凉潮湿的中性或微酸性沙质土壤为好。质地黏重的酸性土和排水不良、地下水位过高的低洼积水地，不宜栽种。

四、栽培技术

（一）种质资源

大黄的道地产区覆盖甘肃、青海和四川三省，道地品种包括"凉州大黄""铨水大黄""河州大黄""西宁大黄"以及"雅黄"等多种。

道地大黄自古出产于甘肃、四川两省。陶弘景早在 1500 多年以前就认为西北所产的大黄优于四川所产，这一点与现代商品情况一致。通过资源调查，掌叶大黄与唐古特大黄分布于青海、甘肃、四川西北部（甘孜阿坝）、西藏东部（昌都）、云南西北部。唐古特大黄、掌叶大黄尤以甘肃、青海所产为道地药材（西大黄），甘肃铨水、礼县、舟曲所产者称"铨水大黄"；河西走廊凉州、民乐、肃南、永登、天祝所产的野生品为大黄中之珍品，称为"凉黄"。目前，河西走廊主要栽培种类为唐古特大黄，主要在凉州区、天祝县和民乐县，面积较小。

（二）选地整地

深翻 30~35cm，每亩用农家肥 3500kg，耙细、整平。前茬以豆科、禾本科等作物为佳。

（三）繁殖方法

1. 种子直播

分春播和秋播。春播在每年 3 月下旬"春分"前后播种，宜早不宜迟；秋播在 8 月下旬至 9 月进行，宜迟不宜早；条播或穴播均可，播种方法同大黄育苗技术规程。条播 0.5~1.0kg/亩；穴播 0.3~0.5kg/亩。间苗定苗参考大黄育苗技术规程。

2. 大黄育苗技术

（1）地块选择

土层深厚，海拔 2000m 左右林缘地带。前茬作物以豆科、禾本科为主，不宜连作。

（2）整地作畦

深翻后每亩施腐熟厩肥或堆肥 3500~4000kg，耙磨做畦，畦宽 1.3~1.5m，畦高 10~15cm，要求通风向阳，土粒细碎，表面平整。

（3）催芽

春播育苗的种子，播前将种子暴晒，用 18~20℃温水浸泡 6~8h 后捞出，用湿布覆盖，每天用凉水冲 1~2 次，当种子露白时即可播种。秋播直接用当年采集的新鲜种子播种，无须催芽。

（4）播量

经风选种播量为 4~5kg/亩，散播可加大播量。

（5）播期

春播于 3 月下旬至 4 月上旬进行，宜早不宜迟。秋播于 8 月中下旬进行，宜迟不宜早。生产上多采用春播。

（6）播种方法

条播，在畦面按行距 15~20cm 开沟，沟深 3~6cm，将种子均匀撒入沟内，覆土 2~3cm，覆盖小麦秸秆保墒。散播，将种子均匀撒在畦面，播后覆土 2~3cm，耙平后覆盖小麦秸秆保墒。

（7）苗床管理

种苗 2 片真叶时揭去覆盖物。当苗出齐后按照去弱留强进行间苗，3~5 叶时定苗，间距 10~15cm，保苗 3 万~3.3 万株/亩。结合间苗定苗松土除草。定苗时进行第 1 次追肥，每亩施尿素5~8kg。

（8）起苗

苗期 1 年，春季 3~4 月上旬、秋季 10 月均可起苗。

（9）壮苗标准

无病感染、侧根少、光滑、苗直、皮色金黄、粗 10~15mm、长 17~20cm、无残缺、无机械损伤的 1 年生苗作为移栽苗。

（四）大黄生产技术规程

1. 整地

深翻 30~35cm，每亩用农家肥 3500kg，耙细、整平。前茬以豆科、禾本科等作物为佳。

2. 育苗移栽

育苗见育苗技术规程。秋季移栽和春季移栽均可，秋季移栽最佳。春播苗于当年 9~10 月或次年 3~4 月移栽，秋季苗于第 2 年秋移栽。采用穴播，株行距 70cm×80cm，穴宽 35cm，穴深 30cm 以上，呈"品"字形，穴栽 2 株，头低尾高，后覆土 2~3cm。

3. 田间管理

（1）定株

保持 1700~2000 株/亩，2~3 叶期，拔除弱苗、小苗，进行定株，发现缺苗，及时补苗。

（2）中耕培土

定植的大黄，5 月中旬进行第 1 次除草，6 月中下旬进行第 2 次除草，结合除草进行培土，成"馒头"形培土 8~9cm。第 2 年除草 2~3 次。

（3）施肥

大黄喜肥，多追肥，以腐熟的有机肥为主，配施化肥。移栽第 2 年的 6 月结合中耕除草，环状法施磷酸二铵 20kg/亩、饼肥 50~80kg/亩。

（4）摘薹

移栽后第 2 年 6 月前摘除花薹，宜早不宜迟，保留 2~3 片叶子，摘除后用土覆盖根头部分并踩实，防止雨水侵蚀切口造成腐烂。

（五）病虫草害防治

1. 病害防治

根腐病：主要发生在根的中上部和根茎部。防治方法：最有效的方法是蘸根法，将种苗用 3% 甲霜噁霉灵水剂 700 倍液蘸根 30mim，晾干后栽植，或用 10% 咯菌腈（适乐时）15mL 加水 2L，喷施幼苗根及根茎至全部淋湿，晾干后栽植。

轮纹病：主要为害幼苗、成株的叶部。发病初期用 50% 苯菌灵可湿性粉剂 1200 倍液、80% 代森锰锌可湿性粉剂 600 倍液喷雾防治。

黑粉病：主要为害叶部的叶脉和叶柄。采用种子拌种和种苗蘸根法。种子拌种采用 50% 多菌灵可湿性粉剂拌种；种苗移栽前用 25% 粉锈宁可湿性粉剂 1000 倍液蘸根，晾干后栽植。

斑枯病：主要为害幼苗、成株叶片。7~9 月上旬为发病盛期。发病初期采用 50% 苯菌灵可湿性粉剂 1500 倍液喷施或 10%苯醚甲环唑（世高）水分散颗粒剂 1500 倍液喷雾防治。

2. 虫害防治

蚜虫：主要吸食植物体液汁。防治方法：40%乐果乳油 1000 倍液蘸根，或在 6~8 月用 50%的抗蚜威可湿性粉剂 10~20g 兑水 30~50kg 或 40%乐果乳油 1000 倍液喷雾防治。

甘蓝夜蛾：主要为害大黄的叶片。防治方法：在成虫盛发期于傍晚喷洒 90%晶体敌百虫 1000 倍液或 4000 倍液的杀灭菊酯防治。

蛴螬：主要为害大黄根部。防治方法：移栽前每亩用 50%辛硫磷乳油 150g 拌适量细土撒入土地，耙细磨平。

3. 草害防治

尽量保持种田无杂草种子，在杂草种子成熟前除草，宜早不宜迟。结合播前、播后、苗前、苗后及中耕等田间管理，尽早进行人工除草，做到有草必除，除早除小。

五、留种技术

（一）选种

按照种子繁殖规则选取 4 年生大黄植株作为种株挂牌标记，加强管理，防止大风等自然危害。7 月上旬采籽留种。

（二）种子采收

7 月上旬种子出现鱼肚白时，剪下花茎，扎把放在通风阴凉处晾干，当种子出现褐色时抖下种子，除杂，保存。

（三）种子包装贮藏

待种子阴干，其含水量 15%以下后，用种子袋进行包装。贮藏在干燥、通风、避光、0~5℃的仓库中。

六、采收与加工

（一）采挖

生长 3 年以上的根茎，10 月下旬至 11 月上旬，地上部枯萎后刨根采挖。采挖前割除地上部枯茎，清理地块后采挖，采挖要挖深、挖大，力求全根。挖出的大黄抖去泥土，去掉腐烂大黄和残叶，切除大黄根茎顶端的生长点，打去粗皮，切去支根整形。

（二）初加工

1. 整形

按照片吉、收蛋吉、通货整形。片吉鲜大黄用刀纵向切成 2 片；片蛋吉纵横向切成数段，每段厚 9~11cm。

2. 干制

阴干：将整形的大黄用麻绳串起，挂在室内或屋檐下通风阴干，切忌雨淋。烘干：当大黄切口收缩并出现油状黄白色水珠颗粒时，即可上棚或进烘房烘干。烘干时将晾晒整形的大黄放入烘房或烘箱，单层摆放，厚约 10cm，加温烘干。每天翻动，45~50℃下 7~10d，当大黄切口处的油状物消失后，再升温至 55~58℃，20~30d 即成干品。干品装于木箱或撞药设备内冲撞，撞去粗皮，露出黄色即可。

（三）药材质量标准

加工好的药材，味苦而微涩、质坚实、气清香。总灰分≤10.0%，酸不溶性灰分≤0.8%，在105℃干燥6h，减失重量≤15.0%。大黄素和大黄酚的总量≥0.50%。

七、包装、贮藏与运输

（一）包装

选用安全无毒的包装材料（袋、盒、箱、灌等），附包装记录、药材名称、批号、规格、重量、产地和日期等，标明药材的含水量、品质、农药残留量、重金属含量等检测内容。

（二）贮藏

生大黄置通风干燥处，防蛀。炮制大黄密闭，置阴凉干燥处。保持清洁环境，防止与有毒、有害和油类等物质接触，不得与其他货物混装，确保药材的安全。储藏温度25℃以下，相对湿度70%以下。

（三）运输

运输应选清洁、干燥、无异味、无污染的工具，防雨、防潮、防暴晒、防污染，严禁与可能污染的货物混装运输。

参考文献

[1] 孟岩,李焐仪,单家明,等.不同产地大黄药材中13种活性成分含量测定及其HPLC-FP研究[J].江西中医药大学学报,2022,34(2):76-83.

[2] 靳贵林,戴迪,冯明科,等.不同产地大黄质量优劣评价研究[J].甘肃科技,2021,37(24):35-39.

[3] 李桢.不同品种大黄生物活性物质分析及其亲缘关系鉴定[D].成都:西华大学,2016.

[4] 辛二旦.大黄趁鲜切制饮片工艺优选及质量标准研究[D].兰州:甘肃中医药大学,2020.

[5] 芦雅丽.大黄药材质量标准的提高研究[D].兰州:兰州大学,2011.

[6] 赵飞飞.大黄原药材质量标准的研究[D].北京:北京中医药大学,2011.

[7] 敬勇.大黄种子质量与药材质量评价研究[D].成都:成都中医药大学,2013.

[8] 王哲.中国大黄属植物亲缘学研究[D].北京:北京协和医学院,2011.

[9] 陈倩倩,史红专,郭巧生,等.不同变异类型药用大黄筛选及其产量和内在品质比较[J].中草药,2022,53(6):1862-1867.

[10] 李丹丹,裴文菡,郭泰麟,等.不同道地来源大黄药材的多指标成分测定、指纹图谱研究及一致性评价[J].中南药学,2020,18(4):641-647.

[11] 唐文文,晋小军,宋平顺.大黄包装方法研究[J].中草药,2013,44(14):1925-1930.

[12] 李冉郡,辛天怡,宋良科,等.大黄产业链基原物种鉴定研究进展[J].中国中药杂志,2021,46(5):1060-1066.

[13] 张开弦,姚秋阳,吴发明,等.大黄属药用植物化学成分及药理作用研究进展[J].中国新药杂志,2022,31(6):555-566.

[14] 唐文文,李国琴,宋平顺,等.大黄干燥方法研究[J].中草药,2013,44(4):424-429.

[15] 张开弦,姚秋阳,吴发明,等.大黄属药用植物化学成分及药理作用研究进展[J].中国新药杂

志，2022，31(6)：555-566.

[16]李倩，艾青青，兰志琼，等.大黄药材贮藏期间质量及药理作用变化研究[J].中药与临床，2017，8(6)：1-4+12.

[17]黄凤，蒋桂华.大黄栽培研究进展[J].中药材，2019，42(1)：230-234.

[18]陈艳琰，唐于平，陈嘉倩，等.大黄资源化学研究进展与利用策略[J].中草药，2018，49(21)：5170-5178.

[19]包会存.甘肃大黄产业现状与高质量发展对策[J].农业科技与信息，2021(22)：52-54.

[20]汪根存，吴启勋.甘肃大黄属14个分类群微量元素的综合评价[J].西南民族大学学报(自然科学版)，2008(2)：294-297.

[21]李成义，马艳茹，魏学明，等.甘肃道地药材大黄的本草学研究[J].甘肃中医学院学报，2011，28(4)：52-56.

[22]杨德志.黑膜覆盖直接起垄技术在北方地区掌叶大黄种植上的应用[J].农业科技与信息，2019(6)：30-32

[23]魏小琴，陈晓文.基于GMP GIS模型的大黄全国生态适宜区和生态特征研究[J].信息技术与信息化，2020(7)：59-62.

[24]袁代昌，袁玲，袁盼盼，等.基于本草古籍之大黄性味归经与功效研究[J].亚太传统医药，2022，18(1)：196-202.

[25]李喜香，刘书斌，黄清杰，等.基于变异系数的模糊物元模型评价不同产地大黄药材质量[J].中国中医药信息杂志，2019，26(8)：76-82.

[26]满金辉，石玥，张靖晗，等.基于叶绿体基因 matK 及 UPLC 对市售大黄的种质资源鉴定和质量分析[J].药学学报，2022，57(2)：514-524.

[27]王桠楠，茹刚，武国凡.外源 NO 对铅胁迫下鸡爪大黄种子萌发及幼苗生理特性的影响[J].种子，2020，39(5)：47-52.

[28]李慧，王雪茹，李依民，等.温度和干旱胁迫对3种大黄种子萌发和幼苗生长的影响[J].中草药，2022，53(8)：2480-2489.

[29]熊浩荣，强淑婷，国慧，等.药材大黄的考证、基原植物资源现状及保护研究[J].时珍国医国药，2021，32(2)：424-428.

[30]肖雪峰，黄海波，张稳，等.药用植物大黄的资源分布概况[J].吉林农业，2018(11)：80-81

[31]黄凤，李惠敏，李凤超，等.栽培大黄产地加工方法对比研究[J].中药与临床，2021，12(4)：7-11.

[32]赵文龙，景志贤，张娟，等.中药大黄生境适宜性分布研究[J].中国现代中药，2020，22(11)：1787-1792.

第五节　羌　　活

一、概述

羌活为伞形科 Umbelliferae 羌活属 *Notopterygium* Boissieu 植物，药材来自羌活 *Notopterygium incisum*、宽叶羌活 *Notopterygium franchetii* 的干燥根茎及根，为《中华人民共和国药典》收载。羌活具有极高的药用价值，为中药及藏、羌、彝等民族常用药材。羌活辛、苦，温，归膀胱、肾经。

羌活的化学成分主要有挥发油、香豆素以及糖类、氨基酸、有机酸、甾醇等。其中挥发油有蒎烯、p 蒎烯、柠檬烯等 63 种；香豆素主要有异欧芹素乙、佛手柑内酯、佛手柑素、佛手酚、羌活酚、羌活醇、脱水羌活酚、乙基羌活醇、羌活酚缩醛、环氧脱水羌活酚、紫花前胡苷等；糖类主要有鼠李糖、果糖、葡萄糖和蔗糖；氨基酸有 19 种；羌活的酸性成分中含有机酸及有机酸酯，已鉴定出14 种有机酸。羌活与宽叶羌活中的有效成分含量不尽相同，羌活中羌活醇含量高于宽叶羌活，但异欧前胡素含量却低于宽叶羌活。羌活商品市场根据产地及品质又分为蚕羌、条羌、竹节羌和尾羌，蚕羌羌活醇与异欧前胡素总量高于条羌和竹节羌，条羌含量最低。

羌活具有镇痛、消炎、影响脑循环、抗病毒、抗心律失常、抗菌等活性和作用。在中医临床上有散风祛湿、消炎止痛的功效，可用于治疗感冒风寒、风寒湿痹、风水浮肿、骨节酸疼、痈疽疮毒，也常用于癫痫、尿频、阳痿遗精、腰膝冷痛、肾虚作喘、五更泄泻；外用主治白癜风、斑秃。羌活既有发汗解表的作用，又有祛风止痛的功效，近年临床研究表明羌活在白癜风、哮喘和便秘的病症上也有良好的疗效。

羌活喜阴冷、耐寒、怕强光、喜肥，适宜于湿寒气候。多生于海拔 2500~4000m 的林缘、灌丛下、沟谷草丛中，土壤以阴湿且富含有机质的高山灌丛草甸土、山地林区土为主，在枯枝落叶较少、有机质贫乏的土壤中鲜有羌活分布。羌活主产于四川及云南，次产于青海及甘肃；宽叶羌活主产于甘肃及青海，次产于四川、山西和内蒙古等地，云南、河北、陕西、山西、湖北、西藏等省区也有分布。叶绿体 DNA 及遗传多样性分析得出，羌活在青藏高原东南部区域、祁连山一带及四川、甘肃、青海交会地带分布的单倍型多样性最高，且各群体均有单倍型的存在，因此这些区域为羌活的冰期避难所；而宽叶羌活在青藏高原东南部区域、祁连山一带及甘肃中部兴隆山一带的单倍型多样性较高，且存在特有单倍型，推测这几个地区是宽叶羌活的潜在避难所。物种分布区模拟显示四川西北部、青海东南部及甘肃祁连山区及青藏高原等地区为两个物种的最适生长区域。近年来由于过度采挖，羌活生境受到严重破坏，野生羌活的资源蕴藏量不断下降，1987 年被《中国野生药材资源保护管理条例》列为三级保护植物，2005 年《中国珍稀濒危保护植物名录》将羌活列为二级保护物种，并载入《中国物种红色名录》。

羌活在甘肃省主要分布在青藏高原东部高寒阴湿地区：包括甘南州、临夏州大部，定西市南部的岷县、渭源县、漳县，祁连山地、甘南。河西走廊主要分布在祁连山南坡的天祝县、山丹县、民乐县、肃南县等地，其中天祝县资源分布广、蕴藏量大、人工栽培面积大，此产地羌活产量高、品质好而成为羌活的道地产区。调查发现祁连山所产羌活大多数为宽叶羌活，甘肃栽培种亦为宽叶羌活。

羌活是一种重要的中药材，在中药、民族药中都有广泛的应用，目前，野生羌活的资源已濒临灭绝，人工栽培羌活意义重大。近年来羌活人工栽培技术已取得了较大的进展，但还需要对羌活种子休眠特性及破除休眠的技术进行深入研究。对羌活的有效成分含量的测定也进行了很多研究，取得了较多的成果。此外，从羌活的药用角度分析，人工栽培的羌活与野生羌活的差异性仍然需要进一步研究。

羌活为我国特有属种，药用历史悠久，为众多中医名方成药组成，有近 300 个中成药品种使用羌活。羌活在中医临床已得到了广泛的认可，但其作用机制尚未完全明了。由于近年羌活价格上涨导致野生羌活过度采挖，很多区域已难见野生羌活踪影。因此必须加强羌活的人工栽培研究，只有解决了人工抚育问题才能有效解决对野生资源的破坏。就羌活的持续利用而言，一方面选取野生羌活生长密集的区域建立重点保护区，制止滥采滥挖，保护野生羌活资源；另一方面利用现代生物技术，多角度解决人工抚育难点，形成成熟的人工栽培技术，建立 GAP 基地。

二、植株形态特征

羌活 *Notoptery giumincisum* Ting：多年生草本，高达 1m 以上。全株有特异香气。根茎块状或长圆柱状。茎直立，表面淡紫色，有纵沟纹，中空。叶互生，茎下部的叶为二至三回单数羽状复叶；叶柄长 10~20cm，基部包茎，两侧呈鞘状；小叶 3~4 对，卵状披针形，小叶片二回羽状分裂，最后裂片具不等的钝锯齿，复伞形花序顶生或腋生，总伞梗 10~15 枚，长短不等，表面粗糙；无总苞，小伞形花序有花 20~30 朵；萼片 5 枚，裂片三角形；花瓣白色，5 枚；雄蕊 5 个。双悬果卵圆形，平滑无毛，背棱及中棱有翅，侧棱无翅，棱槽间通常有油管 3~4 个，合生面有油管 5~6 个，果实成熟时裂开成 2 果，悬挂在两果柱的顶端。花期 8~9 月，果期 9~10 月。见图 2-11。

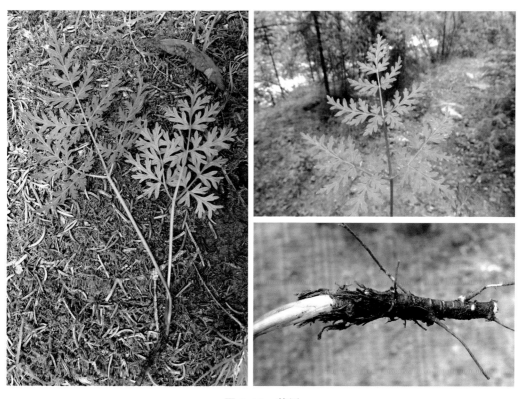

图 2-11　羌活

宽叶羌活 *Notoptery giumforbesii* Boiss.：多年生草本，高 80~100cm。有根茎。茎基部紫红色。茎下部叶片大，二回或近三回羽状复叶，叶柄长 7~9cm；小叶最后裂片卵状披针形，长 2~4cm，宽 1~2cm，先端渐尖，边缘不规则羽状深裂；茎上部叶逐渐筒化而成广阔膨大的紫色叶鞘；两面无毛，仅下面叶脉上稍有毛。复伞形花序上密生多数花，小伞梗长 1cm，小总苞片多数，线形；花瓣黄色。双悬果具 6 翅。花果期 7~8 月。见图 2-12。

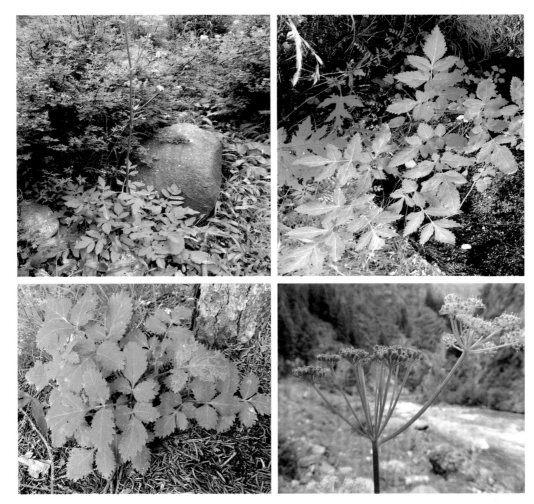

图 2-12　宽叶羌活

河西走廊栽培种为宽叶羌活，本节主要以宽叶羌活论述其栽培技术。

三、生物学特性

（一）生长发育

宽叶羌活的生长发育较缓慢，野生宽叶羌活营养生长 5 年后才进入生殖生长。栽培宽叶羌活，生长 4 年可进入生殖生长，开花期一般为 7 月中旬，花序数和花序上的小花数因植株个体差异而不同。宽叶羌活的抽薹会严重影响其产量和品质。8 月中旬是种子形成的时期，宽叶羌活种子的千粒重较小，仅为 2.3g 左右。进入 9 月以后，宽叶羌活地上部分的生长明显减弱，地下部药用根开始迅速生长。到 10 月中旬左右，宽叶羌活根部的生长达到了极限，之后随着气温的降低，开始逐渐消耗根部的营养物质。

（二）繁殖特性

宽叶羌活在自然条件下，种子需经一年后熟才能萌发，自然萌发率仅为 0.52%。羌活种群自然更新速度极低，一旦破坏很难恢复，究其原因是羌活种子具有形态生理双重休眠，种子形成但种胚未完全发育。将新鲜种子解剖后显微观察可以发现，羌活鲜种无完整的胚的形态，种子经过后熟才能分化出完整的胚。宽叶羌活种子发芽、出苗对环境的要求也十分严格，野生幼苗多生长在阴湿、疏松、有机质含量较高的高寒地带，这种特性也增大了宽叶羌活人工抚育的难度。

目前，宽叶羌活的人工栽培采取种子繁殖、无性繁殖和组织培养繁殖 3 种方式。种子繁殖一般是利用宽叶羌活种子人工育苗后次年进行移栽种植。宽叶羌活种子双重休眠特性是人工栽培的主要难点，因此解除休眠、完成后熟是宽叶羌活种子萌发的前提。要解除宽叶羌活种子的深度休眠，需经过变温沙藏完成种子后熟，时间一般需要 10~12 个月。利用 10~30℃、6~15℃、0~5℃ 3 个阶段变温沙藏种子，依次处理 3 个月可以解除休眠提高种子萌发率。用赤霉素处理可以代替低温处理，而高温没有这种效果。也有利用植物激素处理种子试图打破休眠提高萌发率的研究，但效果不显著、结果不稳定，无法投入实际生产。

无性繁殖是利用野生宽叶羌活种群常能看到多个植株成簇生长，部分植株是由根部横向生长的侧芽形成的这一现象进行的。因种子自身萌发率低，宽叶羌活在进化过程中利用无性繁殖辅助种群更新，多年生宽叶羌活的根茎部产生许多侧芽，在条件适合时，侧芽萌发，长出新的植株。根据这一特点，对多年生宽叶羌活进行分株移栽、营养繁殖，将长有侧芽的根茎切成若干小段（每小段均带有侧芽）移栽。通过无性营养繁殖一方面保留了母本的优良性状，一方面缩短了育苗周期，有助于保护野生资源。

组培技术是目前运用较为广泛的快繁方法，但宽叶羌活利用组织培养繁殖的报道较少。蒋舜媛利用宽叶羌活萌发的根芽为外植体，利用激素诱导建立了宽叶羌活再生体系，并以此申请了发明专利。虽然尚未工厂化生产，但为宽叶羌活人工抚育提供了新方向。由于宽叶羌活种子胚后熟，种子没有完整的胚形态，很难分化出愈伤组织，目前尚未建立以种子为外植体的组培体系，但这是值得研究的问题。另外随着近年代谢工程的发展，利用大规模细胞定向培养产生代谢产物也是一种有效获得药用成分的方法。这一方法改变了对药用植物传统的利用方式，极大地减少了药用植物的用量，缓解了野生资源的濒危状况。但技术难度大、生产成本高也是不可忽视的缺点。

（三）对环境条件的要求

《中国药材产地宜性区划（第二版）》运用 GMP GIS 对当前主产区的 129 个样点进行分析（如表 2-9 所示），得到宽叶羌活主要生长区域生态因子值范围，其年生长均温：–4.2~9.5℃；最冷季均温：–14.5~1.9℃；最热季均温：3.3~21.4℃；年均相对湿度 39.46%~66.91%，年均降水量 124.0~1 366.0mm，年均日照 125.9~157.8W/m^2。

宽叶羌活适宜在海拔 2100~3000m 的高寒阴湿区生长，喜凉爽湿润气候，最热月最高温度为 9.1~29.9℃；不耐旱，不适合在低海拔区种植。宽叶羌活在生长的第 1 年要求温度为 10~16℃；第 2 年气温 9℃ 左右时，宽叶羌活返青出苗，当气温在 15~18℃ 时，地上部分生长旺盛，10 月气温降到 8~12℃ 时，宽叶羌活地上部分停止生长，根部迅速膨大。

宽叶羌活生长的土壤类型主要为红沙土、钙积土、始成土、黑钙土、铁铝土、潜育土、灰色森林土、石膏土、栗钙土、薄层土、低活性淋溶土、白浆土。根据宽叶羌活的生物学特性，主要选取土层深厚、疏松肥沃、富含腐殖质的中性或微酸性壤土或沙壤土（pH 6.5~7.0）为种植地域。

表 2-9　宽叶羌活的主产地环境生态因子值（GMP GIS-Ⅱ）

生态因子	生态因子值范围	生态因子	生态因子值范围
年平均温/℃	−4.2~9.5	年均降水量/mm	124.0~1 366.0
平均气温日较差/℃	7.1~16.3	最湿月降水量/mm	31.0~222.0
等温性/%	25.0~45.0	最干月降水量/mm	1.0~24.0
气温季节性变动（标准差）	5.61~11.10	降水量季节性变化变异系数/%	59.0~102.0
最热月最高温度/℃	9.1~29.9	最湿季度降水量/mm	74.0~598.0
最冷月最低温度/℃	−22.7~−6.1	最干季度降水量/mm	3.0~83.0
气温年较差/℃	28.1~46.4	最热季度降水量/mm	72.0~598.0
最湿季度平均温度/℃	3.3~19.9	最冷季度降水量/mm	3.0~83.0
最干季度平均温度/℃	−14.9~1.9	年均日照/(W/m²)	125.9~157.8
最热季度平均温度/℃	3.3~21.4	年均相对湿度/%	39.46~66.91
最冷季度平均温度/℃	−14.5~1.9		

（尹青岗等，2019 年）

四、栽培技术

（一）种质资源

据 *Flora of China* 记载，我国羌活属中共包括 6 个种：羌活、宽叶羌活、澜沧羌活 *Notoptery forrestii*、卵叶羌活 *Notoptery oviforme*、羽苞羌活 *Notoptery pinnatiinvolucellum*、细叶羌活 *Notoptery tenuifolium*。另有云南丽江部分地区习用蛇头或龙头羌活，原植物为心叶棱子芹 *Pleurospermum rivulorum*，新疆个别地方使用过的新疆羌活，原植物为当归属植物林当归 *Angelica silvestris*。根据《中国植物志》记载，澜沧羌活主要分布于云南西北部及四川木里；羽苞羌活主要分布于四川阿坝；细叶羌活主要分布于四川甘孜；卵叶羌活主要分布于重庆南川、陕西太白山、四川峨眉山。

目前人工栽培羌活种质资源多来自于野生种的驯化繁育，有关品种选育仅有甘肃省定西市临洮农业学校研究团队进行了相关研究。其采用单株选择法，以 1000 余株野生宽叶羌活为选育对象，经过单株选择、株系选择、品系鉴定、品系比较、多点和区域试验，以农艺性状、抗病性、产量、成药分级为指标，选育综合性状优良的宽叶羌活新品系"陇羌 LQ-02"，新品系全生育期 1200d，耐寒性极强，平均株高 130cm，主根发达，种子千粒重 2.82g，发芽率为 85%，平均亩产 496.21kg，较对照渭源羌活增产 9.88%；平均成药特级、一级品率高，分别为 14.9% 和 35.2%，较对照分别提高 9.56% 和 2.33%，品质优于对照；抗根腐病较强，平均田间发病率、病情指数分别为 14.3% 和 5.1%，较对照分别降低 5.92% 和 8.93%。"陇羌 LQ-02"产量高、品质好、抗病性强、性状整齐、遗传性状稳定，是国内通过单株选择法从野生群体中筛选出的首个优良宽叶羌活新品系。

羌活的优良品种选育可以同时采用传统育种及分子育种等手段来开展。这需要大范围收集野生羌活的种子，建立羌活种子库及资源圃，之后结合系统选育法、诱变育种法及分子标记辅助育种等手段，通过多代纯化优良表型，培育优质、高产、抗逆性强的新品种。

（二）繁殖方法

羌活自然繁殖率极低，仅为 0.52%，加之长期过度采挖，使得羌活的生态环境越来越脆弱。为了保护羌活野生植物资源，可通过移栽驯化、种子繁殖、根茎繁殖及组织培养等多种途径，以实现人工驯化栽培和可持续发展。

1. 种子后熟处理

人们对野生羌活的过度采挖造成了资源危机，而人工种子繁殖是保护和挽救羌活资源最直接最快捷的办法之一。羌活种子具有胚后熟的特性，其休眠期长达 8~10 个月。羌活种子在刚达到成熟采收后，其种胚还未形成或者是处在原胚阶段还未分化，需要在一定的温度下摄取足够的水分，直到使胚分化发育完成并且通过生理后熟，才能萌发。有性繁殖的第一步就是打破休眠。在所有打破种子休眠的方法中，层积是人们最常用也是最有效的一种，对某些内部含有发芽抑制物的种子来说，其效果尤为显著。由于羌活在高寒山区生长，种子在夏、秋季成熟，种子成熟着陆后遇到先温暖后寒冷的气候，适应此类气候的种胚发育也要求与之相似的季节变温，所以采用暖温层积和低温层积交替处理的办法，经过 3 个月暖温（15~25℃）及后续的 3 个月低温（2~5℃）的层积处理，发芽率较高。在种子层积处理之前，利用赤霉素（200mg/L GA3）浸泡种子或与细胞分裂素 6-苄氨基腺嘌呤（10mg/L 6-BA）混合浸泡，可以促使种子发芽时间提前，同时提高发芽率。这是因为种子内在的激素平衡与比例经赤霉素的诱导处理而发生改变，让处在休眠状态的种胚得以恢复伸长生长，当种胚长度充满整个胚腔，种皮裂开，种子萌发。以上方法的技术路线概括为流水冲洗（将种子内的 ABA 含量降低到可以萌发的程度）→用赤霉素或赤霉素与细胞分裂素配合处理种子→先暖温（15~25℃）后低温（2~5℃）的变温层积。该方法处理的种子，发芽率高达 21%，苗壮、存活率高。简易的羌活种子后熟处理方法：采摘种子成熟度为 95% 的种子，立即用水和洗衣粉揉搓 7 次（目的是去掉种皮抑制物），淘洗后当年埋入地里，泥土能保证足够的温度（<-20℃）和湿度使胚发育到 70% 再休眠，盖上遮阳网，来年春天即可萌发。该方法处理的种子的平均成活率达 90%，育苗出苗率达 85% 以上。羌活种子休眠解除的代谢组分析研究表明，列当醇乙酸酯含量变化对羌活种子休眠解除非常关键。

2. 无性繁殖

由于羌活种子的双重休眠特性，用种子来进行育苗繁殖有较大的难度，目前用羌活的根状茎进行无性繁殖也是扩大种植规模的重要途径。羌活的地下根茎部有长短不等的节间，每一节位都生长有侧芽，共有 3~12 个，当条件适宜时，侧芽就会萌发，长出新的植株。利用羌活这一生长特性，目前主要有平栽无性扩繁以及根茎切段无性扩繁 2 种繁殖方式。前者是把长有多个根芽的多年生羌活根茎水平埋入犁沟内，覆盖土壤保温保湿，可催生出多个幼小植株，翌年将老根茎切断再进行移栽，增殖系数达 3.0 以上；后者是选用健壮的长有多个根芽的多年生羌苗的根茎部切割成 1~2cm 的根茎段，每段带有 1~2 个根芽，直接栽培，一般于秋季进行栽植，直到春天出苗后搭建好遮阳棚，做好田间管理，增殖系数达 5.0 以上。但无性繁殖需要消耗大量的药用部位，与药争原料，而且繁殖系数较低，种源成本很高，生产上采用根茎无性繁殖扩大种源的方式已逐步被淘汰。

3. 组培繁殖

以羌活萌发的根芽为外植体，利用激素进行诱导可以建立羌活再生体系。其繁殖方法如下：以羌活萌发的根芽为外植体，经消毒处理、接种诱导形成愈伤组织后，再经愈伤组织增殖、诱芽培养和生根培养，形成完整的植株小苗，将完整小苗移栽到育苗基质中，长成正常羌活植株。选择羌活萌发的根芽为外植体，不选择羌活的其他分化组织，是因为带芽的外植体产生植株的成功率高，变异发生少，易保持材料的优良特性。组培繁殖需在无菌条件下进行，对外植体的处理，采用75%酒精浸泡灭菌45~60s 和0.1%~0.2%的升汞浸泡灭菌10~14min 双重消毒。升汞的灭菌效果最好，但去除其毒害较困难，为此消毒后要多次用无菌水冲洗。接种时，需将消毒处理后的外植体切成0.1~0.3cm³ 的小块，再进行愈伤组织的诱导、增殖和诱芽、生根培养。愈伤组织诱导培养基配方为MS+KT(0.1~2.5mg/L)+2,4-D(0.5~1.5mg/L)+NAA(0.2~0.6mg/L)，培养时间为30~35d，在根芽切口处膨大形成愈伤组织；愈伤组织增殖培养基为MS+KT(0.5~2.5mg/L)+2,4-D(0.5~1.0mg/L)，愈伤组织增殖25~35d，长出黄色、致密的愈伤组织；诱芽培养基为MS+6-BA(1.5~4.5mg/L)+NAA(0.2~0.5mg/L)，培养35~45d，出现丛生羌活苗；将丛生羌活苗分株，转入生根培养基中培养20~30d，小苗基部出现白色短根并长出完整根系，生根培养基为1/2MS+NAA(0.01~0.05mg/L)+2%~3%蔗糖+0.8%琼脂；除生根培养基外，其余3个培养基均加入0.7%~1.0%的琼脂、3%的蔗糖和0.1%~0.5%的活性炭。移栽前，对育苗基质消毒，无须开瓶适应性炼苗可直接移栽成活，长成正常羌活植株。该方法的外植体消毒较为困难、初始接种的污染率较高、诱导时间较长、分化出芽较慢、增殖继代的代数有限。但这一繁殖体系为挽救濒危羌活种质资源、开展野生羌活遗传改良、促进羌活的工厂化育苗提供了一条探索途径。

（三）育苗

1. 种子处理

秋季种子采收后要及时进行处理。其方法是将种子与湿润干净细沙按1:10 比例充分混匀（湿度为60%~70%），在通风阴凉处堆积，每10d 左右搅翻1 次，适时播种。

2. 选地和整地

选择土层深厚、阴湿肥沃、排水良好、土质疏松地块为好。不宜和前茬作物为青稞、油菜、马铃薯等连作。前茬作物收获后，深耕耙糖，结合深耕施入腐熟农家肥60 000~75 000kg/hm²，播种前整细耙平。

3. 播种

羌活分春季和秋季育苗，生产上一般选择秋季育苗。春季育苗是先将采收的种子进行处理，待第2 年4 月初土壤解冻后播种；秋季育苗是9 月中旬，种子成熟采收后立即播种。方法为在整平的地块做畦，高10~15cm，宽80~100cm。畦面开沟，沟距25cm，深3~5cm，将种子均匀撒入沟内，覆细土2~3cm，再覆地膜。播量75kg/hm²。

4. 苗期管理

第2 年春季，观察苗床，出苗后及时放苗，搭遮阳网。苗高5~10cm 进行间苗、定苗，拔除病苗、弱苗和苗床杂草。苗期要视杂草生长情况及时进行除草，做到苗床无杂草。

5. 种苗采挖和贮藏

10 月初，种苗地上部分枯萎后采挖贮藏。采挖后除去病虫苗、残苗，用草绳按0.5kg 扎把。在地势较高的通风阴凉处挖深50cm，长、宽视苗量而定的长方形坑，苗头朝上，在坑内一层苗覆一层湿土进行摆放，土层厚5cm，要求埋严每层苗把根部。最后在坑顶覆盖一层土，厚50cm 左右，凸出地面。

（四）移栽

4 月初土壤解冻后进行移栽。

1. 种苗的选择

选择生长健壮、大小均匀、无病虫害、侧根较少的种苗，按照种苗分级标准进行选择（见表2-

10），选择一级种苗移栽。

表 2-10　宽叶羌活种苗分级标准

指标	分级标准		
	一级种苗	二级种苗	三级种苗
根鲜重/g	2.1≤W<3.0	W≥3.0	1.2≤W<2.1
根长/cm	19.0≤L<26.0	L≥26.0	12.0≤L<19.0
表观特征	不得有机械损伤、破裂、畸形、腐烂、发霉等		

（彭云霞等，2021 年）

2. 移栽方式

（1）膜上穴栽

整好的地块做宽 80~100cm 平畦，覆黑色地膜，畦向视地形而定。在畦面挖穴，深 30cm，穴距 20cm×30cm，放入种苗，大苗每穴 1 株，弱小苗每穴 2 株，苗头露出地膜 2cm，覆土 5cm。种植密度 12 万株/hm² 左右。

（2）膜侧沟播

沿覆膜方向拉线，垂直于拉线开沟，沟深 5~8cm，沟长 30cm，沟距 25cm，将 1~2 株种苗平放在沟内，苗头斜靠沟边，覆土压苗，苗头不覆土，覆膜膜宽 40cm，以苗头露出膜边 2cm 左右为宜，膜边覆土压膜，再苗头覆土 2cm；第 2 行紧挨第 1 行的膜边垂直开沟栽植，以此类推，每 5 行留 10cm 的过道，便于田间操作管理。种植密度 12 万株/hm² 左右。

（五）田间管理

1. 除草

在育苗、移栽地要及时除草，尤其是育苗地有草就除，以免杂草与种苗争夺养分，影响幼苗正常生长。

2. 间苗、补苗

移栽苗出齐后，进行间苗、补苗、定苗，拔除弱苗、病苗。移栽地出苗不全时要及时补苗，选择在阴雨天用带土的种苗补栽。当苗高 10~15cm 时，结合除草，拔除一穴 2 株的弱苗及病苗，间苗定苗至适宜密度，每穴保留 1 株。

3. 中耕除草

当年移栽的羌活，1 个月后即可出苗，6 月中、下旬苗高 10cm 左右进行第 1 次除草，高寒阴湿地区草害严重，每年需除草 3~4 次。第 2 年 6 月初返青苗齐后及时松土、除草。

4. 浇水

灌溉水水质需要符合 GB 5084—2005《农田灌溉水质标准》的要求，这样才能保证羌活无公害生产品质。由于羌活不耐旱，遇干旱时需要及时浇水。羌活出苗时，需小水勤浇，以土壤长期保持湿润为准；苗高 16cm 时，需间隔半个月左右浇灌 2 次水，注意灌水不能太多，具体以土壤湿润为准，一般含水量控制在 30%~40%；冬季时，当气温降至 5℃时需要灌越冬水。第 2 年和第 3 年主要在羌活返青期和封垄前后浇灌 3 次，但也需考虑土壤实际情况。

防涝：羌活属根茎类，怕涝，雨季来临前应提前清理排水沟，及时排出雨水。

5. 追肥

追肥也同样应遵循无公害种植施肥原则，这样才能保证最后获得优质的羌活中药材，达到无公害种植的目标。可优先对套种作物材料进行再利用，将其作为绿肥的一个来源。羌活生长周期长，植株生长茂盛，需肥量较大，在每年第 1 次中耕除草的同时，在行间深开沟进行施腐熟有机肥如羊粪 15 000~30 000kg/hm²。

6. 越冬管理

10 月，羌活植株地上部分枯萎后，及时清除茎秆和田间杂草，做好越冬管理。

（六）病虫草害防治

病虫害综合防治应坚持贯彻"预防为主，综合防治"的原则。严格按照 NY/T 393—2013《绿色食品农药使用准则》和 GB 12475—2006《农药贮运、销售和使用的防毒规程》使用和保存农药。选用无病虫害侵染的优良种子种苗，选择适宜的产地，以农业防治为主、物理防治为辅，加强生物防治；根据病虫害发生的规律，依据无公害原则，科学合理运用化学防治技术，正确合理使用高效、低毒、低残留农药，最终达到有效控制病虫害的目的。

羌活在栽培过程中主要病害为根腐病和叶斑病，特别值得注意的是，8~9 月常为高温多雨的季节，为病菌的生长繁殖和传播提供了适宜条件，这段时间羌活最易受到根腐病的侵害。应注意土地轮作和种苗更新，加强田间管理，注意降低土壤湿度和温度，发病园区及时防治地下害虫危害；采用植物源杀菌剂可以防治叶斑病的侵染，且雨季及时排水，摘除病叶。

羌活还易遭受蚜虫、地老虎、蛴螬和蝼蛄等害虫的危害。针对不同的害虫，应该采用不同的措施。比如蚜虫，植物杀虫剂对蚜虫具有显著效果，可清园后喷洒 3 次 0.6% 苦参碱 1000 倍液，同时结合蚜虫趋黄性，安装黄板诱杀害虫。还可以采用生物防治手段，利用毛茛科植物乌头诱杀或采用白僵菌防治蛴螬；或翻耕土地时深翻，让其暴晒，可以有效减少该类害虫。地老虎则可在清晨或傍晚采用新鲜菜叶拌吡虫啉诱杀。羌活植株病害发生初期，应及时清除感染植株，防止周围植株被侵染；结合生物和物理防治，如合理密植提高群体通风性能、遮阴降温等；在病虫害严重的情况下，根据病害种类喷洒相应药剂加以控制（表 2-11），避免使用高毒化学品或农药，禁止使用无公害规范化标准中限制使用的药物。

表 2-11　羌活病虫害防治方法

病虫害	病虫害特征	综合农艺措施	化学防治
根腐病	病害初期，根部产生淡褐色、圆形病斑；较严重时，根茎病害部分腐烂；最终病斑会连成一片	合理轮作，加快种苗更新，加强田间管理，降低土壤湿度、温度	25% 的多菌灵、代森锌 500 倍液灌根，以根系土壤湿润为止
叶斑病	一般为壳针孢叶斑病，病害初期，羌活叶尖产生细小的灰色至褐色条斑；严重时，叶片上部变褐，最终植物死亡	雨季需要及时排水，发病初期及时摘除病叶	40% 多菌灵或 70% 甲基托布津可湿性粉剂 800~1000 倍液 15kg/亩喷雾防治
蚜虫	主要啃食羌活根部	注意清洁田园，铺挂银灰膜驱赶蚜虫	喷洒 3 次苦参碱（0.6%）1000 倍液
地老虎、蛴螬、蝼蛄	啃食羌活幼芽和根茎	注意清洁田园，通过深翻土地暴晒，减少害虫	使用阿维菌素（1.5% 水乳剂，8.1g/hm²）、吡虫啉（70% 可湿性粉剂，8g/hm²）等毒杀

（尹青岗等，2019 年）

（七）控制抽薹

羌活需要控制抽薹，增强植物营养生长，以保证羌活产量和品质。抽薹标志着植物进入生殖生长期。营养生长减弱，会出现肉质根木质化，甚至出现空心现象，严重降低羌活药材品质。为保证药材品质和产量，对于不需要留种的地块，要控制抽薹。在薹高 10cm 时，采取割薹措施，可有效抑制生殖生长，保持养分，并促进根部生长。打薹时应注意多留叶片，保证植株进行光合作用，促进植物营养生长，保证羌活产量和品质。

五、留种技术

（一）选种

采种田应选留水肥条件好、气候冷凉、海拔在 2000m 以上、生长整齐的 3 年生羌活种植田块，选择无病、健壮的植株作为种株，9 月中旬采种留种。留种田应在抽薹开花前加强水肥管理，增施磷钾肥，以促使种子成熟饱满。选择无病、健壮、有较大花蕾的植株留种，及时剪除多余花蕾，9 月中旬采收成熟饱满的籽粒作种。

（二）保种

采收要分层分批采收，忌混合采收。采收后及时晾干，置于通风干燥处，防虫、防鼠、防霉、防污染。纯净度须达 95% 以上。种子平铺席面上置于阳光下晾晒 1~2d，使种子含水量低于安全含水量（12%）。

（三）种子贮藏

种子贮藏前用 5% 辛硫磷颗粒剂按种子重量 2% 拌药处理，以预防羌活种子害虫的危害。各等级种子装袋入库，置于干燥、阴凉的种子库中可贮藏 3 年，需继续贮藏应取出后再拌药处理。

六、采收与加工

（一）采收

宽叶羌活移栽 2 年以上即可采挖。研究表明不同采收期对宽叶羌活的产量、浸出物和挥发油的含量有很大影响。栽培宽叶羌活在甘肃中部山区的采挖最佳时期为 10 月下旬至 11 月上旬。待地上部分枯萎、霜冻后，割去地上茎秆，在畦的一边开沟，起出根和根茎，及时抖净泥土，避免挖伤挖断，保持药材完整。

（二）加工

收获后及时洗净泥土等杂物，切去芦头和须根，去除病残根，分摊于专用场地晾晒，待水分干至六成后堆垛存放或搭架晾干存放。架高一般距地面高度 30cm 以上，架宽 1~1.5m，将羌活头向外平铺摆放，厚 50cm，堆垛上架盖篷布防雨防冻。

七、包装、贮藏与运输

（一）包装

药材干后，用麻袋、透气编织袋或纸箱包装。

（二）贮藏

存放于环境清洁、通风良好的库房中，不得与有毒有害物品混存，不得使用有损药材品质的保鲜剂和材料，严禁雨淋、暴晒，防止霉变、虫蛀、鼠咬及其他污染。

（三）运输

批量运输时采用具有洁净、通气好、防潮运载容器的运输车辆，严禁与有毒、有害、易串味物质混装。要保持药材干燥并以篷布包严防潮防雨。

参考文献

［1］张剑光,李莹,吕露阳,等.UPLC 法同时测定不同来源羌活茎和叶中 4 种化学成分含量[J].中药材,2020,43(2):381-386.

［2］黄林芳,李文涛,王珍,等.濒危高原植物羌活化学成分与生态因子的相关性[J].生态学报,2013,33(24):7667-7678.

［3］李春丽,周玉碧,周国英,等.不同采收期栽培宽叶羌活挥发性成分的研究[J].天然产物研究与开发,2012,24(7):910-915.

［4］唐国琳,高天元,吴情梅,等.不同产地羌活挥发油成分的 GC-MS 分析[J].北方园艺,2019(3):132-137.

［5］杨有霖.不同氮磷配比对三年生宽叶羌活药材产量及品质的影响[J].北方园艺,2011(19):163-166.

［6］杨莹,马逾英,蒋顺媛,等.不同遮阴处理对羌活叶绿素含量影响的研究[J].成都中医药大学学报,2013,36(1):61-62,103.

［7］谢放,张亚军,常黎明,等.甘肃省宽叶羌活品质对比及其与土壤因子的相关性[J].草业学报,2017,26(9):75-82.

［8］彭云霞,张东佳,魏莉霞,等.甘肃省宽叶羌活种苗质量分级标准研究[J].中兽医医药杂志,2021,40(5):14-17.

［9］张亚军.甘肃省栽培宽叶羌活质量评价及药材预处理方式的研究[D].兰州:兰州交通大学,2017.

［10］刘学周,杨薇靖,王兴政.甘肃省中药材羌活的栽培技术与研究进展[J].甘肃农业,2019(11):104-106.

［11］叶万存.甘肃天祝县羌活人工栽培管理与推广[J].农业工程技术,2017,37(2):66.

［12］余小春,高娜,董生健.甘肃渭源驯化羌活理化成分分析与含量测定[J].中兽医医药杂志,2018,37(3):8-11.

［13］车树理,杨文玺,武睿.甘肃中部山区宽叶羌活栽培技术研究[J].现代农业,2019(1):6-9.

［14］刘卫根,王亮生,周国英,等.宽叶羌活不同部位有效成分的分布特征[J].天然产物研究与开发,2012,24(11):1589-1595.

［15］谢放,李建宏,张阿强.宽叶羌活人工栽培技术[J].甘肃农业科技,2013(12):50-51.

［16］赵友谊,董生健,陈莹,等.宽叶羌活新品系"陇羌 LQ-02"选育研究[J].中药材,2021,44(5):1046-1051.

［17］周修腾,陈可纯,杨光,等.宽叶羌活与澜沧羌活果实特征及显微鉴别研究[J].中国中药杂志,2018,43(17):3466-3470.

［18］张阿强,李建宏,谢放.宽叶羌活栽培技术研究进展[J].甘肃农业科技,2013(11):54-56.

［19］王涛.宽叶羌活种苗繁育关键技术及分级标准的研究[D].兰州:甘肃农业大学,2013.

［20］张鸿杰.宽叶羌活种子后熟过程相关指标变化的初步研究[D].成都:四川农业大学,2017.

[21]尹红芳.农艺措施对宽叶羌活产量和品质的影响[D].兰州:甘肃农业大学,2008.

[22]彭任.羌活的化学成分及质量评价方法研究[D].南京:南京中医药大学,2021.

[23]杨成美,郭晋敏,姚天明.羌活的临床应用及药理活性研究进展[J].实用中医内科杂志,2022,36(4):25-28.

[24]涂永燕,肖小君,邹嘉慧,等.羌活离体再生体系的建立[J].内江师范学院学报,2021,36(12):61-66

[25]安方玉,颜春鲁,刘雪松,等.羌活培育繁殖技术的研究进展[J].甘肃医药,2017,36(7):541-542.

[26]高凌花.羌活生态特性及施肥对其产品质量影响的研究[D].兰州:甘肃农业大学,2007.

[27]杨娇.羌活属叶绿体基因组进化及物种界定研究[D].西安:西北大学,2018.

[28]尹青岗,熊超,王晓蓉,等.羌活无公害规范化栽培体系研究[J].中药材,2019,42(3):698-703.

[29]杨莹.羌活栽培部分关键技术及品质对比研究[D].成都:成都中医药大学,2013.

[30]何诗虹,王跃华,唐旭,等.羌活植物离体培养及植株再生研究[J].中药材,2017,40(7):1525-1528.

[31]张远芳.羌活质量评价体系的建立[D].太原:山西中医药大学,2019.

[32]杨旻.羌活种子生物学、离体培养及遗传多样性的初步研究[D].成都:四川农业大学,2013.

[33]贾芸.青藏高原及其邻近地区羌活属杂交物种形成历史研究[D].西安:西北大学,2021.

[34]杨萍,王红兰,张燕,等.土壤水分含量对羌活植株生长及有效成分积累的影响[J].中国中药杂志,2018,43(24):4824-4830.

[35]张改霞,金钺,贾静,等.药用植物羌活种子DNA条形码鉴定研究[J].中国中药杂志,2016,41(3):390-395.

[36]杨萍,王红兰,孙辉,等.野生抚育下羌活根状茎生长特性与品质相关性研究[J].中国中药杂志,2020,45(4):739-745.

[37]陈小莉.野生羌活驯化栽培技术研究[D].兰州:甘肃农业大学,2005.

[38]唐国琳,雷雨恬,夏静,等.野生与栽培宽叶羌活不同部位挥发油成分的GC-MS分析[J].中药材,2019,42(12):2838-2842.

[39]韩春丽.移栽密度与采收期对宽叶羌活产量及有效成分的影响研究[D].兰州:甘肃农业大学,2015.

[40]阎梦颖.珍稀濒危羌活属药用植物的谱系地理学研究[D].西安:西北大学,2016.

[41]黄爱珍.中药材栽培近缘野生种调查及驯化栽培研究[J].青海农林科技,2021(4):40-44.

[42]李爱花,蒋舜媛,郭娜,等.中药植物羌活种子休眠解除的代谢组分析[J].中国农业科技导报,2021,23(5):44-51.

[43]朱文涛,万凌云,蒋舜媛,等.种苗等级及种植密度对羌活产量和质量的影响研究[J].西南师范大学学报(自然科学版),2016,41(4):81-86.

第六节 麻 黄

一、概述

麻黄和麻黄根为中药常用之品,在中医临床上的应用已有超过 2000 年的历史。2020 年版《中华人民共和国药典》规定草麻黄 *Ephedra sinica* Stapf、中麻黄 *Ephedra intermedia* Schrenk ex C. A. Mey. 或木贼麻黄 *Ephedra equisetina* Bunge 的干燥草质茎作麻黄用,草麻黄或中麻黄的干燥根和根茎作麻黄根用。麻黄始载于《神农本草经》,列为中品,有宣肺平喘、利水消肿的功效,用于风寒感冒、胸闷喘咳、支气管哮喘等症,有着极高的药用价值。其在古代有多种别名:龙沙、狗骨、卑相等。全世界麻黄属植物分为 3 组约 40 种;我国有 2 组(膜果麻黄组、麻黄组)12 种及 4 个变种。

历代本草所记载麻黄的差异,只是产地范围增加,分布更广泛。与产地变迁与气候变化、人类活动有重大关系。在秦汉至魏晋时期,麻黄的产地以山西为主;南北朝时期产地开始增加到河南、山东、江苏、四川,但以河南、山东产出质量最佳;唐及五代时期记载产地与南北朝无太大差异,但以陕西产量最大;宋朝乃至明清时期产地再无变化,仍以河南产出质量最佳;民国时期,以山西产出为质量最佳,山东、河南及四川质量居中,东北所产质量较差。现代麻黄主要分布在河北、山西、陕西、内蒙古、甘肃、辽宁、四川等地,并且质量最佳产地也转至内蒙古、甘肃。见表 2-12。

表 2-12 历代本草麻黄产地记录表

书籍名称	年代	是否有产地记载	原文描述
《神农本草经》	东汉时期	是	"或生河东。"(今山西运城一带)
《名医别录》	梁	是	"生晋地及河东。"(今山西以及河北境内)
《本草经集注》	南朝时期	是	"生晋地及河东川谷。"
《新修本草》	唐	是	"今出青州(今山东境内)、彭城(今山东境内)、荥阳(今河南郑州)、中牟(今河南鹤壁西)者为胜,色青而多沫,蜀(今四川)中亦有不好。"
《嘉祐本草》	宋	是	"生太山川谷。"
《本草原始》	明	是	"始生晋地及河东,今汴京(河南开封)多有之,以荥阳中牟者为最胜。"
《毒药本草》	2004	是	"生产于河北、山西、陕西、内蒙古、甘肃、辽宁、四川等地。"

《中华人民共和国药典》2020 年版所收载中药麻黄及麻黄根的基源植物为草麻黄 *Ephedra sinica* Stapf、中麻黄 *Ephedra intermedia* Schrenk ex C. A. Mey. 及木贼麻黄 *Ephedra equisetina* Bunge,此 3 种麻黄都属于麻黄组。草麻黄产于辽宁、吉林、内蒙古、河北、山西、河南西北部、甘肃及陕西等省区,适应性强,习见于山坡、平原、干燥荒地、河床及草原等处,常组成大面积的单纯群落。蒙古也有分布。中麻黄为我国分布最广的麻黄之一,产于辽宁、河北、山东、内蒙古、山西、陕西、甘肃、青海及新疆等省区,以西北各省区最为常见,抗旱性强,生于海拔数百米至 2000 多米的干旱荒漠、沙滩地区及干旱的山坡或草地上。阿富汗、伊朗和俄罗斯也有分布。木贼麻黄产于河北、山西、内蒙古、陕西西部、甘肃及新疆等省区,生于干旱地区的山脊、山顶及岩壁等处。蒙古国、俄罗斯也有分布。

甘肃产麻黄属植物 7 种，作为药典规定中药麻黄基源的 3 种植物均有分布。中麻黄主要分布在兰州（安宁、永登、榆中兴隆山）、酒泉（阿克塞、肃北）、嘉峪关（镜铁山）、张掖（肃南）、金昌（永昌）、武威（古浪、民勤）、甘南（迭部、舟曲、临潭太子山）、白银（会宁、靖远）、定西（临洮、漳县、岷县）、天水（武山、秦州、甘谷）、平凉（崆峒、灵台）、庆阳（西峰、正宁、宁县、庆城、环县），生于海拔 1400~2700m 的荒坡、石滩及白龙江干热河谷。草麻黄产地兰州（安宁、榆中）、白银（景泰）、定西（临洮）、天水（麦积、秦州）、临夏（康乐）、平凉（灵台）、庆阳（宁县、合水）、酒泉（瓜州），生于海拔 1400~1700m 的山坡岩石缝、河床及草原等处，常形成大面积的单纯群落。木贼麻黄产地兰州（七里河、安宁、榆中、皋兰）、酒泉（瓜州、肃北）、张掖（山丹、肃南、祁连山）、金昌（永昌）、武威（民勤、古浪）、白银（靖远）、定西（岷县麻子川）、临夏（永靖）、甘南（临潭冶力关、卓尼、碌曲郎木寺、迭部、舟曲），生于海拔 1400~3000m 干旱山坡、石缝及荒漠。3 种麻黄所含麻黄碱的多少依次为木贼麻黄、中麻黄和草麻黄。见表 2-13。

表 2-13　3 种麻黄植物中麻黄碱的含量/%

来源	麻黄碱	伪麻黄碱	去甲基麻黄碱	去甲基伪麻黄碱	甲基麻黄碱	甲基伪麻黄碱	总碱含量
草麻黄	0.65	0.17	0.05	0.07	0.08	痕量	1.36 ± 0.624
中麻黄	0.27	0.70	0.11	0.33	痕量	痕量	1.53±0.746
木贼麻黄	1.26	0.53	0.05	0.32	0.04	痕量	2.70±0.642

（张梦婷等，2016 年）

麻黄中主要化学成分为生物碱、黄酮、挥发油、有机酸、氨基酸、多糖和鞣质等。主要的药理作用有止咳、平喘，发汗，利尿，镇痛，抗变态反应，抗炎，对血压的作用，抗病毒和抗肿瘤，抗氧化，抗凝血，免疫抑制，兴奋中枢神经系统，抗菌、抗病原微生物作用，降血糖，促进脂肪细胞脂肪合成，对平滑肌的作用。生物碱是麻黄最重要的化学成分之一，具有发汗、强心、升高血压等功能；麻黄碱和伪麻黄碱具有平喘、镇咳的作用；挥发油具有抗炎、抗病毒、解热、祛痰、发汗、平喘等作用；D-伪麻黄碱具有利尿的功效。麻黄也具有一定的毒性，人服用麻黄碱超过剂量的 5~10 倍时，就会引起中毒，并出现诸如头晕、耳鸣、心悸、血压升高、瞳孔散大、排尿困难等不良反应，严重会导致心肌梗死或死亡。在麻黄生物碱中，麻黄碱毒性远大于伪麻黄碱，会造成小鼠眼球突出、发绀及眼眶内出血等严重不良反应。麻黄或者麻黄制剂不适当使用可导致肝肾损害。

目前，在全国适宜产区已进行了麻黄的人工栽培，人工栽培主要分布在甘肃、四川、新疆、内蒙古等地。因属于国家管控药材，种植面积不大。

二、植株形态特征

草麻黄 *Ephedra sinica* Stapf：草本状灌木，高 20~40cm；木质茎短或成匍匐状，小枝直伸或微曲，表面细纵槽纹常不明显，节间长 2.5~5.5cm，多为 3~4cm，径约 2mm。叶 2 裂，鞘占全长 1/3~2/3，裂片锐三角形，先端急尖。雄球花多成复穗状，常具总梗，苞片通常 4 对，雄蕊 7~8，花丝合生，稀先端稍分离；雌球花单生，在幼枝上顶生，在老枝上腋生，常在成熟过程中基部有梗抽出，使雌球花呈侧枝顶生状，卵圆形或矩圆状卵圆形，苞片 4 对，下部 3 对合生部分占 1/4~1/3，最上一对合生部分达 1/2 以上；雌花 2，胚珠的珠被管长 1mm 或稍长，直立或先端微弯，管口隙裂窄长，占全长的 1/4~1/2，裂口边缘不整齐，常被少数毛茸。雌球花成熟时肉质红色，矩圆状卵圆形或近于圆球形，长约 8mm，径 6~7mm；种子通常 2 粒，包于苞片内，不露出或与苞片等长，黑红色或灰褐色，三角状卵圆形或宽卵圆形，长 5~6mm，径 2.5~3.5mm，表面具细皱纹，种脐明显，半圆形。花期 5~6月，种子 8~9 月成熟。见图 2-13。

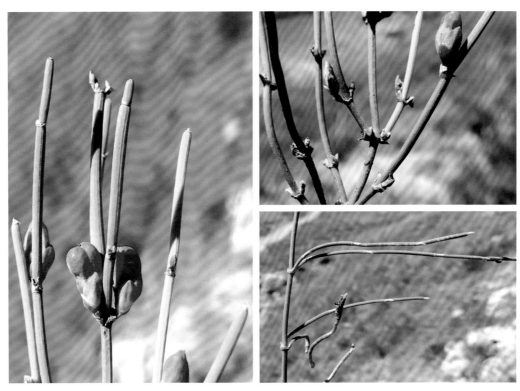

图 2-13　草麻黄

中麻黄 *Ephedra intermedia* Schrenk ex C. A. Mey.：灌木，高 20~100cm；茎直立或匍匐斜上，粗壮，基部分枝多；绿色小枝常被白粉而呈灰绿色，径 1~2mm，节间通常长 3~6cm，纵槽纹较细浅。叶 3 裂及 2 裂混见，下部约 2/3 合生成鞘状，上部裂片钝三角形或窄三角披针形。雄球花通常无梗，数个密集于节上成团状，稀 2~3 个对生或轮生于节上，具 5~7 对交叉对生或 5~7 轮（每轮 3 片）苞片，雄花有 5~8 枚雄蕊，花丝全部合生，花药无梗；雌球花 2~3 成簇，对生或轮生于节上，无梗或有短梗，苞片 3~5 轮（每轮 3 片）或 3~5 对交叉对生，通常仅基部合生，边缘常有明显膜质窄边，最上一轮苞片有 2~3 雌花；雌花的珠被管长达 3mm，常成螺旋状弯曲。雌球花成熟时肉质红色，椭圆形、卵圆形或矩圆状卵圆形，长 6~10mm，径 5~8mm；种子包于肉质红色的苞片内，不外露，3 粒或 2 粒，形状变异颇大，常呈卵圆形或长卵圆形，长 5~6mm，径约 3mm。花期 5~6 月，种子 7~8 月成熟。见图 2-14。

木贼麻黄 *Ephedra equisetina* Bunge：直立小灌木，高达 1m，木质茎粗长，直立，稀部分匍匐状，基部径达 1~1.5cm，中部茎枝一般径 3~4mm；小枝细，径约 1mm，节间短，长 1~3.5cm，多为1.5~2.5cm，纵槽纹细浅不明显，常被白粉而呈蓝绿色或灰绿色。叶 2 裂，长 1.5~2mm，褐色，大部合生，上部约 1/4 分离，裂片短三角形，先端钝。雄球花单生或 3~4 个集生于节上，无梗或开花时有短梗，卵圆形或窄卵圆形，长 3~4mm，宽 2~3mm，苞片 3~4 对，基部约 1/3 合生，假花被近圆形，雄蕊 6~8，花丝全部合生，微外露，花药 2 室，稀 3 室；雌球花常 2 个对生于节上，窄卵圆形或窄菱形，苞片 3 对，菱形或卵状菱形，最上一对苞片约 2/3 合生，雌花 1~2，珠被管长达 2mm，稍弯曲。

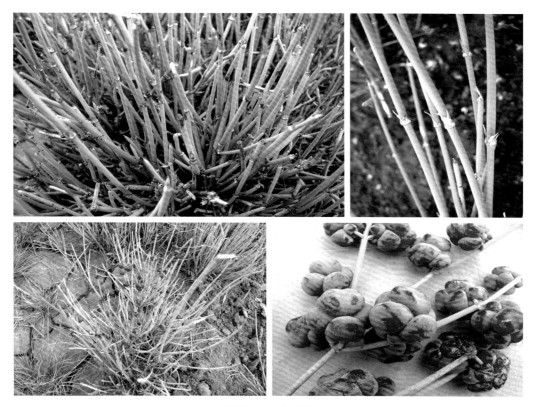

图 2-14　中麻黄

雌球花成熟时肉质红色，长卵圆形或卵圆形，长 8~10mm，径 4~5mm，具短梗；种子通常 1 粒，窄长卵圆形，长约 7mm，径 2.5~3mm，顶端窄缩成颈柱状，基部渐窄圆，具明显的点状种脐与种阜。花期6~7 月，种子 8~9 月成熟。见图 2-15。

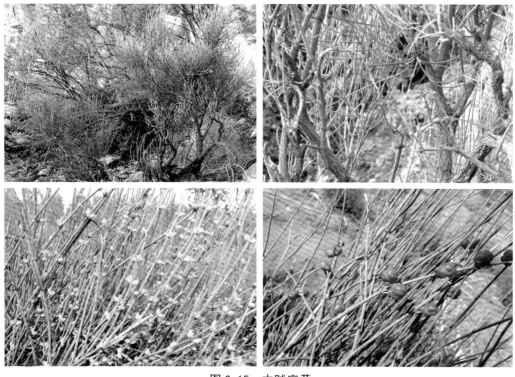

图 2-15　木贼麻黄

河西走廊三种麻黄都有分布，但面积较大的为中麻黄和草麻黄。河西荒漠区是我国天然中麻黄资源的主要分布区，主要分布于河西走廊东段，肃州以西，生境恶化，土层渐薄，沙砾表露，土壤含盐量增加，中麻黄生长稀疏，生长发育渐弱。中麻黄虽是强旱生植物，但在干旱区降水量较大和地下水位较高的地域内生长良好。河西走廊人工栽培的麻黄主要是中麻黄，因此本节只对中麻黄的栽培技术进行叙述。

三、生物学特性

（一）生长发育

中麻黄4月上旬进入生长期，5~7月进入速生期。5月中下旬开花，雌花比雄花晚开7d左右，6月结果，8月脱果，10月至次年4月进入休眠期。中麻黄为根蘖型植物，约80%的地下生物量分布于0~0.6m的土壤中，在沙丘地垂向根入土可深达10m，侧根70~80条，丛幅40cm×65cm~253cm×380cm，其庞大的根系不仅具有良好的抗旱、耐盐碱和瘠薄性能，而且具有抗风蚀、耐沙埋特性，因而具有较强的防风固沙、保持水土的作用。中麻黄苞片和种子均含种子萌发抑制物质，充分的水洗、赤霉素处理等能提高种子发芽率，加快种子发芽，同时适当深播可以提高种子发芽和出苗率。

河西地区天然中麻黄实生苗当年地上部分生长缓慢，地下根系生长显著；第2年3月中下旬萌发，高生长和分蘖生长显著提高，4~6月为高生长和分蘖生长的关键季节；第3年高生长减弱，达到生物学高度峰值，但分蘖枝数仍成倍增加。3龄天然中麻黄苗在10月底刈割采收后，翌年分蘖生长、高生长迅速；第2年高生长继续增加，但比第1年缓和，分蘖枝数成倍增加；第3年高生长幅度小，并达到其高度峰值，分蘖枝数仍连续增加，但趋于缓和。连续生长3年后，随着生殖生长逐渐旺盛，营养和生殖生长平衡分配，营养生长处于新老更替状态，根蘖繁殖加强，居群扩大。

（二）繁殖特性

1. 种子繁殖

采集粒大饱满的野生中麻黄种子，并测定种子生活力。播种前用6000倍"丰产素"浸泡12h或拌种。一般在雨季前进行播种，在4月下旬气温升到16℃以上，地温22℃以上时进行播种。中麻黄播种深度以0.5~1cm为宜。为保证出苗率，亩播种量为2kg。在荒山可穴播种植，行、穴距各30cm，每穴放种子5~10粒。对于大田直播，可播种后覆膜，提高出苗率，幼苗长出后，为防止烧苗现象，要及时破膜，释放幼苗。

利用种子繁殖也可育苗移栽。冬季在温棚育苗，春季在室外苗圃进行，待苗长至3~5节时，移栽于大田，这样成活率比较高。栽植密度以株行距30cm×50cm或50cm×70cm为宜。

由于野生中麻黄采集种子困难，种子结实率和产量低，秕粒、虫蛀多，发芽率低，种子价格昂贵，在种源上难以满足大面积播种需要，也可采用根茎等操作简单、低成本的繁殖方式。

2. 根蘖繁殖

中麻黄根茎萌发力强，因此，可用其根蘖繁殖。选出无病虫害、健壮的植株，将其根状茎截成8~10cm长的小段，按30cm×50cm或50cm×70cm的株行距栽植。

3. 枝条扦插

把健壮的中麻黄植株剪成小段，长10~15cm，用一定浓度ABT生根剂进行浸泡处理，待节间长芽，即可栽植，栽植时露出地表 2~3 节，保持苗床湿润，20d 左右即可抽出新梢，来年春季进行定植。

（三）对环境条件的要求

中麻黄为多年生小灌木，适应性强，喜光、耐干旱，光照时间越长、光强越大麻黄碱含量越高。人工种植主要选择中温带干旱气候区，适宜的生长条件为：年平均气温 1.0~12.7℃，年降水量 48~979mm，在沙质壤土、沙土、壤土等土壤中均可生长，忌盐碱，不宜在低洼地和排水不良、通透性较差的黏土中生长。产地区域生态因子值范围详见表 2-14。

表 2-14　麻黄野生分布区、道地产区、主产区气候因子阈值（GMP GIS-Ⅱ）

生态因子	草麻黄	中麻黄	木贼麻黄
年平均气温 /℃	1.0~12.7	1.9~11.3	1.0~10.2
平均气温日较差 /℃	10.7~14.2	9.1~15.3	11.1~14.8
等温性 /%	25~33	27~39	23~37
气温季节性变动（标准差）	9.7~14.3	7.46~12.028	7.2~14.1
最热月最高温度 /℃	21.9~31.0	18.3~32.1	19.3~32.6
最冷月最低温度 /℃	−26.3~−7.9	−20.7~−6.9	−23.6~−12.6
气温年较差 /℃	38.7~53.2	32.6~47.9	35.0~52.6
最湿季度平均温度 /℃	14.2~23.5	10.6~23.2	12.0~23.0
最干季度平均温度 /℃	−18.3~−0.9	−13.1~−0.2	−14.5~−3.9
最热季度平均温度 /℃	14.2~25.2	11.2~23.2	12.6~24.2
最冷季度平均温度 /℃	−18.3~−0.9	−13.1~−0.5	−16.1~−3.9
年降水量 /mm	186~527	48~576	79~979
最湿月降水量 /mm	43~154	12~113	79~606
降水量季节性变化（变异系数）/%	79~127	70~111	35~106
最湿季度降水量 /mm	119~354	29~307	48~315
最干季度降水量 /mm	4~16	1~13	0~49
最热季度降水量 /mm	115~354	29~304	48~304
最冷季度降水量 /mm	4~16	1~13	0~49
年均相对湿度 /%	41.1~58.6	39.7~59.2	45~54.2
年均光照 /（W/m²）	151.1~170.4	140.1~163.1	141.4~160.8
土壤类型	人为土、钙积土、黑钙土、铁铝土、栗钙土、低活性淋溶土、粗骨土、岩土、碱土	人为土、红沙土、钙积土、始成土、黑钙土、铁铝土、石膏土、栗钙土、薄层土、岩土	人为土、红沙土、钙积土、始成土、黑钙土、潜育土、灰色森林土、石膏土、栗钙土、薄层土、变性土

（韩宗贤等，2018 年）

四、栽培技术

（一）种质资源

目前人工栽培用中麻黄种质资源均来自野生种。

（二）选地整地

1. 选地

根据生物学特性和生产需要，种植中麻黄以温暖、阳光充足的地方为宜，同时耕层（0~30cm）土壤含盐量在1.2%以下，pH在8.2以下的盐碱地，沙壤或沙质等结构尽可能疏松的土壤。

2. 整地

深耕具有翻土、松土、混土、碎土的作用，深翻地可减少越冬害虫，土地整平可防积水，防止流水传染病害和诱发病害发生，因此合理深耕能达到增产的目的。深翻15~20cm、耙细、磨平。耕地同时每公顷深施充分腐熟农家肥45t作基肥，可另施磷酸二铵种肥150~225kg。做垄前灌足底水，待田间持水量达到80%左右做垄。选择平垄或底床开沟作业，垄面大小可根据灌水和作业方便确定。垄面宽120~130cm，垄埂宽50~60cm，长视具体情况及实际需要而定，一般以10m左右为宜。每平方米均匀撒施67kg充分腐熟的优质农家肥和20~30g磷酸二铵，并与地表10~15cm的土壤拌匀，拣净石块、根茬，搂平垄面待播。

同时为防治地下害虫，对土壤按苗床面积大小称取药量，先用少量细干土与药粉混匀，再加10~15kg细干土，充分混匀。配成的药土，均匀撒于垄面，耙匀。垄做好后，用70%甲基托布津可湿性粉末1000倍液均匀喷洒于垄面，用量1.5kg/hm²，防治幼苗立枯病和猝倒病。

（三）播种和移栽

1. 种子处理

种子可通过包衣、消毒、催芽等措施处理用于后续种植。种子消毒方法主要包括温汤浸种、药剂浸种、干热消毒、杀菌剂拌种、菌液浸种等。针对有育苗需要的中麻黄，应提高育苗水平，培育壮苗，通过营养土、营养基、营养钵或穴盘等方式进行育苗。

2. 播种

中麻黄种子在15~25℃（变温）时发芽率最高，温度太高或太低都不利于发芽，应根据不同地区的气候特点选择最佳播种时期，一般在4~5月播种较好，若秋播需在封冻之前。播种时，按行距40cm左右，开深3~4cm、宽8~10cm且沟底平的浅沟，一般每亩播种量10~15kg，播种前浇透底水，水渗后将种子均匀地撒入沟内，随后覆细沙0.5~1cm。中麻黄种子顶土能力很弱，覆土时必须均匀，出苗期要保持苗床湿润，浇水最好采用微喷，以确保适时出苗，实现全苗、齐苗、壮苗。

3. 移栽

中麻黄采用育苗移栽可节省种子，延长生长季节和利于确保全苗。育苗移栽一般在3~8月进行，最佳移栽时间为4月。秋季移栽应在雨季的7月底至8月下旬进行。移栽时要随栽随浇水，一般移栽的株行距为25~30cm，密度为6000~8000株/亩。

（四）田间管理

1. 中耕除草

清除田间杂草，可采用人工清除和化学除草剂清除。除草剂使用要注意用药的绝对安全，防止药害。不过目前防治麻黄田间杂草还没有理想的除草剂，因此要及时组织人工除草。应在杂草盘根前连续除草 3~5 次，以除净杂草，苗床中的麻黄幼苗很小，除草应做到早除、勤除，避免草荒，1 年生育苗田拔草时应小心仔细，避免伤苗，并且 1 年生的幼苗不宜使用除草剂。

2. 间苗、定苗与补苗

中麻黄种植后，应及时查苗和补苗，齐苗后，应视保苗难易分别采用 1 次或 2 次的方式进行间定苗。易保苗的地块，同穴 2 株，深度以埋入中麻黄根茎部 3cm 左右为宜，苗要直立，不曲根、不卧根、不露根。栽后踏实，行距 30~40cm。株距 10~15cm，定植 15 万~18 万株/hm²。结合间定苗，对严重缺苗部位进行移栽补苗，要带土移栽，栽前或栽后浇水，以确保成活。

3. 灌水与排水

中麻黄在出苗前及幼苗初期应保持土壤湿润，定苗后土壤水分含量不宜过高，适当干旱有利于蹲苗和促根深扎。成株以后，遇严重干旱或追肥时土壤水分不足，应适时适量灌水，每年 3~5 次即可。每年的早春要灌足解冻水，封冻前灌足封冻水。中麻黄采收田封冻水要灌在采收前，解冻水可推迟至再生年植株出苗萌发后灌溉。中麻黄怕涝，雨季应注意及时松土和排水防涝，以减轻病害发生，避免和防止烂根死亡，改善品质，提高产量。

4. 蹲苗与盖草

麻黄幼苗期进行适当的蹲苗和生长期间地面覆盖秸秆与杂草，对提高麻黄产量和麻黄苷含量有显著作用。蹲苗的方法是选晴天轻压中麻黄地上部，从而起到控上促下的作用。地面盖草，可以保墒防旱，防止板结，利于通气，调节土温，促根生长。盖草的技术要求是于麻黄追肥松土以后，行间地面覆盖约 1cm 厚的作物秸秆或碎草，以碎草最为理想。

5. 剪花枝

对于不采收种子的中麻黄田块，于中麻黄现蕾后开花前，选晴天上午，将所有花枝剪去，并分批进行，可减少中麻黄地上部养分消耗，促进养分向根部运输，提高产量，但对根部麻黄苷含量无明显影响。

6. 合理施肥

施肥应坚持以基肥为主、追肥为辅和有机肥为主、化肥为辅的原则。有机肥为主，辅以其他肥料使用；以多元复合肥为主，单元素肥料为辅的原则；大中微量元素配合使用平衡施肥原则；养分最大效率原则。有机肥和无机肥搭配使用，有机肥除了能补充麻黄生长所需要的微量元素、增加土壤有机质和改良土壤外，在持续增加麻黄产量，改善其品质方面更具有特殊作用。无公害麻黄种植过程中针对性施用微肥，提倡施用专用肥、生物肥和复合肥，重施基肥，少施、早施追肥。采收前不能施用各种肥料，防止化肥和微生物污染；底肥一般于秋季前作物收获后，每亩均匀撒施高温腐熟的农家肥 2000~4000kg，磷酸二铵等复合肥 10~15kg。

7. 病虫害防治

随着中药材生产管理质量规范（GAP）的实施，为保证中药材质量，必须按照 GAP 要求进行生产操作，对病、虫、草害采取"预防为主，综合防治"的原则，禁止使用剧毒、高毒、高残留或具有致癌、致畸、致突变的农药，加强栽培管理为基础，优先选用农业措施、生物防治和物理防治的方法，最大限度地减少化学农药的用量，以减少污染和残留。麻黄的主要病害为根腐病和根线虫病，地面害虫最普遍的是丽小灯蛾及蚜虫，其次为姬猎蝽、草地螟、蛴螬等。

（1）病虫害农业综合防治措施

首先整地时应深翻，不仅可促使病株残体在地下腐烂，同时也可把地下病菌、害虫翻到地表，结合晒垄进行土壤消毒。种植时合理配置株行距，优化群体结构，提高植株抗性，消除发病的局部小气候条件，为植物营造更加优越的生长环境，有效抵制了种植病害的发生。其次适宜地选用抗病品种，适时播种、避开病虫危害高峰期，从而减少病虫害。中麻黄生长期间要采取中耕、松土、除草去除病苗等措施，可以有效防止田间病、虫、草害，消灭病、虫寄主，有助于降低虫害的发生率。同时为了促进中麻黄健壮生长，最大限度减少病虫害的发生与蔓延，减少农药用量，还需要恰到好处地水、肥、光共同作用，进而达到优质、高产、高效的栽培目标。

（2）病虫害物理防治

根据病虫害对物理因素的反应规律，利用物理因子防治病虫害，不用药、不污染。例如通过覆膜方式利用太阳能提高土层温度，进而抑制病害。使用黑光灯、高压汞灯、双波灯、频震式杀虫灯等诱杀害虫；使用防虫网防虫等。另外，麻黄中药材有毒，也要设立防护栏，防止动物和人误食。

（3）病虫害生物防治

利用生物天敌、杀虫微生物、农用抗生素及其他生防制剂等方法对麻黄病虫害进行生物防治，可以减少化学农药的污染和残毒。

对于麻黄来说，植物体内含有麻黄碱，害虫较少，生物防治方法主要靠以虫治虫：利用瓢虫、食蚜蝇、草蛉等捕食性天敌防治害虫。最近发现麻黄抗病诱导剂、多抗霉素、农用链霉素及新植霉素等抗生素可以防治麻黄病害。

（4）病虫害化学防治

针对病虫种类科学合理应用化学防治技术，采用高效、低毒、低残留的农药，对症适时施药，降低用药次数，选择关键时期进行防治。化学药剂可单用、混用，并注意交替使用，以减少病虫抗药性的产生，同时注意施药的安全间隔期。虫害可采用吡虫啉、抗蚜威、阿维菌素、噻虫嗪等化学农药；枯萎病可采用多菌灵或甲基托布津可湿性粉剂进行防治等。

五、留种技术

（一）选种

按照种子繁殖规则选取4年生中麻黄植株作为种株挂牌标记，加强管理，防止大风等自然危害。7月上旬采籽留种。

（二）种子采收

成熟的苞片呈红色时，在地上铺上塑料袋或编织袋，用木棒敲打麻黄地上全株使种子落下，也可全部收割置于场地，去除总苞片，即得。

（三）种子包装贮藏

待种子阴干，其含水量15%以下后，用种子袋进行包装。贮藏在干燥、通风、避光、0~5℃的仓库中，贮藏时间不超过2年。

六、采收与加工

（一）采收

麻黄的采收期依据类型选择适宜的采收期。中麻黄在移栽生长3年后可首次采收，以后2年轮采1次。最佳采收时间在10月上旬，留茬高度为根茎以上1~2cm，即距离地面3cm左右为宜。采收时割取麻黄地上黄绿色分枝，晾干，堆放成垛，避免长时间在阳光下暴晒，以免药材变色，影响药材品质。

（二）药材质量标准

中麻黄主要有效成分麻黄苷的含量按高效液相色谱法《中华人民共和国药典》（2020年版一部：附录ⅥD）测定，盐酸麻黄碱（$C_{10}H_{15}NO \cdot HCl$）和盐酸伪麻黄碱（$C_{10}H_{15}NO \cdot HCl$）的总量不得少于0.80%。

七、包装、贮藏与运输

（一）包装

麻黄草一般按要求分为5kg、10kg、20kg等规格装入包装袋内，选用安全无毒的包装材料（袋、盒、箱、罐等），附包装记录、药材名称、批号、规格、重量、产地和日期等，标明药材的含水量、品质、农药残留量、重金属含量等检测等内容。

（二）贮藏

麻黄草应存放在通风干燥处，防蛀。保持清洁环境，防治与有毒、有害和油类等物质接触，不得与其他货物混装，确保药材的安全。储藏温度25℃以下，相对湿度60%以下。

（三）运输

运输应选清洁、干燥、无异味、无污染的工具，防雨、防潮、防暴晒、防污染，严禁与可能污染的货物混装运输。

参考文献

[1]李恒阳,丁笑颖,张丹,等.经典名方中麻黄的本草考证[J].中国实验方剂学杂志,2022,28（10）:102-110.

[2]吴明珠.甘肃省野生麻黄资源调查[D].兰州:兰州大学,2017.

[3]牛明月.基于文献的麻黄现代临床应用的回顾性研究[D].北京:北京中医药大学,2020.

[4]谢丽霞.麻黄道地性形成生境与遗传机制研究[D].银川:宁夏医科大学,2016.

[5]何习斌.麻黄种子育苗技术研究[D].咸阳:西北农林科技大学,2007.

[6]袁卉馥,李保峰.不同浸种处理对麻黄种子萌发和成苗的影响[J].种子,2016,35（12）:87-89,93.

[7]翟宏宇,王海洋,单柏宇,等.不同种类麻黄药材HPLC特征图谱的比较研究[J].时珍国医国药,2017,28（10）:2428-2430.

[8]张雯,段康飞,尚明英,等.采收和炮制对麻黄中五种生物碱含量的影响（英文）[J].Journal of Chinese Pharmaceutical Sciences,2019,28（5）:339-347.

[9]袁卉馥,宋雅菲,张亚飞,等.除草剂对麻黄田间杂草防除及麻黄的安全性[J].农药,2018,57（1）:64-66.

[10]高湘,许爱霞,宋平顺,等.甘肃不同采收期人工种植及野生麻黄中麻黄碱与伪麻黄碱含量分析[J].兰州大学学报（医学版）,2006（2）:43-45,49.

[11]崔治家,晋玲,朱田田,等.甘肃省麻黄属野生种质资源及保护利用[J].中兽医医药杂志,2014,33（4）:24-28.

[12]晋玲,张裴斯,张弦飞,等.甘肃药用麻黄资源调查[J].中兽医医药杂志,2013,32（2）:74-76.

[13]董志国.干旱荒漠区麻黄资源及其人工栽培技术[J].草食家畜,2015（3）:51-54.

［14］满多清，廖空太，杨自辉，等.荒漠区中麻黄营养生长特征研究［J］.草业学报，2006（4）：51-57.

［15］薛娟，王立红，刘龙江，等.基于GC-MS分析不同产地麻黄挥发性成分［J］.中药材，2020，43（2）：359-362.

［16］叶晓滨.麻黄常用药对化学成分与药理作用的研究进展［J］.中医研究，2021，34（3）：57-62.

［17］李佳莲，方磊，张永清，等.麻黄的化学成分和药理活性的研究进展［J］.中国现代中药，2012，14（7）：21-27.

［18］卓小玉，陈晶，田明，等.麻黄的化学成分与药理作用研究进展［J］.中医药信息，2021，38（2）：80-83.

［19］王秀丽，关星林.麻黄人工栽培技术［J］.内蒙古林业调查设计，2019，42（2）：19-21.

［20］韩宗贤，吴田泽，孟祥霄，等.麻黄无公害栽培技术体系和发展战略［J］.世界科学技术：中医药现代化，2018，20（7）：1179-1186.

［21］毛睿，刘亚男，李丽红，等.麻黄饮片等级质量标准研究［J］.天津中医药大学学报，2019，38（3）：274-278.

［22］张丽，贾志国，刘雪霞，等.外源物质对干旱胁迫下麻黄种子萌发及生理特性的影响［J］.中药材，2016，39（11）：2450-2455.

［23］张艳阳，冀瑞朴，李晗，等.外源物质对盐胁迫下麻黄幼苗根系生长的影响［J］.林业与生态科学，2020，35（3）：320-324.

［24］马晓辉，晋玲，朱田田，等.中麻黄不同生长期3种药效成分的变化规律［J］.中成药，2019，41（6）：1333-1338.

［25］马晓辉，卢有媛，黄得栋，等.中麻黄生态适宜性区划研究［J］.中国中药杂志，2017，42（11）：2068-2071.

［26］蔡艳芳.中药麻黄的现代研究进展［J］.黑龙江科技信息，2015（6）：69.

［27］黄玲，王艳宁，吴曙粤.中药麻黄药理作用研究进展［J］.中外医疗，2018，37（7）：195-198.

［28］孙兴姣，李红娇，刘婷，等.中药民族药麻黄的本草考证［J］.中国药业，2017，26（21）：1-3.

第七节　肉　苁　蓉

一、概述

肉苁蓉，又名大芸，为列当科 Orobanchaceae 肉苁蓉属 Cistanche 植物荒漠肉苁蓉 Cistanche deserticola Ma.（肉苁蓉多指本种）和管花肉苁蓉 Cistanche tubulosa Wight。肉苁蓉寄生于藜科梭梭属 Haloxylon 植物梭梭 Haloxylon ammodendron 和白梭梭 Haloxylon persicum 的根部；管花肉苁蓉寄生于柽柳科 Tamaricaeae 柽柳属 Tamarix 植物的根部。二者皆为多年生寄生性草本植物，以干燥肉质茎入药。在我国西北尚有盐生肉苁蓉 Cistanche salsa 作为肉苁蓉替代品入药。在河西地区，只有荒漠肉苁蓉和梭梭有天然分布和人工栽培，无白梭梭和管花肉苁蓉分布与种植，所以本文所指肉苁蓉仅指荒漠肉苁蓉，寄主仅指梭梭。

肉苁蓉喜生于轻度盐渍化的松软沙地上，一般生长在沙地或半固定沙丘、干涸老河床、湖盆低地等，生境条件恶劣。适宜生长区的气候干旱，降雨量少，蒸发量大，日照时数长，昼夜温差大。土壤以灰棕漠土、棕漠土为主。寄主梭梭生于海拔 225~1600m 的荒漠中，为强旱生植物，肉苁蓉多寄生在其 30~100cm 深的侧根上。肉苁蓉素有"沙漠人参"之美誉，具有极高的药用价值，是中国传统的名贵中药材，是历代补肾壮阳类处方中使用频度最高的补益药物之一，在历史上就被西域各国作为上贡朝廷的珍品。中国古今著名的医药典籍论著中对肉苁蓉的生长环境、外形特征、药食特性、经济价值、历史渊源等均有详细的记载。《神农本草经》记载："肉苁蓉，味甘，微温，主五劳七伤，养五脏，强阴，益精气。"《本草纲目》记载："此物补而不峻，故有从容之号，气味甘、微温、无毒，主治五劳七伤，补中，除茎中寒热痛，养五脏，强阴益精气，多子。"《中华人民共和国药典》中对肉苁蓉亦有详细记载："肉苁蓉补肾阳，益精血，润肠通便。用于肾阳不足，精血亏虚，阳痿不孕，筋骨无力，肠燥便秘。"

肉苁蓉含有多种类型的化学物质，国内外对肉苁蓉化学成分进行了系统研究，至今已分离鉴定了 69 个化合物，主要有烃类、生物碱、黄酮类、氨基酸、苯乙醇苷类、D-甘露醇、多糖及无机微量元素等。活性成分研究表明，肉苁蓉主要含苯乙醇苷类、木脂素及其苷类、多元醇、寡糖、多糖类等成分，苯乙醇苷类为其补肾阳、提高免疫功能、抗老年痴呆症的活性成分，其中松果菊苷和类叶升麻苷为主要有效成分，多元醇和寡糖类成分为其润肠通便的活性成分，多糖类为其提高免疫功能的主要活性成分。

肉苁蓉作为著名的补益中药，在以下几方面有较好的作用：①提高性功能；②调节神经内分泌；③提高机体免疫功能；④抗氧化；⑤促进物质代谢；⑥增强体力和抗疲劳；⑦保肝；⑧抗肿瘤；⑨抗辐射；⑩通便；⑪提高学习记忆能力；⑫抗动脉粥样硬化；⑬延长寿命和抗衰老；⑭促进创伤愈合；⑮保护缺血心肌。同时可开发成为运动员增强体力、抗疲劳和抗衰老的保健品。

二、植株形态特征

荒漠肉苁蓉 *Cistanche deserticola* Ma.：高大草本，高 40~160cm，大部分生地下。茎不分支或自基部分 2~4 支，下部直径可达 5~15cm，向上渐变细，直径 2~5cm。叶宽卵形或三角状卵形，长 0.5~1.5cm，宽 1~2cm，生于茎下部的较密，上部较稀疏并变狭，披针形或狭披针形，长 2~4cm，宽 0.5~1cm，两面无毛。花序穗状，长 15~50cm，直径 4~7cm；花序下半部或全部苞片较长，与花冠等长或稍长，卵状披针形、披针形或线状披针形，苞片、小苞片和花冠裂片外面及边缘疏被柔毛或无毛；小苞片 2 枚，卵状披针形或披针形，与花萼等长或稍长。花萼钟状，长 1~1.5cm，顶端 5 浅裂，裂片近圆形，长 2.5~4mm，宽 3~5mm。花冠筒状钟形，长 3~4cm，顶端裂片近半圆形，长 4~6mm，宽 0.6~1cm，边缘常稍外卷，颜色有变异，淡黄白色或淡紫色，干后常变棕褐色。雄蕊 4 枚，花丝着生于距筒基部 5~6mm 处，长 1.5~2.5cm，基部被皱曲长柔毛，花药长卵形，长 3.5~4.5mm，密被长柔毛，基部有骤尖头。子房椭圆形，长约 1cm，基部有蜜腺，花柱比雄蕊稍长，无毛，柱头近球形。朔果卵球形。长 1.5~2.7cm，直径 1.3~1.4cm，顶端常具宿存的花柱，2 瓣开裂。种子卵圆形或近卵形，长 0.6~1mm，外面网状，有光泽。花期 5~6 月，果期 6~8 月。见图 2-16。

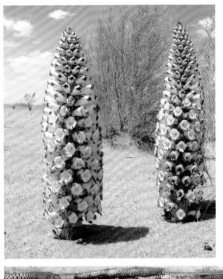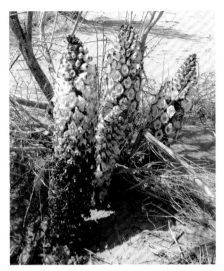

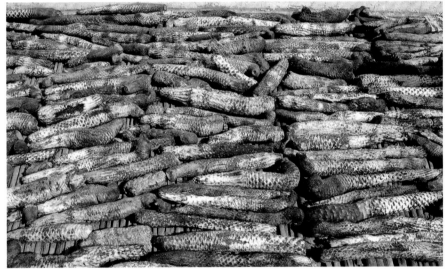

图 2-16　荒漠肉苁蓉

三、生物学特性

（一）生态学特性

肉苁蓉的寄主梭梭多生长在干旱、降水量少、蒸发量大、日照时数多、昼夜温差大的沙漠环境。适宜肉苁蓉和寄主植物生长的土壤为中细沙，呈中性或偏碱性，土壤水溶性盐分中钾、钠、钙和镁含量高，氮、磷和有机质含量低。

（二）种子萌发生物学

肉苁蓉具有完全发育的繁殖器官。蒴果椭圆形，自然状况下每果平均有种子数百粒，人工授粉后每果平均有种子数可达 1280 粒。肉苁蓉种子较小，千粒重仅为 0.096g，成熟的种子胚发育不完全，萌发前后始终处于球形胚阶段。种子成熟时，种皮细胞外侧向壁破裂，径向壁及内向切向壁具网状加厚；胚乳富含淀粉，靠近种皮的胚乳细胞的壁角质化，胚乳外面蒙有一层蜡质。种子的这种结构使其能忍耐荒漠地区的干燥、高温及异常显著的昼夜温差，从而常年保持活力。种子在自然环境下要经过两个冬季，其胚才能完成后熟过程。种子完成后熟过程当落在寄主根附近时，寄主新生的幼根根尖从肉苁蓉种子的珠孔端穿入种皮内，分泌化学物质，诱导胚细胞进入活跃状态，吸收胚乳提供的营养，在珠孔端形成吸器并与寄主根一起由珠孔伸出种皮外，当吸器长至 1~3mm 时，其前端伸入寄主的根中，利用寄主的营养生长，随后吸器逐渐萎缩并与种皮一起脱落，而从吸器脱落的一端分化产生芽原基，以后发育成为肉苁蓉植株，其茎膨大成肉质。

（三）肉质茎形成

肉苁蓉植株形成后，依靠寄主植物根部提供的营养，肉质茎迅速膨大，野生肉苁蓉肉质茎的长短、粗细取决于其沙埋深度和寄主植物的营养供给能力，一般肉苁蓉茎粗可达 10cm 以上，长 50cm 以上，最大的肉质茎长达 2m 以上，单株鲜重数十千克。人工栽培的肉苁蓉长短取决于接种深度。肉质茎在生长发育时期，其茎基部可形成瘤状膨大体，不断产生不定芽，形成众多的新肉质茎以取代枯死的肉质茎，在没有病虫害和人、畜危害的情况下，这种更新过程可持续多年直至寄主植物枯死为止。

（四）生殖生长特性

肉苁蓉一生的大部分时间是在地下靠寄主梭梭提供的营养进行营养生长，当肉质茎生长接近地表时，受温度、光照等外界条件的影响，肉质茎进入生殖生长阶段。每年 4~5 月，肉苁蓉陆续拱土钻出地面，拱土高峰为 4 月中旬，出土高峰在 4 月下旬，现蕾高峰为 5 月上旬，开花高峰在 5 月中旬。4 月下旬至 5 月上旬肉苁蓉花序生长迅速，每天最多可生长 2cm，5 月中旬花序高度不再增加，肉苁蓉进入结实期，结实后期由于肉质茎营养消耗殆尽，肉苁蓉花序高度反而降低。肉苁蓉的生殖生长所需营养主要来源于肉质茎，其花序高度、开花、结实数量与肉质茎的大小、粗细密切相关，一般在没有病虫害及外界因素破坏的情况下，肉质茎越粗、越长，其花序越高，开花结实数量越多。

（五）开花、传粉、结实特性

肉苁蓉花序呈锥形或塔形，单株花期 12~15d，位于阳面由下向上的第 4~5 朵花常最先开放，随后其上下左右的花陆续开放。肉苁蓉单朵花授粉后 4~5d，花瓣开始凋谢，子房膨大，进入结实期，肉苁蓉从开花到种子成熟约 1 个月。

四、栽培技术

（一）基地选择

选择地势平坦，无环境污染物，沙层或沙土层深厚，地下水位高，无杂草和遮阴物的非农耕地带建设基地，也可选择梭梭树稠密，有灌水条件的地段建立肉苁蓉生产基地。

（二）基地建设

1. 建立防护设施

在基地四周建造围栏，防止放牧或野生动物啃食肉苁蓉、梭梭植株。

2. 整地

对有灌溉条件，但地面起伏较大的沙地或滩涂沟坡，可用工程措施将地面推平，以便于寄主梭梭种植和管理。

3. 挖栽梭梭坑

初春 3~5 月，土壤解冻后，在基地以原有行线，在缺苗断垄处挖坑，用挖坑机或地钻挖直径 30cm、深 60cm 的坑穴。

4. 施肥

每坑内使用有机肥 3~5kg，复合肥 0.1~0.3kg。

5. 寄主梭梭定植

选取一年生健壮的梭梭苗，以每坑 3 株定植，定植后灌透水，有条件的地区可铺设滴灌系统，确保梭梭健壮生长；对新基地，以行距 4~6m 开 50cm 宽、20cm 深的定植沟，在沟内以株距 1~1.5m 挖坑，然后定植梭梭。

（三）寄主管护

梭梭定植后，立即灌透水，以后每半月浇水 1 次，适当施肥，清除田间杂草，防鼠、防兽对梭梭的啃食，防虫防病，及时补种死亡植株，促进植株健壮生长。

（四）荒漠肉苁蓉种子准备

1. 种子选择

选择来源可靠、品质优良、抗病性强的荒漠肉苁蓉基地母株，经优抚收获的健壮种子作播种材料。

2. 种子质量

要求籽粒颜色褐色或黑色有光泽、饱满、成熟度好，种子腥味浓烈，生活力≥80%，饱满度≥60%，净度≥90%，千粒重≥60mg，含水量≤7%。

3. 种子处理

由于肉苁蓉种子轻、小、圆、滑，播种困难，为提高播种效率，建议播种前将种子制作成种子颗粒、种子毯或种子与沙均匀掺和。

（五）接种

1. 利用现有寄主梭梭接种肉苁蓉

选地整地：通过人为间伐措施对天然林或灌木丛的寄主密度进行调整，株行距为 2m，辟出接种沟的空间。同时清除病株、衰老、机械损伤植株，以减轻田间抚育管理工作量与病虫害隐患。

开挖接种沟：接种沟应选在寄主土壤湿度较大的阴面，即寄主灌木丛的北侧和东南侧，以利冬雪积累和天然降雨的收集，补充土壤水分。接种沟大小根据寄主灌丛大小和密度设定。一般沟长 1~1.5m，沟宽 0.3~0.5m，沟深 0.4~0.5m。接种沟与寄主距离 0.4~0.6m，不宜太远和太近。

施肥接种：在开挖的接种沟内施入腐熟有机肥和磷二铵混合肥，肥料内掺混含腐殖酸的水溶肥料，有机肥按每米的接种沟内施腐熟有机肥 3~5kg，磷二铵每米的接种沟内施 0.1~0.2kg，然后进行接种。若用种子颗粒播种，每米 30~50 粒；若用种子沙播种，每米接种沟内种子数量控制在 300~500 个。接种后立即覆土填埋接种沟，埋土至沟口时留下 5~8cm 深度，以便形成积水空间，增加土壤湿度。埋土后在接种沟内灌足水，在上面盖上土。

2. 人工种植梭梭接种肉苁蓉

接种时间：肉苁蓉适宜接种时间是在寄主栽植的第 2 年 3~5 月或 9~11 月进行。

寄主选择：以生长旺盛的梭梭为最佳，要求基部大于 2cm，株高大于 80cm。

开挖接种沟：接种沟应选在沿行向两侧开沟，以便后期养护管理。接种沟一般长 1~1.5m，沟宽 0.2~0.4m，沟深 0.4~0.5m。接种沟与寄主距离 0.4~0.6m，沿着行向开挖。

施肥接种：在开挖的接种沟内施入腐熟有机肥和磷二铵混合肥，有机肥按每亩接种沟内施腐熟有机肥 1000kg，磷二铵每亩接种沟内施 10kg，然后进行接种。如果使用肉苁蓉接种纸，使用接种纸的数量可根据接种沟的长度计算。接种纸一般宽 10cm、长 30cm，每米接种沟可接种 3.3 张；若用种子颗粒播种，颗粒间距 5cm；若用种子沙播种，每米接种沟内种子数量控制在 25~35 个。接种后立即覆土填埋接种沟，埋土至沟口时留下 5~8cm 深度，以便形成积水空间，增加土壤湿度。埋土后在接种沟内灌足水，在上面盖上土。若用滴灌，将滴灌移至接种沟内，达到提高接种率的目的。

（六）田间管理

1. 灌水

接种半月后，根据接种沟土壤墒情，灌水 1 次，促进梭梭根系向接种沟方向生长，以后每 2 个月补水 1 次，确保接种沟土壤田间持水量保持在 40%~80%。

2. 除草

在梭梭和肉苁蓉整个生长期间，及时清除田间杂草。

3. 寄主优抚

在寄主生长期间，用 0.01% 的硫酸亚铁兑 0.04% 磷酸二氢钾根外喷施，促进梭梭健壮生长，结合滴水，施入速溶肥，确保梭梭生长健壮，为肉苁蓉提供充足的营养。

4. 防虫、防病、防鼠、防兽

在梭梭、肉苁蓉生长期间，防鼠、防兽对梭梭和肉苁蓉的啃食；防虫、防病，及时补种死亡梭梭植株，促进植株健壮生长。

5. 肉苁蓉种子生产

接种后第 2 年或第 3 年，肉苁蓉出土开花，及时灌水，保证开花授粉，花序干枯倒伏后，收集到室内阴干取籽。

五、种子生产

（一）选留母株

在头年采挖或上季采挖时，注意选择梭梭生长旺盛、生长粗壮的多年生肉苁蓉留作母株，用于采收种子。

（二）适当间留种苗

每年 4~5 月，选留的种苗陆续出头，5~6 月进入开花期，6~7 月种子成熟。为了提高结实率，需在花期进行人工辅助授粉。如每穴出头肉苁蓉过多，可选留 1~2 株作采种苗，其余肉苁蓉可以在穗下 10~20cm 处去头，以保证种苗的养分供应。

（三）种子采收

肉苁蓉种子在 6 月中旬至 7 月初成熟，要注意观察，待 80% 以上的种子变褐变硬时开始采收。用特制布袋或高密度编织袋罩在果穗上，从根部绑紧，然后挖坑，从果穗下 15~20cm 处割断（用非金属工具），取下平放。果穗带回后，放于避风、光照充足的地方自然后熟，晒干后在室内脱粒。然后将含有杂质的种子放在白纸上轻轻簸动，净种就会首先落下；将籽粒饱满的种子装入容器，放在阴凉、通风处贮存，低温条件下贮存更好。

六、肉苁蓉采收加工

(一) 采收

肉苁蓉采收时间一般在3月至4月上旬肉苁蓉开花前。采挖刚出土的肉苁蓉作药材质量最佳。采挖肉苁蓉时注意不要破坏寄主根，要在肉苁蓉的茎下部切断，重新接种。

(二) 加工

肉苁蓉采收后，清洗干净，切片在干净地方晾晒，待肉苁蓉由黄白色变成肉质棕褐色即可。在有冷冻干燥设施的厂房，最好采用冷冻干燥，最大限度减少有效成分的损失，保持肉苁蓉高品位。也可采取50~70℃的烘干箱或烘干塔烘干。

七、包装、贮藏与运输

(一) 包装

选用安全无毒的包装材料（袋、盒、箱、罐等），附包装记录、药材名称、批号、规格、重量、产地和日期等，标明药材的含水量、品质、农药残留量、重金属含量等检测内容。

(二) 贮藏

应存放在通风干燥处，防蛀。保持清洁环境。储藏温度25℃以下，相对湿度60%以下。

(三) 运输

运输应选清洁、干燥、无异味、无污染的工具，防雨、防潮、防暴晒、防污染，严禁与可能污染的货物混装运输。

参考文献

[1] 马毓泉.内蒙古肉苁蓉属植物的初步分析[J].内蒙古大学学报(自然科学版),1960(1):61-66.

[2] 中华人民共和国濒危物种进出口管理办公室,中华人民共和国濒危物种科学委员会.濒危野生动植物种国际贸易公约(CITES)[Z].附录Ⅱ,2003:41.

[3] 国家药典委员会.中华人民共和国药典[M].北京:化学工业出版社,2015.

[4] 傅立国.中国植物红皮书:第一册[M].北京:科学出版社,1992:502.

[5] 屠鹏飞,姜勇,郭玉海,等.肉苁蓉研究及其产业发展[J].中国药学杂志,2011,46(12):882-887.

[6] 黄林芳,郑司浩,武拉斌,等.基于化学成分及分子特征中药材肉苁蓉生态型研究[J].中国科学:生命科学,2014,44(3):318-328.

[7] 刘晓明,姜勇,孙永强,等.肉苁蓉化学成分研究[J].中国药学杂志,2011,46(14):1053-1058.

[8] 曹瑞,马虹,王迎春.名贵药材肉苁蓉原植物形态的多样性研究[J].中国中药杂志,2004,29(1):35.

[9] 屠鹏飞,郭玉海,陈庆亮,等.荒漠肉苁蓉及其寄主梭梭栽培技术[M].北京:科学出版社,2015.

[10] 牛东玲,宋玉霞,郭生虎,等.肉苁蓉种子休眠与萌发特性的初步研究[J].种子,2006,25(2):17-24.

[11] 屠鹏飞,姜勇,郭玉海,等.肉苁蓉研究及其产业发展[J].中国药学杂志,2011,(12):882-887.

[12] 刘铭庭.柽柳属植物综合研究及大面积推广应用[M].兰州:兰州大学出版社,1995.

[13] 赵洁,晋小军,张琴玲.肉苁蓉人工栽培技术[J].甘肃农业科技,2012,(10):47-49.

[14] 宋加录,张玉芹.肉苁蓉的栽培与采收[J].中国野生植物资源,1994,21(2):59-60.

[15]陈庆亮,王华磊,王志芬,等.低温层积与外源 GA3 对肉苁蓉种子萌发及其内源 GA 和 ABA 含量的影响[J],植物生理学通讯,2009,45(3):270-272.

[16]孙得祥.民勤沙区梭梭人工接种肉苁蓉栽培技术[J].甘肃林业科技,2010,35:60-62.

[17]郭玉海,崔旭盛,魏民.一种肉苁蓉种子丸粒化的制作方法:中国,ZL201210409286.X.2013-03-27.

[18]郑雷,崔旭盛,吴艳,等.打顶对肉苁蓉种子产量和质量的影响研究[J],种子,2013,32(1):9-11.

[19]乔学义,王华磊,郭玉海.肉苁蓉种子发芽条件研究[J].中国中药杂志,2007,32(18):1848-1850.

[20]庞金虎,盛晋华,张雄杰.生长年限和采收季节对肉苁蓉中有效成分的影响[J].中国民族医药杂志,2003,(1):33-34.

第八节　锁　　阳

一、概述

锁阳 *Cynomorium songaricum* Rupr.为锁阳科 Cynomoriaceae 锁阳属 *Cynomorium* 多年生肉质半寄生草本,俗称"不老药",又名铁棒槌、锈铁棒、地毛球、乌兰高腰(蒙语),多寄生于蒺藜科 Zygophyllaceae 白刺属 *Nityaria* L.植物根部,少寄生于霸王属 *Sarcozygium* Bge.、骆驼蓬属 *Peganum* L. 植物根部。主要产于新疆(准噶尔盆地、吐鲁番盆地、塔里木盆地、阿尔泰山地、天山山地等)、青海(柴达木盆地)、甘肃(河西走廊)、宁夏、内蒙古(锡林郭勒西北部、乌兰察布北部、巴彦淖尔、鄂尔多斯西北部、阿拉善等)、陕西(榆林等地)等省区。在中亚、伊朗、蒙古国也有分布。锁阳多生于干旱沙漠地带及荒漠区的湖盆边缘和洪积、冲积扇缘地带的盐渍化沙地。

锁阳被列为名贵中药材的上品,素有"沙漠人参"之称。现代研究表明,锁阳在抗肿瘤、调节人体免疫、延缓衰老和防治心血管疾病等方面有重要作用。除药用价值外,锁阳还可提炼拷胶,用于酿酒和饲料等,因此它具有重要的经济和药用价值。近年来由于掠夺式采挖,使药源不断减少,锁阳野生资源已处于濒临枯竭状态。

2021年9月8日,国家林业和草原局、农业农村部联合发布了《国家重点保护野生植物名录》,将锁阳列为国家二类重点保护野生植物。为拯救和保护锁阳资源,结合生态恢复和盐碱地改造,在西北干旱地区进行人工种植锁阳刻不容缓。

二、植株形态特征

锁阳为多年生肉质寄生草本,无叶绿素,全株红棕色,高 15~100cm,大部分埋于沙中。锁阳寄生点附近着生有大小不等的锁阳芽体,初近球形,后变椭圆形或长柱形,径 6~15mm,具多数须根与脱落的鳞片叶。茎圆柱状,直立,棕褐色,径 3~6cm,埋于沙中的茎具有细小须根,尤在基部较多,茎基部略增粗或膨大。茎上着生螺旋状排列脱落性鳞片叶,中部或基部较密集,向上渐疏;鳞片叶卵状三角形,长 0.5~1.2cm,宽 0.5~1.5cm,先端尖。肉穗花序生于茎顶,伸出地面,棒状,长 5~16cm,径 2~6cm;其上着生非常密集的小花,雄花、雌花和两性相伴杂生,有香气,花序中散生鳞片状叶。雄花:花长 3~6mm;花被片通常 4,离生或稍合生,倒披针形或匙形,长 2.5~3.5mm,宽 0.8~1.2mm,下部白色,上部紫红色;蜜腺近倒圆形,亮鲜黄色,长 2~3mm,顶端有 4~5 钝齿,半抱花丝；雄蕊 1，花丝粗，深红色，当花盛开时超出花冠，长达 6mm；花药丁字形着生，深紫红色，矩圆状倒卵形，长约 1.5mm；雌蕊退化。雌花：花长约 3mm；花被片 5~6，条状披针形，长 1~2mm，宽 0.2mm；花柱棒状，长约 2mm，上部紫红色；柱头平截；子房半下位，内含 1 顶生悬垂胚珠；雄花退化。两性花少见；花长 4~5mm；花被片披针形，长 0.8~2.2mm，宽约 0.3mm；雄蕊 1，着生于雌蕊和花被之间下位子房的上方；花丝极短，花药同雄花；雌蕊也同雌花。果为蒴果，果皮白色，顶端有宿存浅黄色花柱。种子多数，1 株产 2 万~3 万粒，近球形或椭圆形，深红色，种皮坚硬。花期 5~7 月，果期 6~7 月。见图 2-17。

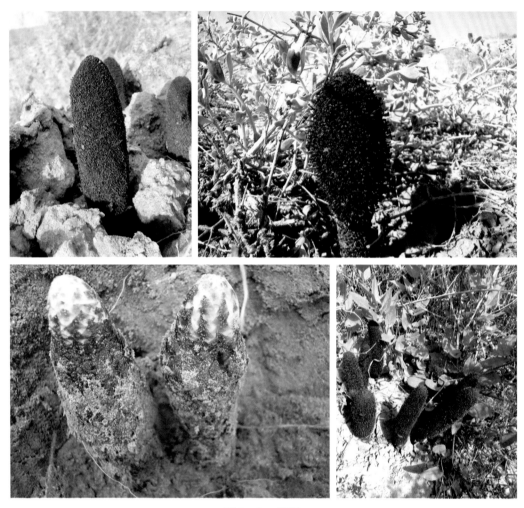

图 2-17　锁阳

三、锁阳种子质量评价及锁阳种子质量分级标准

锁阳种子长 1.03~1.63mm、宽 0.69~1.23mm，种仁长 0.61~1.05mm、宽 0.50~0.90mm。生活力是锁阳种子质量分级的主要指标，净度、千粒重和水分是种子质量分级的参考指标。一级种子生活力不低于 98%，净度不低于 93%，千粒重不低于 0.8g，含水量不高于 8%；二级种子生活力 95%~98%，净度 86%~93%，千粒重 0.7~0.8g，含水量不高于 8%；三级种子生活力 90%~95%，净度 80%~86%，千粒重 0.5~0.7g，含水量不高于 8%；达不到三级种子标准的为不合格种子。

四、锁阳栽培技术规程

（一）基地选择

选择寄主白刺适宜生存的沙荒地或非农耕地上，要求地下水位低，地势平缓，宽敞，沙土层深厚，结构良好，0~150cm沙土层无大石块或坷垃，光照充足，通风条件适度，排水良好，无严重病虫害感染，持水性强，杂草少的荒漠地段。

（二）基地建设

1. 建立防护设施

在基地四周建造防护林或围栏，防止放牧或野生动物啃食白刺和锁阳。

2. 整地

对有灌溉条件，但地面起伏较大的沙地或滩涂沟坡，可用工程措施将地面耙平，以便于寄主白刺的种植和管理。

3. 灌溉设施或塘坝建造

在有机井灌溉的地区，在基地铺设地下输水管道，以便滴灌管道架设；在渠道灌溉地段，选择地势高处修建防渗塘坝蓄水，保障白刺及锁阳生长过程中水的供给。

（三）寄主白刺育苗移栽

1. 选地育苗

在栽培基地附近，选择土层深厚、土壤肥沃、交通便利、四周无遮阴物、排灌方便的农田地作育苗基地，将采集的白刺种子层积处理后播种，经精细管理，防止病虫害，使其幼苗生长健壮。也可以在第1年6~7月采集健壮白刺的新梢，剪成15cm长的插穗，扦插于全光照育苗盘，培育健壮的扦插无性苗作寄主。

2. 开沟挖穴定植

白刺定植可选择春季定植或秋季定植，对冬季漫长、春季气温低、劳动力紧缺的地域，采取秋季开沟挖穴定植。10月底到11月中下旬土壤封冻前，在基地按照行距3m开沟，沟深30cm，沟宽40cm，用挖坑机在沟内以株距1m开挖直径35~40cm、深度60cm的定植坑，在坑底施入腐熟有机肥和复合肥，将一年生的健壮白刺实生苗或扦插苗定植，迅速灌透水，然后再覆土踩实，使幼苗根系与土壤紧密接触。对于秋季劳动力紧张，春季气温回升快的地区，基地早春及早春灌，3月中下旬地表解冻时挖穴定植，方法类同秋季定植。

（四）锁阳种子收集处理

1. 锁阳种子收集

6~7月，在野生锁阳分布区，标记生长健壮、植株高大的锁阳植株，在其四周和寄主上喷洒或投放杀虫毒饵，使其健壮生长。进入7月，收集充分干燥成熟的锁阳果穗，在室内搓揉，经风吹精选，获取锁阳净种子，在4℃下冷藏备用。

2. 种子处理

取干燥的锁阳净种子，与含水量15%的湿沙混匀，置于0~3℃条件下冷藏50d，用0.1mm的尼龙纱布在水中搓揉种子和沙混合物，剔除种皮附属物，洗出锁阳种子，干燥后备用。

（五）寄主接种

1. 定植寄主接种

定植寄主后的第 2 年 3 月底至 5 月初或 9 月底至 10 月初，对定植成活的白刺接种处理后的锁阳种子。沿行线在距植株 40~60cm 处挖定植沟，使沟宽 30cm、深 50~70cm，每 10m 施入腐熟有机肥 10kg，覆土 10cm，将种子掺沙撒播，播种量为 0.1g/m，然后回填适量细土，回填表土踩实后及时灌溉。

2. 直接在野生寄主上接种

在野生寄主外根系密集区，挖长 1m、宽 30cm、深 50~70cm 的坑，施入腐熟有机肥 1kg，覆土 10cm，将种子掺沙撒播，播种量为 0.1g/坑，然后回填适量细土至坑沿 10cm 左右，不可填满，利于贮存灌水、雪水或雨水。回填表土踩实后及时灌溉。

（六）基地田间管理

1. 水肥管理：白刺造林初期，可适量进行灌水，但不宜多，能保证寄主的成活及生长即可。以后每年根据降雨量的多少，在接种沟内适量灌水 2~3 次。施肥以农家肥为主，禁施化肥，以保证锁阳品质。

2. 寄主保护：沙漠地带风大，寄主根经常被风吹后裸露，要注意培土或用树枝围在寄主根附近防风，寄主根部土壤要保持湿润，以保证寄主健壮生长。

3. 杂草防治：在荒漠地域，随灌溉和立地条件的改善，荒漠植物和农田杂草会侵入白刺基地，应及时人工拔除其他植物和杂草，防止草荒。

4. 病虫鼠害防治：对白刺白粉病，可用抗菌类生物制剂 300 倍液或 25% 粉锈宁 4000 倍液喷雾防治；对白刺根腐病，发生期可用 50% 多菌灵 1000 倍液灌根；对发生在锁阳出土后开花成熟期的锁阳种蝇，在为害发生期，用 90% 敌百虫 800 倍液或 40% 乐果乳油地上部喷雾或浇灌根部；对啃食寄主枝条或根部的大沙鼠，可用毒饵诱杀或捕杀，以防寄主死亡。

5. 严禁放牧或盗挖：在接种 1 年后的春季或秋季，锁阳会陆续出土，在此期间，严禁放牧或盗挖，以防牲畜啃食白刺或锁阳，以防盗挖将锁阳寄生根破坏，影响产量和品质。

6. 培土起垄：在接种后 1~2 年的春秋季节，对提前有破土迹象的锁阳植株，及时培土压沙，防止抽薹而影响品质。

五、采收加工

（一）采收

4~5 月当锁阳 80% 露出地面，可及时进行采挖，采挖时尽量保证单株锁阳的完整。为减少对寄主植物的破坏，在采挖时应选择锁阳与寄主相连的外围挖坑，挖至锁阳的底部，在不挖断白刺根、不断开锁阳与寄主的连接点的前提下，从连接点向上留 5~8cm 截取上部，然后回填土，填土时要防止碰断寄生根和连接点，回填土平整后稍加踩实。正确的采挖方法，可以使锁阳接种 1 次，第 2 年开始进入丰产期，稳产期可达 3~5 年。

（二）加工

将采挖到的锁阳用大水冲洗干净，切片后置入 105℃ 的烘箱内杀青 30min，然后将锁阳片放在清扫干净的水泥地面上或凉席上晾晒，每天翻动 2~3 次，防止霉变，晒至完全干即可包装出售。

参考文献

[1] 马毓泉.内蒙古植物志:第三卷[M].3版.呼和浩特:内蒙古人民出版社,2020.

[2] 陈叶,罗光宏,王进,等.锁阳的一个新寄主植物[J].中草药,2010,42(5):1007.

[3] 王进,罗光宏,陈叶,等.锁阳寄主植物的一个国内新纪录——多裂骆驼蓬[J].中国中药杂志,2011,36(12):3244-3246.

[4] 黄林芳,谢彩香,陈士林,等.沙生药用植物锁阳产地适宜性的定量评价[J].植物学报,2010,45(2):205-211.

[5] 国家药典委员会.中华人民共和国药典:2020年版[M].北京:化学工业出版社,2020.

[6] 陶晶,屠鹏飞,徐文豪,等.锁阳茎的化学成分及其药理活性研究[J].中国中药杂志,1999,24(5):292.

[7] 张思巨,张淑运.中药锁阳的化学成分研究[J].中国药学杂志,1991,26(11):649.

[8] 王一峰,王春霞,杨文玺,等.锁阳资源的综合开发利用研究[J].中兽医医药杂志,2006,3:65-68.

[9] 苏格尔,包玉英.锁阳 *Cynomorium songaricum* Rupr.的寄生生物学特性及其人工繁殖[J].内蒙古大学学报(自然科学版),1999,30(2):214-218.

[10] 李天然,苏格尔,刘基焕,等.寄生药用有花植物锁阳在寄主体内的繁殖[J].内蒙古大学学报(自然科学版),1994,25(6):673-679.

[11] 陈贵林,安天悦,靳尚武,等.锁阳种子特性及活力的研究[J].种子,2011,30(1):21-23.

第九节　白　　芷

一、概述

药材白芷为伞形科植物白芷 *Angelica dahurica* (Fisch. ex Hoffm.) Benth. et Hook. f.或杭白芷 *Angelica dahurica* (Fisch. ex Hoffm.) Benth. et Hook. f. 'Hangbaizhi' 的干燥根。夏、秋间叶黄时采挖,除去须根和泥沙,晒干或低温干燥。味辛,性温。归胃、大肠、肺经。具有解表散寒,祛风止痛,宣通鼻窍,燥湿止带,消肿排脓等功效。用于感冒头痛、眉棱骨痛、鼻塞流涕、牙痛、带下、疮疡肿痛。始载于《神农本草经》,被列为中品,在我国有着悠久的药食两用的历史,因初生根杆为芷,色白,故名白芷。在食品、保健品、香料、护肤美容等方面有广泛的用途,特别是其干燥根部作为调味料可增香添味、脱臭除异、增进食欲。药用的白芷主要有川白芷、杭白芷、禹白芷、祁白芷等4个药材品种,此外还有亳白芷、山东白芷、甘肃白芷等,其种质均源于主产地。

历代白芷入药主流基原有野生白芷 *Angelica dahurica* (Fisch. ex Hoffm.) Benth. et Hook. f.、台湾白芷 *Angelica dahurica* (Fisch. ex Hoffm.) Benth. et Hook. f. var. *formosana* (Boiss.) Shan et Yuan 及白芷栽培品种杭白芷 *Angelica daherica* 'Hangbaizhi'。宋代以前山西、吴地(江浙皖赣交界一带)为白芷道地产区,宋代以后吴地白芷从野生转为栽培品,并于明代形成人工栽培主产区,其发展起来的栽培变种杭白芷 *Angelica dahurica* 'Hangbaizhi' 逐步成了商品主流,并被四川等地引种

栽培。民国时期已形成杭、川、禹三大产区，中华人民共和国成立后又有河北安国（祁州）这一新兴产区。禹白芷和祁白芷均为原华北一带野生白芷 Angelica dahurica 驯化后的栽培品种祁白芷 Angelica dahurica 'Qibaizhi'。杭白芷：产浙江杭州、余姚、临海，四川遂宁、达县、内江，重庆市亦产。产于四川者又称川白芷。祁白芷：产河北安国，河南长葛、禹县。产河南者又称禹白芷。滇白芷：产云南、四川等地。

白芷是多年生草本植物，作为药材在我国主要有 4 种原植物。白芷喜温和湿润的气候及阳光充足的环境，耐寒，因此主要分布于我国东北及华北等地区。白芷变种在我国其他省份有栽培，包括杭白芷、祁白芷、台湾独活，另外还有亳白芷、山东白芷、甘肃白芷等，杭白芷分布于四川、浙江、湖南、湖北等省，祁白芷分布于河北、河南长葛。台湾独活分布于台湾北部，学者曾将台湾独活称作浙独活并且将其定义为杭白芷的原植物，然而经过研究后，并未在杭州等地发现台湾独活的野生分布，所以台湾独活是否为杭白芷原植物有待商榷。整体上在我国，白芷的野生资源和栽培面积均较大，形成了四川遂宁（川白芷）、浙江磐安（杭白芷）、河南禹州（禹白芷）、河北安国（祁白芷）四大传统栽培产区。

甘肃省栽培白芷主要分布在华亭县、陇西县、和政县、临潭县，种类为杭白芷。平凉市近年来栽培白芷发展迅速，栽培面积约 733.3hm²，年总产量可达 1450t。为调优中药材种植结构，促进中药材产业发展，张掖市甘州区农业农村局经济作物技术推广站和张掖市金盛中药饮片有限公司从 2017 年初，从外地引进川白芷，开始在甘浚镇毛家湾村、大满镇大沟村等地开展试验种植。2019 年 8 月甘浚镇毛家湾二社白芷成熟收获，平均亩产量达到 1894kg。因此，张掖市甘州区近年来成为白芷的又一产区，栽培面积有扩大的趋势。

二、植株形态特征

白芷 Angelica dahurica (Fisch.ex Hoffm.) Benth. et Hook. f.：多年生高大草本，高 1~2.5m。根圆柱形，有分枝，径 3~5cm，外表皮黄褐色至褐色，有浓烈气味。茎基部径 2~5cm，有时可达 7~8cm，通常带紫色，中空，有纵长沟纹。基生叶一回羽状分裂，有长柄，叶柄下部有管状抱茎边缘膜质的叶鞘；茎上部叶二至三回羽状分裂，叶片轮廓为卵形至三角形，长 15~30cm，宽 10~25cm，叶柄长至 15cm，下部为囊状膨大的膜质叶鞘，无毛或稀有毛，常带紫色；末回裂片长圆形、卵形或线状披针形，多无柄，长 2.5~7cm，宽 1~2.5cm，急尖，边缘有不规则的白色软骨质粗锯齿，具短尖头，基部两侧常不等大，沿叶轴下延成翅状；花序下方的叶简化成无叶的、显著膨大的囊状叶鞘，外面无毛。复伞形花序顶生或侧生，直径 10~30cm，花序梗长 5~20cm，花序梗、伞辐和花柄均有短糙毛；伞辐 18~40，中央主伞有时伞辐多至 70；总苞片通常缺或有 1~2，成长卵形膨大的鞘；小总苞片 5~10，线状披针形，膜质，花白色；无萼齿；花瓣倒卵形，顶端内曲成凹头状；子房无毛或有短毛；花柱比短圆锥状的花柱基长 2 倍。果实长圆形至卵圆形，黄棕色，有时带紫色，长 4~7mm，宽 4~6mm，无毛，背棱扁，厚而钝圆，近海绵质，远较棱槽为宽，侧棱翅状，较果体狭；棱槽中有油管 1，合生面油管 2。花期 7~8 月，果期 8~9 月。

杭白芷 Angelica dahurica (Fisch. ex Hoffm.) Benth.et Hook.f. 'Hangbaizhi'：与白芷的植物形态基本一致，但植株高 1~1.5m。茎及叶鞘多为黄绿色。根长圆锥形，上部近方形，表面灰棕色，有多数较大的皮孔样横向突起，略排列成数纵行，质硬较重，断面白色，粉性大。河西地区主要种植杭白芷。（见图 2-18）。

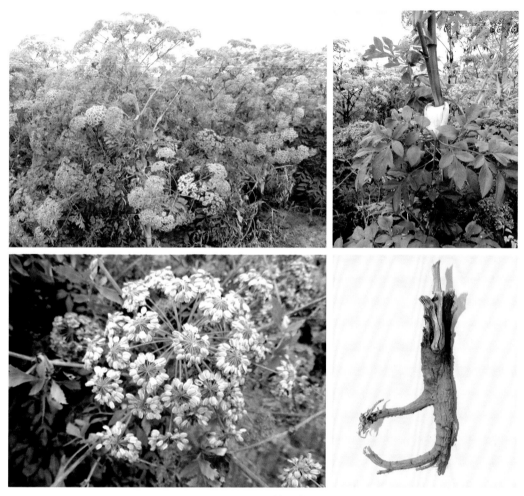

图 2-18　杭白芷

三、生物学特性

（一）生长发育

白芷为多年生高大草本，高 1~2.5m。在河西走廊种植，春播第 1 年为营养生长期，不抽薹，不开花，植株矮小，第 2 年 4 月开始返青，5 月进入苗期旺盛生长期，6 月开始抽薹，7 月初开始现蕾开花，花期较长，至 7 月下旬结果，8~9 月种子成熟，2 年即可完成种子的收获。在四川、河南等地秋播当年为幼苗期，第 2 年为营养生长期，至第 2 年秋季植株枯萎时收获。采种植株则继续进入第 3 年的生殖生长期，5~6 月抽薹开花，7 月中旬种子成熟。其种子生产需要 3 年时间。川白芷药材生产中，部分植株会提早抽薹开花，根部木质化，不能药用，药农称之为"公白芷"，其种子称之为"公白芷"种子。"公白芷"种子播种后，虽能出苗生长，但产生"公白芷"的比例较大，只有少部分能成为药材，造成药材严重减产。但产区部分药农为利益驱使，用公白芷种子（生育期为 2 年）冒充正常白芷种子（生育期为 3 年）销售，而公白芷种子和正常白芷种子从外观上无法区别，致使扩增产区的白芷大面积减产，甚至绝收。

（二）白芷种子的生物学特性

1. 形态特征

白芷种子为双悬果，具翅分果爿呈长圆形或卵圆形，两端钝圆，长 5.0~8.0mm，宽 4.0~6.0mm，表面黄绿色或淡黄棕色，背面有宗棱 5 条，中间 3 条背棱明显，2 条侧棱延展成翅。种子千粒重 2.600~3.500g，20℃的发芽率大于 50%。

2. 萌发特性

白芷以种子繁殖为主，但隔年陈种发芽率不高，甚至不发芽，一般不采用，通常选用当年新收的种子。由于杭白芷种子萌发率低，发芽时间长，使生产、实验受到很大的限制，故认为白芷的发芽条件需要进一步优化，以更有利于杭白芷的规范化生产。白芷种子发芽的最优条件：75%乙醇前处理 1min，15℃(16h)至 25℃(8h)变温条件下，在纸上（BP）发芽床上暗培养。

3. 寿命与储藏特性

白芷种子属于不耐储藏种子，陈种子会影响其发芽率，生产上一般采用新种子进行播种。

（三）白芷的生殖生物学特性

1. 开花习性

以川白芷为例进行叙述。株高 1.88m±0.45m，茎基部粗 9.74cm±3.91cm，从顶端向下，叶柄基部膨大，侧生叶腋，内部着生花苞（图 2-19），花苞大小集中生长在长 34mm±5.1mm、宽 20.69mm±3.92mm 之间，靠近顶端的花苞稍大（图 2-19b、c；图 2-20a、b）。花苞松动，侧枝伸长，侧枝长 20~30cm，其上有 3~5 个分支，每个分支上着生 3 个左右的复伞形花序。植株侧枝较多，3 个轮生或两两对生，侧枝数在 6~11 级之间，大多数达到 8~9 级。每个侧枝上着生的复伞形花序数量、所含小单花数量及开放时间因在植株形态学上下的位置而各异，植株上部侧枝复伞形花序较多，且顶部花序先开放，每一复伞形花序上最中间一个花序先开放，然后向周围花序扩散，每个花序开幅较下部侧枝大，每一复伞形花序上单花数量较多，各花序单花数量均匀，而下部侧枝上仅顶端花序开幅较大，单花数量较多，其余花序及所含单花规模均较小。

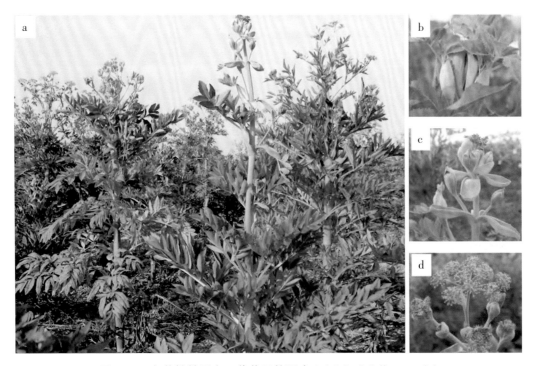

图 2-19 白芷植株形态及花苞开放顺序（引自杨秋雄等，2021 年）

注：a. 初花期时田间植株形态；b. 植株顶端花苞未开放时形态；c. 植株最顶端复伞形花序露出时形态；
　　d. 植株最顶端花序单花开始盛开时状态

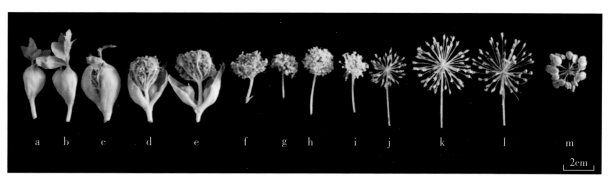

2cm

图 2-20　白芷花序开放模式图（引自杨秋雄等，2021 年）

注：a. 为紧闭的花苞；b~e. 为花苞片松动，开裂至花蕾完全露出的花苞；f. 花蕾开始松动；
g~l. 花序开放过程；m. 饱满的果实

白芷花序为典型的复伞形花序，植株花期较长，可持续 30d 左右，复伞形花序花期 14~16d，单花花期 6~9d。第 2 年 4 月初植株开始出苗，5 月底植株高度达到最高，营养生长基本结束，6 月开始进行花苞发育成熟、开花等生殖生长过程。6 月初植株主茎顶端紧闭的花苞开始显现，各侧枝的花苞也开始露出，进入花苞期（图 2-18a），单个花苞包含 1 到多个卷缩的复伞形花序（图 2-20a、b）。3d 左右植株主茎顶端花苞开始松动，卷缩的复伞形花序露出，可见紧闭的花蕾，此时开始进入花蕾期（图 2-20c~e），顶端或其他侧枝上的各部位单个花苞松动至完全开放需 5~7d，从顶端向下各级侧枝依次成熟，各侧枝花苞由先端向内依次打开，植株各部位花苞期及花蕾期持续时间较长，植株顶端与最下层侧枝花蕾期间隔为 15~20d。进入花蕾期 2~3d 后，卷缩的复伞形花序开始伸展，每个花序外围伞幅开始伸长至 9.04mm±0.46mm，小总苞间距开始增大至 3.68mm±0.32mm，单花小舌片紧闭，单花未开放（图 2-20f）。单个伞形花序伸展开始后，伞幅和单花花梗在长度和空间位置的增长都较迅速，单个伞形花序 2~3d 开放完成，复伞形花序 7~9d 全部开放。伴随伞幅和单花花梗伸展的同时，复伞形花序上的处于顶端或最中间的花序先开放，然后周围依次开放。每个伞形花序上单花辐射状散开，外轮单花先开始开放，迅速向中心依次开放。当个花序外部单花花梗长度达到 7.57mm±0.51mm，伞幅长度为 41.24mm±7.21mm，均较中心花梗要长（图 2-20g~k）。成功受精后，单花花梗和伞幅长度不再变化，7~10d 后果实逐渐膨大饱满，花梗下垂（图 2-20m）。

川白芷单花有 5 片辐射瓣，2 枚花柱，5 枚花丝与花瓣互生，子房下位，单花花期 6~9d（图 2-21）。复伞形花序刚露出时，单花处于花蕾期，单花花蕾最小，直径为 1.87mm±0.17mm，此时小舌片紧闭包被（图 2-21a）。1~2d 后，花蕾直径迅速增长至 2.54mm±0.66mm，顶部"小洞"明显变大，小舌片包裹不再紧密，可见卷曲的花丝和花药（图 2-21c）。第 3~4d，可见有 1~2 根花丝伸出，长度为 2.39mm±0.37mm，并有一个花药开始开裂散粉（图 2-21d、e）。第 4~5d，剩余雌蕊的花丝依次伸长，花药也按顺序完成散粉，进入盛花期（图 2-21f、g）。在花丝伸长和花药散粉的同时，5 枚花瓣也相继脱落，第 5~6d，雌蕊只剩 1 枚，花瓣已脱落 1 枚，第 6~7d，花丝已全部脱落，花粉散尽，花瓣剩下 1 枚或已脱落尽（图 2-21h、i）。雌蕊全部脱落时，花柱只有 1.24mm±0.22mm 长，不具有可授性。第 7~8d，花柱长度达到 3.44mm±0.15mm，并向反方向倾斜，此时柱头可授性最强，可接受花粉进行受精结实（图 2-21j、k）。

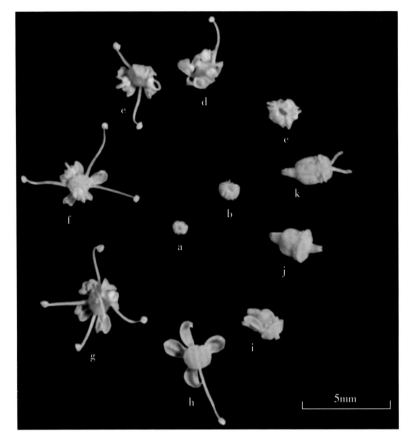

图 2-21 白芷单花开放模式（引自杨秋雄等，2021 年）

注：a. 花苞期；b、c. 花蕾期；d、e. 初花期；f、g. 盛花期；h. 末花期；i~k. 花败期

2. 传粉特性

白芷花粉-胚珠比（P/O）为 1 440.5，杂交指数 OCI=4，结合人工授粉试验，表明川白芷自交、异交亲和，交配系统类型为兼性异交型，意大利蜜蜂为主要传粉昆虫。

（四）对环境条件的要求

川白芷生长对环境有一定的要求，它喜温喜湿，分布于中低纬度区域，适宜生长在水源充足、土质肥沃、土层深厚疏松的地块，一般在河流水域沿线且磷、钾矿物质含量丰富的夹沙土中较易生长，最佳温度区间为 15~28℃，其耐寒性较好，但不耐高温。白芷播种期不能晚于秋分，否则气温低，雨量少，即使发芽也由于气温低导致幼苗发育差，生长期缩短，根部细小，产量、品质均不佳。川白芷是一种绿体春化型植物，即长到一定大小并带有绿叶的幼株，变得对低温非常敏感。一旦遇到低温，容易通过春化阶段而当年抽薹和开花，使得白芷肉质根迅速变硬、木质化，有效成分降低，对药材产量和质量产生很大影响。种植时要求种子发芽最适温度 15~20℃，幼苗期最适温度在 5~25℃。白芷喜温暖湿润，阳光充足的环境，怕高温，能耐寒，喜肥。白芷适宜在土层深厚、疏松肥沃、比较湿润的沙质壤土中栽培。沙土中生长的白芷欧前胡素和异欧前胡素含量均为最高，土质过黏、过沙易导致主根分叉，影响产量和质量。白芷受土壤的理化性质如土壤 pH 等的影响较小，要求不高，pH 6.0~8.0 均可。适宜生长在腐殖质含量较多的地方，土壤有机质在 2%以上、地下水位埋深在 1m 以上最佳，土壤通透性好，利于其高产。

表 2-15 白芷种植适宜性评价指标分类

评价指标	最适宜区	适宜区	次适宜区	不适宜区
年均温/℃	[15, +∞)	[14, 15)	[12, 14)	其他
种子发芽温度/℃	(15, 20]	其他		
幼苗期温度/℃	(5, 25]	(0, 5]/(25, 30]	其他	
≥10℃积温/℃	[5500, +∞)	[4600, 5500)	其他	
无霜期/d	(230, +∞]	(190, 230]	(0, 190]	其他
年降雨量/mm	[900, +∞)	[550, 900)	其他	
空气相对湿度/%	(80, 95]	(68, 80]	(60, 68]/(95, 100]	其他
土壤 pH	(6.0, 8.0]	(5.5, 6.0/(8.0, 8.5]	其他	
土壤厚度/cm	[60, +∞)	[40, 60)	[20, 40)	[0, 20)
地下水位埋深/m	[1, +∞]	[0.5, 1)	[0, 0.5)	
土壤质地	沙壤土	壤土	其他	
土壤有机质/%	(2, +∞]	(1.0, 2.0)	(0.5, 1.0]	(0, 0.5)
年日照时数/h	[1900, +∞)	[1200, 1900)	其他	
海拔/m	(50, 500]	(500, 600)	其他	
坡向	南坡、东南坡、西南破	东坡、西坡	其他	

(杨帆等,2019 年)

四、栽培技术

(一)种质资源

目前栽培白芷主要有川白芷、杭白芷、禹白芷、亳白芷、山东白芷和甘肃白芷。川白芷一般为秋季播种,在温、湿度适宜条件下,10~15d 出苗。幼苗初期生长缓慢,以小苗越冬;翌年 4~5 月植株生长最旺,4 月下旬至 6 月根部生长最快,7 月以后,地上部分变黄、枯萎,进入短暂的休眠状,此时为收获药材的最佳期。留种植株 8 月下旬天气转凉时又重生新叶,继续进入第 3 年的生殖、生长期,4 月下旬开始抽薹,5 月中旬至 6 月上旬陆续开花,6 月下旬至 7 月中旬种子陆续成熟。成熟种子当年秋季发芽率为 70%~80%,隔年种子发芽率很低,甚至不发芽。种植白芷为 2 年收根,3 年收籽,不可兼收。遂宁素称“中国白芷之乡”,是川白芷的道地产区,有着 600 多年的传统栽培历史,其商品量大、质优,除销国内市场外,还销往日本、东南亚及欧美等地。

杭白芷栽种采用秋播,播种时间较四川晚,每年 9 月下旬至 10 月上旬播种,翌年小暑至大暑(7 月上旬至下旬)采挖。繁种与四川相同。杭白芷主产于浙江省,历史上主要栽培于笕桥、余姚、杭州、临海、余杭等地。近年来由于城市扩大,耕地面积减少,杭白芷逐年减少。

禹白芷栽种方法主要为秋播,每年白露节后至秋分(9 月上旬至下旬)播种,采挖时间较四川晚,多在翌年立秋后(8 月中旬)采挖。禹白芷主产于河南省,为河南禹州及周边县市所产白芷的习称,是禹州的传统种植品种。

祁白芷的栽种分春播和秋播两种。春播于每年春分至谷雨前(3 月下旬至 4 月中旬)播种,当年秋分(9 月下旬)采挖药材;秋播于每年白露节(9 月上旬)前后下种,翌年处暑节至白露节(8 月下旬至9月上旬）采挖药材。以秋播的质量优。种子于立秋时节（8月上旬）陆续成熟。祁白芷主产于河北安国。

亳白芷为秋播，通常在处暑（8月下旬）播种，翌年7月底至8月初采挖药材（二伏采挖），不能等到入秋采挖，否则白芷粉性不足，质量差。留种植株于每年7月中旬种子陆续成熟时采收。亳白芷的栽培历史只有20多年，最早多是从河南禹州、河北安国引种，有的从浙江引种。

山东白芷栽培同亳白芷。在地理位置上，山东菏泽紧邻安徽亳州，近年栽培白芷已形成一定规模。菏泽栽培的白芷多数从亳州引种，与亳白芷是一个系列。

甘肃白芷栽种方式为春播，每年开春播种，翌年开春时移栽，此时植株高10~15cm，不抽薹，农历九月霜冻后割掉地上部分开始采挖；繁种植株于第3年白露后至秋分（9月中下旬）种子陆续成熟，采收。甘肃华亭有少量的白芷栽种，据当地药农称，最早是从四川引种。张掖市甘州区农业农村局经济作物技术推广站和张掖市金盛中药饮片有限公司从2017年初从外地引进白芷在甘浚镇毛家湾村、大满镇大沟村等地开展试验种植。因此，张掖市甘州区近年来成为白芷的又一产区，栽培面积有扩大的趋势。据调查和田间观察，该种类也属于川白芷类型。

（二）选地整地

1. 选地

选地势高燥、土层深厚、土质疏松、排灌通畅的向阳壤土地块。新垦地亦可选用。前茬以水稻、玉米、小麦、大豆等为宜，忌连作。黏重、低洼地不宜。

2. 整地

要求土层深厚、疏松、肥沃、排水良好的沙壤为好。选用肥沃土地，每亩施腐熟圈肥2000~3000kg、饼肥100~200kg、三元复合肥40kg，均匀撒于地表，深翻30cm，翻入土中作基肥，整平耕细，做成畦宽100cm、高15~20cm的高畦。

（三）繁殖方法

白芷宜采用直播，若育苗移栽，则主根多分叉，且生长不良。因此生产上以种子直播为主要繁殖方式。

选择成熟种子，先搓去种皮周围的翅膜（种子晒干后用手揉搓，不可搓伤种子），然后放到45℃温水里浸泡6~8h，捞出稍晾后即可播种。

河西走廊春播在清明前后，即于4月进行。直播、穴播和条播均可。播前土壤浇透水，待水渗下后，开始播种。穴播，按行株距35cm×（15~20）cm开穴，深2~3cm，每穴3~4粒，每1hm²用种量约11.25kg。条播，按行距35cm开深2~3cm的浅沟，将种子均匀撒入沟内，盖薄层细土，压实，浇水，每1hm²用种子22.5kg。播后15~20d出苗。

（四）田间管理

1. 间、定苗

当苗高5cm左右开始间苗，苗高约15cm时定苗，条播，每隔15~20cm留苗1株；穴播，每穴留苗1~3株。定苗时除去过大和弱小苗，留壮苗。结合定苗除草，定苗后要少浇水。

2. 追肥

施肥以有机肥为主，采用稳前、顾中、保尾的原则，结合整地施足腐熟有机肥。全生育期追肥3次，第1次结合间苗进行，每次每亩施水溶性尿素10kg左右，间苗后结合少量灌水施入；第2次于定苗后，每亩施磷二铵5kg；第3次于10月进行，结合灌水施入水溶性磷二铵10kg/亩。

3. 浇水

白芷喜水，但怕积水。播种后，如土壤干燥应及时浇水，以后如无雨天，每隔几天就应浇水 1 次，保持幼苗出土前畦面湿润，有利于出苗；苗期也应保持土壤湿润，以防出现黄叶、产生较多侧根；幼苗越冬前要浇透水 1 次。翌年春季以后可配合追肥适时浇灌，尤其伏天更应保持水分充足。如遇雨季田间积水，应及时开沟排水，以防积水引起烂根及病害发生。

4. 中耕除草

白芷苗期长且比较弱小，应加强苗期除草。每次间苗定苗均应中耕除草，第 1 次除草时白芷苗很小，应用手扯去杂草；第 2 次用锄松土可稍深些；第 3 次定苗时必须彻底除尽杂草并适当培土。生长期一般中耕 6~7 次，保持土壤疏松、地内无杂草。待植株封垄后不能再进行中耕除草。

5. 掐薹

翌年 5 月上中旬要抽薹开花，应及时掐除花薹，以减少养分消耗，否则花后根不能入药。

（五）病虫害防治

1. 防治基本原则

"预防为主，防治结合"，按照病虫害发生的规律，科学地使用物理防治、生物防治与化学防治技术，有效控制白芷病虫鼠害。严禁使用中药材 GAP 生产规范中禁止使用的农药，严格按照农药使用时间间隔及农药有效期安全使用农药。白芷的主要病害有斑枯病、黑斑病、立枯病、紫纹羽病、根结线虫病、根腐病（亦称炭腐病）等。白芷在整个生长过程中均可遭致害虫的侵袭。其主要害虫有黄凤蝶、蚜虫、黑蛆虫、食心虫、地老虎（金龟子）和红蜘蛛。

2. 病害

（1）斑枯病

又名白斑病，是白芷产区常年发生的一种病害，主要危害叶片，对产量影响较大。

症状：叶片上病斑直径 1~3mm，初期暗绿色，扩大后为灰白色，严重时病斑汇合形成多角形斑。病斑部易碎，天气干燥时常碰碎或裂碎，但病斑不穿孔，叶片局部或全部枯死。

发生规律：病菌以分生孢子器在白芷病叶上或留种株越冬，翌年由此而发病。分生孢子借风、雨传播进行再次侵染。一般 5 月初开始发病，直到收获均可感染。氮肥过多、植株过密容易发病。

农业防治：①选择健壮无病植株留种，并选择远离白芷病的地块种植。②收获白芷后，清除病残组织，特别要将残留根挖掘干净，集中烧毁，减少越冬病原，可收到较好的防治效果。③适施氮肥，增强抗病力。④药剂防治：发病初期摘除初期病叶，并喷 1:1:100 的波尔多液或 50% 的退菌特 800 倍液，7~10d 喷 1 次，连续 2~3 次，能有效控制本病的发展。也可用 65% 代森锌可湿性粉剂 400~500 倍液喷雾防治。或用代森锌 800 倍液、多抗霉素 100~200U、环枯霉 1000 倍液进行防治。

（2）黑斑病

症状：叶片上出现黑色病斑，严重的可使病株停止发育而死亡。

发生规律：常在白芷生长后期发生。

农业防治：摘除病叶烧毁。

药剂防治：喷 1:1:120 的波尔多液 1~2 次，有较好的防治效果。

（3）紫纹羽病

症状：在病株主根上常见有紫红色菌丝束缠绕引起根表皮腐烂。

发生规律：在排水不良或潮湿低洼地发病严重。

农业防治：做高畦或开沟以利排水，彻底清除枯枝落叶，集中烧掉，减少病原，与玉米、大豆等轮作。

化学防治：用70%甲基托布津1000倍液每窝100mL灌根；或用45%代森铵1000倍液灌根，每窝100mL；或用70%的敌克松可湿性粉剂，每公顷30kg掺水30 000L泼浇畦面，待土干后再整地播种。

（4）立枯病

症状：发病初期，染病幼苗基部出现黄褐色病斑，以后基部呈褐色环状并干缩凹陷，直至植株枯死。

发生规律：该病多发生于早春阴雨、土壤黏重、透气性较差的环境中。

农业防治：选择沙质壤土地段种植，并及时排除积水。

药剂防治：发病初期用5%的石灰水灌注，每7d 1次，连续3~4次，施于病株周围。

（5）根结线虫病

症状：白芷被线虫寄生后，根部发生许多根瘤，根呈结节状，地上部分生长不良。

发生规律：该病初侵染的来源主要是土壤及带线虫的根。此病在白芷整个生长期间均可发生。

农业防治：挑选无根瘤的种根移植留种。收获白芷后，清除病残组织，特别要将残留根挖掘干净，集中烧毁，减少越冬病原，可收到较好的防治效果；与禾本科植物轮作。

药剂防治：种植前半个月用敌百虫混合剂处理土壤，每公顷用药750~900kg，沟施，沟深20~25cm，沟距30~35cm，施药后立即覆土。

（6）根腐病

症状：收获后处于干燥过程中，萎蔫有伤口的白芷腐烂变黑，白芷完全不能作药用。

发生规律：伤口是病菌侵染的主要途径。该菌不侵染健康新鲜白芷，只侵染有伤口和萎蔫的白芷。病菌侵入新鲜白芷后，需要3d左右才能造成外皮层细胞和组织的破坏。而在萎蔫的白芷上，只需2d便可造成外皮层细胞和组织的破坏。

农业防治：在收获白芷时尽可能不要损伤其根，同时凡有破损的根应拣出分别进行加工。白芷收获后，尽量采取措施保持良好的通风透气状况，避免局部湿度过高，特别是在白芷开始萎蔫后更应注意这一点。

药剂防治：50%的退菌特500倍液或20%多菌灵500倍液涂抹伤口以杀死病菌或抑制病菌的萌发与侵入。

3. 虫害

（1）黄凤蝶

属鳞翅目凤蝶科昆虫。

危害症状：以幼虫咬食叶片，咬成缺刻或仅留叶柄。

发生规律：成虫为大型蝶类，幼虫初孵时呈黑色，3龄后变绿色，一年产生2~3代，以蛹附在枝条上越冬。翌年4月上中旬羽化，成虫白天活动，产卵于叶上。幼虫孵化后，白天潜伏在叶下，夜间啃食叶片，10月以后幼虫化蛹越冬。

农业防治：因幼虫行动缓慢，体态明显，在幼虫发生初期，可进行人工捕杀。

药剂防治：发生数量较多时也可用90%敌百虫1000倍液喷雾，每隔5~7d喷1次，连续3次；

幼虫 3 龄以后，可用青虫菌（每克含孢子 100 亿个）300~500 倍液喷雾进行生物防治。

（2）蚜虫

属同翅目蚜科。

危害症状：密集于植株新梢和嫩叶的叶背吸取汁液，使新叶、嫩叶变厚呈拳状卷缩，植株矮化。

发生规律：蚜虫以卵越冬。

农业防治：清洁田园，铲除周围杂草，减少蚜虫迁入机会和越冬虫源。

药剂防治：蚜虫发生期可选用 40% 乐果 1500~2000 倍液或 50% 的杀螟松 1000 倍液，每 5d 喷 1 次，连续 2~3 次；或采用蚜虫的天敌瓢虫进行生物防治，也有一定的效果。

（3）黑蛆虫。

主要为害白芷根部。

药剂防治：用 25% 的亚胺硫磷乳油 1000 倍液，浇灌病株周围土壤。

（4）食心虫

危害症状：主要咬食种子，常使种子颗粒无收。

药剂防治：用 90% 的晶体敌百虫 1000 倍液喷杀。

（5）地老虎（金龟子）

危害症状：主要为害植株幼茎，造成植株死亡。

农业防治：人工捕杀或用毒饵诱杀。

（6）红蜘蛛

属蜘蛛纲蜱螨目叶螨科。

危害症状：以成虫、若虫为害叶部。

农业防治：冬季清园，拾净枯枝落叶烧毁。

药剂防治：清园后喷洒 0.2~0.3 波美度石硫合剂；4 月开始用 0.2~0.3 波美度石硫合剂喷雾，7d 喷 1 次，连续数次。

五、留种技术

（一）选地整地

白芷种子培育地对前茬要求不严，可选择地势平坦、阳光充足、耕作层深厚、疏松肥沃、排水良好的沙质壤土，种子培育地整地时可不施基肥。前茬作物收获后，及时进行翻耕，深度达 30cm 以上为好，翻后晒土使之充分风化，晒后再翻耕 1 次。整地时，要深耕细耙，并使上下土层肥力均匀，以免影响白芷的生长和结实。

整平耙细后做畦，畦沟宽 26~33cm，畦高 15~20cm（排水不畅或雨水较多的地方可适当高畦），畦宽 0.7~0.8m 或 1.3~1.5m，畦面要平坦，以利于灌水排水，表土要平整细碎。栽种时根据地块实际情况做畦，栽种 1 行白芷畦宽 0.7~0.8m 为宜，栽种 2 行白芷畦宽 1.3~1.5m 为宜。

（二）种根选择和处理

白芷是跨年收获的作物，不能药材与种子兼收，必须单独培育种子。在收获白芷药材时，根据选留种目的和要求选择单枝根较粗壮、主根无分叉、健壮无病虫害的植株留种。此类型植株较高，根部肥大，根的顶端较小，栽培后需肥量较少，种子产量较高。

选好种根后，将种根适当摊晾 2~3d，再进行栽种，这样可有效减少烂种。为了保证获得优质种子，可采用与其他矮秆作物套作，这样既能保证白芷植株分枝后充分采光，又便于管理和种子的采收。通常套作作物有蚕豆、白菜、马铃薯等。另外白芷播种后的第 2 年 5 月往往有少数植株生长特旺，提前抽薹开花。这种白芷所结种子播种后将提前抽薹开花，不能作种用。

（三）栽种和田间管理

1. 栽种

栽种时在整好的地块上按照株距 0.7~0.8m 挖穴，穴深 20cm 以上，以保证种根栽种时不弯曲。栽植种根时先将种根放入穴中，保证种根栽种后不露出且舒展不弯曲，回填细土固定种根，回土至种根高度约 2/3 时稍用力压实土壤，后回土至与土壤表面平齐，保证种根与土壤充分接触，以利于种根及时生根和生长。

栽种时种根栽植不宜过浅或过深，过深会导致抽薹缓慢且不整齐，延长种子采收期限，并产生畸形植株而减产，栽植过浅容易引起白芷抽薹开花后植株从根茎处折断。栽种时以回土平整后种根覆土 1~2cm 为宜。

2. 施肥

种根栽种后马上施肥会增加种根腐烂病的发生，因此需等待 5~7d 后再施肥，白芷种根自身储存了较多养分，因此不需要施用过多肥料。种根栽种 5~7d 后，可施 1 次腐熟清粪水，展叶期间可结合中耕除草施 1~2 次清粪水，同时添加少量尿素，尿素添加量为 100~120kg/hm²，抽薹后不宜再施肥。

3. 除草培土

种根栽种后应加强除草和培土等田间管理，在当年 11 月及次年 2~4 月，应各进行 1 次中耕除草。第 2 年 4~5 月抽薹后应及时培土，以防植株倒伏。

4. 排灌

白芷喜水，但也怕积水。雨水充足的地方可不用浇水，但在干旱、半干旱地区，栽种前必须浇水，栽种后如土壤干燥也应立即浇水，播种后长时间不下雨，每隔几天应浇水 1 次，以保持畦面湿润，利于种根萌发和生根。雨季应及时开沟排水，以防积水造成烂根及病害的发生。

5. 间套作

为了提高土地的利用率，增加大田复种指数和经济收入，在白芷地内亦可进行间套作，原则上以在较早收获的矮小作物为好，如莴苣、菠菜、葱、蒜苗等蔬菜。在白芷栽种时，根据间套种作物习性分别起畦种植，并在第 2 年白芷抽薹开花前及时收获，以有利于白芷的后期生长，间套作作物可在行间进行条播，也可穴栽。

6. 病虫害防治

同前。

7. 控花修剪

合理修枝是防止白芷早期抽薹的重要技术措施，同一植株不同部位结的种子其特性不同。主茎顶端所结的种子较肥大，但播种后早期抽薹率最高；二、三级分枝所结的种子瘦小，质量较差，抽薹率不高，播后出苗率和成苗率都较低；一级分枝所结种子质量最好，其出苗率和成苗率最高，抽薹率也较低。

进入开花期后应及时进行控花修剪，剪除主茎顶端花序和二、三级侧枝花序，仅保留一级侧枝花序，保证一级侧枝花序的营养供给，使种胚发育成熟一致，缩小种子的个体差异，这样培育的种子播种后早期抽薹率较低，出苗整齐，便于管理，植株也具有优良的性状。

8. 种子采收与管理

过于老熟的种子播种后也易提前抽薹开花，因此适时采种也是保证白芷种子性状优良的重要技术措施，种根栽种后第 2 年 7 月种子陆续成熟，可分期分批采收。白芷种子采收方法是当种子变成黄绿色时，分批采收，采收时用剪刀剪下种穗，置通风干燥处阴干，不可暴晒，当种子干燥后轻轻搓下种子，去除杂质，置通风干燥处贮藏。白芷种子储藏时可用布袋装种子，不宜用塑料袋，种子储藏室必须干燥通风，否则容易引起种子霉烂。储藏的种子应及时编号保存，并详细记录采收时间和种子来源等信息。

9. 川白芷种子的分级标准

见表 2-16。

表 2-16　川白芷种子分级标准

级别	发芽率 /%	千粒重 /g	生活力 /%	净度 /%	含水量 /%
一级	≥54.6	≥3.48	≥69.2	≥91.8	≤10
二级	38.6~54.6	3.06~3.48	55.7~69.2	84.5~91.8	≤10
三级	28.0~38.6	2.70~3.06	45.0~55.7	75.0~84.5	≤10

（杨枝中等，2014 年）

六、采收与加工

（一）采收

第 2 年 8 月中下旬（立秋前后）叶片呈现枯萎状态时采收，采收时小心挖取全根，去净茎叶，抖净泥土，切去芽头，按根部大小分开，暴晒干后，装袋存于干燥通风处。采挖时不能损伤白芷根，特别是周皮，被创伤后在加工过程中易患根腐病，造成不必要的损失。当叶片枯黄时开始收获，选晴天，将白芷茎叶割去，作为堆肥或饲料，然后用齿耙依次将根挖起，抖去泥土，运至晒场，进行加工。摘除侧根，剪除残留叶柄，晾晒 1~2d 后，用刀横切成片状，再翻晒 2d，直至其皮呈灰白色、断面白色、有香气发出时；或者采挖后按大、中、小分级暴晒 1~2d 后烘烤（温度保持在60℃左右），烘烤至皮灰白、断面白色为佳。

（二）初加工

采用硫黄熏蒸，每 50kg 鲜白芷用硫黄 0.3~0.4kg，将白芷置于密闭的室内熏蒸 3~4h，取出放日光下晒，白天晒晚上堆起来，使内部水分向外蒸发，如此反复数次，直至晒干，即供药用。一般 1.5~2kg 鲜根可加工 1kg 干货。在晾晒过程中，防止雨淋和霜冻，晾晒干或 40℃以下温度烘干可防止有效成分损失。加工场地环境和工具应符合卫生要求，晒场预先清洗干净，远离公路，防止粉尘污染，同时要备有防雨、防家禽设备。药用以干燥、根条粗壮、体重、粉性足、香气浓郁者为佳品。

（三）药材质量标准

1. 外观性状及等级

白芷呈长圆锥形，长 10~25cm，直径 1.5~2.5cm。表面灰棕色或黄棕色，根头部钝四棱形或近圆形，具纵皱纹、支根痕及皮孔样的横向突起，有的排列成 4 纵行。顶端有凹陷的茎痕。质坚实，断面白色或灰白色，粉性，形成层环棕色，近方形或近圆形，皮部散有多数棕色油点。气芳香，味辛，微苦。根据国家中医药管理局、原卫生部制订的药材规格标准，白芷可分为 3 个等级。

一等干货：呈圆锥形，表面灰白色或黄白色。体坚。断面白色或黄白色，具粉性。有香气，味辛、微苦。1kg 36 支以内。无空心、黑心、芦头、油条、杂质、虫蛀、霉变。

二等干货：呈圆锥形，表面灰白色或黄白色。体坚。断面白色或黄白色，具粉性。有香气，味辛、微苦。1kg 60 支以内。无空心、黑心、芦头、杂质、虫蛀、霉变。

三等干货：呈圆锥形。表面灰白色或黄白色。体坚。断面白色或黄白色，具粉性。有香气，味辛、微苦。1kg 60 支以外，顶端直径不得小于 0.7cm。间有白芷尾、黑心、异状油条，但总数不得超过 20%。无杂质、虫蛀、霉变。

2. 检测标准

按药典规定，白芷水分含量≤14.0%，总灰分 6.0%，酸不溶性灰分<2%，浸出物≥15.0%，干品的欧前胡素含量不得少于 0.080%，农药 DDT 和六六六残留均不得超过 0.05mg/kg。重金属 As 和 Pb 的含量分别不得超过 0.5mg/kg 和 2mg/kg。

七、包装、贮藏与运输

（一）包装

白芷应用达卫生标准的印刷纸箱或编织袋包装，包装外均需注明药材名称、产地、收获日期、级别、总重量、体积、件数、单件重、邮编等，还应有防晒、防潮、防雨淋和防摔、绿色药材标志等。大包装可采用 10、20、25kg 等多种规格，内设小包装，小包装可采用 0.5、1、2、5kg 等规格，小包装可用塑料袋密封包装，塑料袋上需印刷药材名称、产地、级别、重量、绿色药材标志、用途说明及注意事项等。

（二）贮藏

白芷储藏应选择干燥、阴凉、环境整洁、无污染的密封专用仓库贮存，温度不超过 30℃，相对湿度 70%~75%，水分控制在 12% 以下。因白芷含淀粉及挥发油，极易虫蛀、发霉及变色，贮藏期间需定期检查，发现虫蛀可用高效低毒类农药熏蒸。

（三）运输

运输工具必须清洁卫生，近期装过农药、化肥、水泥、矿物等的运具，未经消毒严禁运输白芷。运输途中应注意防潮、防雨淋、防挤压、防摔，不得与农药、化肥等有害物质混运。

参考文献

[1] 国家药典委员会.中华人民共和国药典:2020 年版 一部[M].北京:中国医药科技出版社,2020.

[2] 蒋翼杰.川白芷光合生理特性分析[D].成都:四川农业大学,2020.

[3] 杨枝中.川白芷种子质量标准及鉴别研究[D].成都:成都中医药大学,2015.

[4] 侯凯.川白芷资源评价与植物激素对其生长发育和产量品质的影响[D].成都:四川农业大学,2013.

[5] 陈郡雯.川白芷氮磷钾配施、苗期抗旱性与传粉生物学研究[D].成都:四川农业大学,2011.

[6] 王娜.不同产地白芷及其近缘野生种的对比研究[D].成都:成都中医药大学,2009.

[7] 郭丁丁.白芷种质资源调查及其评价的研究[D].成都:成都中医药大学,2008.

[8] 钟世红.川白芷规范化种植质量评价的研究[D].成都:成都中医药大学,2005.

[9] 杨秋雄,马佳平,孙年喜,等.川白芷开花物候和繁育系统特征分析[J/OL].分子植物育种:

1-17[2022-07-06].

[10]王艺涵,赵佳琛,翁倩倩,等.经典名方中白芷的本草考证[J].中国现代中药,2020,22(8):1320-1330.

[11]吴萍,郭俊霞,王晓宇,等.基于高通量测序技术的杭白芷(*Angelica dahurica*)根转录组数据分析[J].分子植物育种,2020,18(10):3207-3216.

[12]杨帆,周文佐,赵晓,等.基于GIS的盐亭县白芷种植生境适宜性评价[J].中国中药杂志,2019,44(17):3705-3710.

[13]聂琴,陈文年,谭洪秀.药用植物白芷幼苗的生长特性研究[J].安徽农学通报,2018,24(21):46-48.

[14]牛倩,栗进才,郭伟娜,等.白芷道地产区及种质的沿革与变迁[J].安徽农学通报,2018,24(13):39-40.

[15]刘倩倩,叶浩婷,李放,等.杭白芷种质资源遗传多样性的SSR分析[J].南方农业学报,2018,49(3):418-423.

[16]谭洪秀,聂琴,陈文年.药用植物白芷种子萌发特性研究[J].安徽农学通报,2016,22(14):34-36.

[17]赵东岳,郝庆秀,金艳,等.白芷生物学特性及栽培技术研究进展[J].中国现代中药,2015,17(11):1188-1192.

[18]陈莹,韩敏,曹景之,等.白芷种子生物学特征初探[J].生物技术世界,2015(3):60,62.

[19]熊飞.白芷直播高产栽培技术[J].科学种养,2014(5):16-17.

[20]易思荣,黄娅,韩凤,等.渝产川白芷规范化生产技术操作规程(SOP)[J].现代中药研究与实践,2012,26(6):6-10.

[21]孙凤建,陈绕生.白芷GAP生产技术[J].上海农业科技,2012(5):28-29.

[22]陈郡雯,吴卫,侯凯,等.川白芷与祁白芷花粉活力及柱头可授性测定[J].中国中药杂志,2011,36(22):3079-3082.

[23]易思荣,韩凤,黄娅,等.中药材白芷优质种子培育技术[J].现代中药研究与实践,2011,25(5):9-11.

[24]文萌,沈晓霞,沈宇峰,等.中药杭白芷的发芽条件研究[J].中国现代中药,2011,13(5):26-28.

[25]陈郡雯,吴卫,侯凯,等.川白芷生长发育、养分及有效成分的动态研究[J].中国中药杂志,2010,35(21):2812-2817.

[26]尹平孙,丁春桃.白芷规范化栽培[J].特种经济动植物,2010,13(1):37-38.

[27]马逾英,郭丁丁,蒋桂华,等.白芷种质资源的调查报告[J].华西药学杂志,2009,24(5):457-460.

[28]何士剑,李天庆.白芷的特征特性及栽培技术[J].甘肃农业科技,2004(1):44-45.

第十节 苦 参

一、概述

苦参 *Sophora flavescens* Ait.为豆科 Leguminosae 槐属 *Sophora* 多年生落叶亚灌木，别名地槐、山槐、野槐、白茎地骨、牛参、好汉拔等。《中华人民共和国药典》记载临床上以苦参的干燥根入药，性寒，味苦，有清热燥湿、杀虫、利尿等作用，用于热痢、便血、黄疸、尿闭、赤白带下、阴肿阴痒、湿疹、湿疮、皮肤瘙痒、疥癣、麻风。苦参的化学成分复杂多样，主要包括生物碱、黄酮、苯丙素、二苯甲酰基衍生物、萜类、甾体、有机酸、脂肪酸、挥发油等类型，其中生物碱和黄酮类是其主要成分，在抗菌、抗炎、抗病毒和抗肿瘤方面均有重要价值。生物碱有 64 种，总含量达 2.47%~2.96%，苦参碱对 COVID-19 具有较明显的治疗作用，具有较高的研究价值。黄酮类是苦参中另一类含量较高的化学成分，种类较多，含量约占 2.01%，具有抑菌、抗炎和抗病毒功效，尤其是苦参酮、异黄腐醇、槐属二氢黄酮 G 和苦参醇 I，很多黄酮对耐甲氧西林金黄色葡萄球菌（MRSA）、枯草芽孢杆菌、白癣菌等多种微生物有不同程度的抑制作用，同时苦参黄酮类成分表现出一定的细胞毒性，近年来在抗肿瘤方面有应用。黄酮取代基具有鲜明的种属特异性，是苦参特征性成分之一。现代药理学研究表明，苦参具有抗肿瘤、抗心律失常、调节免疫、抗菌、抗病毒等多种药理活性，特别是对肿瘤细胞有显著的抑制作用。除用于中药方剂外，苦参还是制药工业中的常用制剂，日用品、生物农药和兽药的主要原料。

苦参作为药用植物始载于《神农本草经》，列为中品。《名医别录》记载："一名地槐，一名菟槐，一名骄槐……生汝南及田野。"《大观本草》引陶弘景之言："今出近道，处处有，叶极似槐树，故有槐名。花黄，子作荚，根味至苦恶。"北宋苏颂在《图经本草》中记载："苦参生汝南山谷及田野，今近道处处皆有之。其根黄色，长五七寸许，两指粗细。三五茎并生，苗高三二尺。叶碎青色，极似槐叶，故有水槐名。春生冬凋，其花黄白，七月结实如小豆子。"北宋唐慎微在《证类本草》中记载"苦味寒，无毒"，其中所附四种苦参图不尽相同，其中成德军（今河北正定）和秦州（今甘肃天水）与今之相近，而西京（今河南洛阳）和邵州（今湖南邵阳）与今之不同。明代李时珍在《本草纲目》中记载："苦以味名，参以功名，槐似叶形名也。""七八月结角如萝卜子，角内有子二三粒，如小豆而坚。"据以上古代典籍所记载的苦参的形态与《中华人民共和国药典》2020 年版一部收载的苦参 *Sophora flavescens* Ait.是一致的。因此，从古至今苦参药材来源变化不大。但随着环境变化与野生药材的种植与栽培，苦参原植物出现了如苦参 *Sophora flavescens* var. *favescens*、毛苦参 *Sophora flavescens* var. *kronei*、红花苦参 *Sophora flavescens* var. *galegoides* 3 种变种。

野生苦参在我国南北各省区均有分布。主要分布于海拔 200~2500m 的向阳山坡或平地荒地，也生于灌木丛、河滩边的沙质土或红壤土。野生苦参分布范围广，遍及我国 13 个省的 50 余县市。东北平原、太行山脉、秦巴山区既是苦参主产区，也是苦参的适宜种植区。近年来主要 GAP 栽培种植基地也分布于此。古代多认为汝南、正定、秦州为苦参的道地产地，但是随着各地的自然环境的变化，苦参的道地性发生了变化。近年来山西、贵州、陕西、河北、辽宁的栽培种植面积逐渐扩大，成为大家公认的道地产地。在当前气候条件下苦参在全国的高适宜生境区域主要集中分布在辽东半岛、河北东北部与辽宁西南部的燕山区域、河北与山西交接的太行山区域、陕西南部、甘肃西南部、湖北西部、四川和重庆北部等地区。这些地区是苦参的生态适宜分布区，也是野生苦参资源的重点分布区域，是未来苦参重点保育区。

　　野生苦参在甘肃分布主要在天水、陇南靠近秦岭地区，但随着用药的扩大，人工栽培苦参也在甘肃逐渐出现。近年来，苦参在兰州、成县、岷县等地也进行了人工驯化栽培，但面积较小。河西走廊人工栽培主要在酒泉、武威等地，但因经济效益等原因，推广面积较小。

二、植株形态特征

　　苦参 *Sophora flavescens* Ait.：草本或亚灌木；株高 1~2m；茎皮黄色，具纵纹。羽状复叶 13~25 (29)，小叶椭圆形、卵形或线状披针形，长 3~4cm，先端钝或急尖，基部宽楔形，上面近无毛，下面被白色平伏柔毛或近无毛；托叶披针状线形，长 5~8mm；总状花序顶生，长 15~25cm，疏生多花；花萼斜钟形，长约 7mm，疏被短柔毛；萼齿不明显或呈波状；花冠白或淡黄色，旗瓣倒卵状匙形，长 1.4~1.5cm，翼瓣单侧生，皱折几达顶部，长约 1.3cm，龙骨瓣与翼瓣近等长；雄蕊 10，花丝分离或基部稍连合；子房线形，密被淡黄白色柔毛；荚果线形或钝四棱形，革质，长 5~10cm，种子间稍缢缩，呈不明显串珠状，疏被柔毛或近无毛，成熟后裂成 4 瓣，具 1~5 种子；种子长卵圆形，稍扁，长约 6mm，深红褐色或紫褐色。花期 6~8 月，果期 7~10 月。见图 2-22。

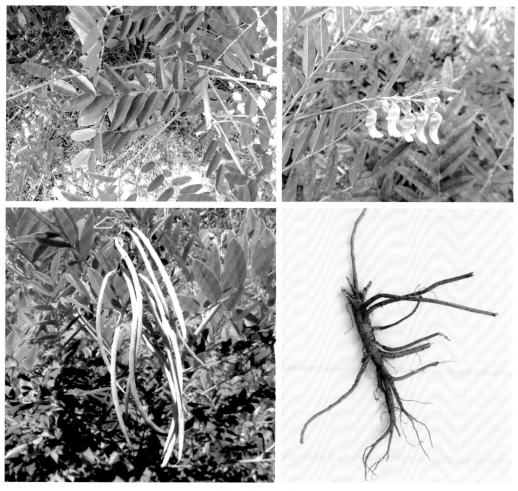

图 2-22　苦参

三、生物学特性

（一）生长发育

1年生苦参根可长至40cm，直径1~1.5cm，单株根系鲜重40g。茎直径0.4cm，高45.5cm，可生长17片左右的复叶，地上部分鲜重29.5g。秋末芦头生出3~5个茎芽，翌年春茎芽横生形成水平地下茎并形成地上植株。第2年秋末地下茎萌生若干茎芽。第3年春横生形成地下茎网络，向上形成地上株群。1年生植株不开花，第2年的可开花结实。花为风虫媒花，可自花或异花授粉。苦参花期较长，同一采种期种子成熟度不一致，成熟度对苦参种子的品质影响较大，为了保证播后种苗齐、苗壮，对苦参种子进行分批采收，成熟一批，采收一批。

（二）苦参种子的生物学特性

1. 形态特征

种子椭圆状或倒卵状球形，表面淡棕褐色或棕褐色，平滑，稍有光泽。顶端钝圆，下端尖，且向腹面突起而呈短鹰嘴状；背面中央可见一纵棱线（有时不甚明显），腹面可见一暗褐色线状种脊，延伸至顶端为一圆点状合点，至近下端相连于一凹窝状种脐。胚略弯生，淡黄色，胚根短小，子叶2枚。肥厚，基部深心形。成熟种子长度5.11~5.38mm，种子宽度3.92~4.18mm，长宽比为1.27~1.41，千粒重40.07~48.67g。

2. 萌发特性

生产上用种子繁殖，但种子发芽困难，发芽期达60d之久，而且发芽率很低，成为苦参生产的一大障碍。苦参种子具有硬实特性，硬实率高达100%。用物理方法沙擦、砂纸摩擦、热水浸种均可破坏种皮，提高种子的发芽势和发芽率。砂纸摩擦可以促进苦参种子的发芽，比沙擦处理效果好。但沙擦或砂纸摩擦处理种子轻重难以掌握，过重易使种皮脱落，种胚受伤，过轻则达不到预期的效果。热水浸种以40min为宜，但发芽率较砂纸摩擦低。98%浓硫酸处理、烫种和砂纸搓摩处理均可提高苦参种子的发芽率，其中以98%浓硫酸处理40min为最佳处理方法；25℃为苦参种子发芽的最适温度；适量的NaCl（<5g/L）有利于提高苦参种子的发芽势和发芽率，高浓度的NaCl（>7g/L）则明显抑制种子萌发。成熟度对苦参种子的外观颜色、千粒重和发芽势都有一定的影响。苦参种子适宜采收期应为完熟期，过早采收容易造成种子发芽势低、硬实率高或重量轻等问题。

3. 寿命与储藏特性

苦参种子的寿命中等。在自然条件下可以贮藏3年，低温保存可延长苦参种子的寿命。

（三）苦参的生殖生物学特性

1. 开花习性

苦参是多年生草本植物，地上部茎叶在冬季枯死。第2年春天从地下茎萌发出新芽，长出新的枝条。每个枝条在接近顶部会产生2~4个小分枝，花序着生在每个分枝顶端。主花序首先开放，花期6~8月。苦参为总状花序，通常29~35朵小花。花序基部的小花最早发育，小花自下而上依次开放。每朵小花开放2~3d。苦参为典型的蝶状花，包括旗瓣、龙骨瓣、翼瓣、10枚雄穗和花柱。随着苦参小花发育成熟，花朵逐渐变大，同时雄蕊和雌蕊呈现非常显著的形态和生理变化。花柱在发育成熟的时候，柱头出现黏液，有助于黏附花粉粒，促进花粉的萌发。雄蕊在发育成熟的时候，花药发生破裂，释放花粉。

2. 传粉特性

苦参小花在开放之前，花粉已经成熟，开始释放。在小花完全开放之后，花粉迅速失活，但是柱头继续伸长，意味着苦参存在异花授粉的可能。异花授粉能够增加群体的遗传多样性，增强对环境的适应性。开花当天苦参花粉的活性最好，但是在72h之内仍然能保持一定活力，意味着苦参花粉有机会被传播得很远。如果进行人工授粉，最好在12h之内使用花粉。花粉的存活时间跟温度有一定的关系，在低温情况下，活力保持时间更长。在育种实践中，可以把花粉放在4℃保存，适当延长花粉的活性，解决花期不遇的问题。苦参的染色体数目为2n=2x=18，x=9。

（四）对环境条件的要求

苦参多生于湿润、肥沃、土层深厚的阴坡、半阴坡或丘陵，也生长于沙漠湿地、灌木草丛。适应性强，对土壤要求不严，具有六喜六耐等特点。喜沙耐黏，苦参喜生于疏松透气的沙壤土或有机质含量高的壤土地。黏土地也可正常生长，红泥夹沙地的苦参，品质优，成分含量高。喜肥耐瘠，苦参产量和品质与肥力呈正相关。其耐瘠薄性也很强，在矸石环境下生长的苦参，不仅生长正常而且苦参总碱含量可高达3%以上。喜湿耐旱，苦参多生长在土壤湿润的阴坡、半阴坡。苦参耐旱性很强，生长在矸石山顶，也不会因暂时的干旱而枯死。喜光耐阴，苦参喜光，耐阴性也很强，在光照郁蔽的灌木杂草丛中也可正常生长。但光照强弱对苦参碱含量高低影响较大，光照强、中、弱环境苦参碱含量依次递减。喜凉耐寒耐高温，苦参耐寒性很强，可在高海拔高纬度地区生长，一般低温环境苦参总碱含量较高。低海拔低纬度地区，植物生长量大，含量中上。喜群耐虫，苦参再生性极强，水平地下茎纵横交错，地上株群集中。温度和降水量是影响苦参分布的主导因子。在苦参的生产实践中，在选取作为选育优质种源的种植基地时要注意当地温度，应优先选择最暖季度平均温度的适宜取值在20~26℃之间的地域。相对于干旱胁迫，苦参植株受涝害影响更严重，高温高湿条件下更容易引起苦参根腐病等病害的发生。苦参在我国高适生区主要分布在我国800mm等降水量线与400mm等降水量线之间。苦参对土壤要求不严，一般沙壤和黏壤上均可生长，为深根性植物，一般选择地下水位低、排水良好地块种植。最佳生长环境：海拔1000~1600m，适宜气温20~25℃，适宜湿度50%~70%，适宜的pH为6.0~7.5，最佳光照时数每日12~14h。苦参喜温暖气候，系深根植物，以土层深厚、肥沃、排水良好的沙壤土和壤土种植为好。低洼易积水之地不宜种植。

四、栽培技术

（一）种质资源

目前苦参优良品种选育进展缓慢，无良种繁育基地和严格的制种技术，无检验规程、种子采收标准和种子种苗质量标准。在苦参生产上所用的种子多数处于半原始的自然采集状态，大多是沿袭多年的农家品种或刚被引种驯化的野生、半野生类型，种子只是药材生产的副产品，变异分化严重，质量较低。

（二）选地整地

1. 选地

选择地势平坦、土层深厚、土壤疏松肥沃、水源充足、富含腐殖质、排水良好的沙壤土，且近年未施用硝态化肥及高毒、高残留农药的田块。上茬作物以禾谷类、薯类作物为好。不宜选用低洼积水地、黏土地，忌连作。

2. 整地

结合耕地底施高效有机复混肥 3000kg/hm²、腐熟农家肥 30~45t/hm²，同时底施过磷酸钙 450~600kg/hm²。深耕纳墒，秋季深耕 25~30cm，破碎坷垃，杀灭虫卵，活化养分。早春进行耙耱整平，为保证土壤墒情，无须翻耕。

（三）繁殖方法

1. 有性繁殖

苦参是中粒种子，千粒重 40~50g，种皮因成熟度不同，呈茶绿色、浅棕色和棕褐色 3 种。种子椭圆形或倒卵状球形，种子长度为 5.11~5.38mm，种子宽度为 3.92~4.18mm，长宽比为 1.27~1.41。种脐凹陷、平滑、有光泽；中央可见一纵棱线。顶端稍尖，下部钝圆，切向腹面突出并呈短鹰嘴状，背面种瘠隆起，种瘠尖端为一合点与下端连接于凹窝的种脐。苦参种子有硬实性。其表面有疏水性的角质层，能阻止水分进入种子。在种脐区域有两层栅栏细胞，成为种子的不透水层。因此苦参种子必须处理后才可播种，否则出苗极不整齐。种子处理方法：种子处理的方法有多种，主要有 3 种：一是砂纸搓磨，用细砂纸摩擦苦参种子，发芽率可达 70%~80%；二是用 65~70℃的热水浸种 2~2.5h，发芽率可达 80%~85%；三是用 95%~98% 的浓硫酸处理种子 60min，可使具有发芽力的种子全部发芽。种子发芽对温度的要求：15℃的条件下 15d 左右发芽出苗，25℃的条件下 10d 左右可出苗。苦参为子叶留土植物，种子小，幼苗顶土力弱，播种后要保持土壤湿润，覆土 1.5~2.5cm 为宜。

2. 无性繁殖

（1）水平地下茎繁殖

苦参为直根系植物，根系由垂直主根、侧根、根茎部萌生的水平地下茎及水平地下茎上的不定根所组成。水平地下茎既可形成若干延伸茎芽，又可于第 2 年萌生出细弱的不定根，是无性繁殖的理想材料。结合采挖苦参可剪截水平地下茎，一芽一截成"T"字形，一株苦参可剪取多个横生茎芽，无茎芽的地下茎可截成 10~12cm 长茎段，均可生成新株。新生根芽生长，形成小植株后母体腐烂。为保证成活，不使细弱的不定根、芽脱水风干，可边剪截边贮放塑料袋中，运送大田按 50cm×40cm 定植。"T"字形茎芽按倒"T"字栽植，挖 10cm 深的穴，老茎水平置于穴底新芽向上，覆湿细土 2~3cm。无芽茎段斜插地中，催根萌芽。

（2）芦头切块分株繁殖

采挖苦参时，将芦头切下，视芦上的越冬芽及须根切块繁殖。秋末或早春苦参休眠期，结合采挖苦参进行，每个切块要有 2~3 个壮芽，1~2 条须根。在整好的大田中按 50cm×40cm 定植，穴深 10cm，每穴栽 1 株，覆土 2~3cm。

3. 育苗移栽

（1）育苗

①选地整地：选择疏松透气的沙壤土或有机质含量高的壤土地。结合整地深翻施入有机肥 45 000kg/hm²、磷酸二铵 300kg/hm²。

②播种：在 4 月上中旬播种，用种 150kg/hm² 左右。

种子处理：可用温汤浸种或沙藏催芽的方法解决苦参种子硬实不易发芽的问题。

播种：有撒播、沟播 2 种方法。

撒播。在整好的苗床上将催芽种子混 3 倍沙子均匀撒在地表，再耙磨 1 次，使种子入土 1~2cm。

沟播。按行距 25~30cm，开深 3cm、播幅宽 10cm 的浅沟，种子和沙土按等分拌匀，一边开沟一边均匀地撒入沟内，覆土 2~3cm 后稍加镇压。

③苗床管理：幼苗最怕干旱，应防止高温、强光。五出复叶后叶面积扩大，光合作用增强，应加强水分、养分供应。齐苗后中耕除草，土壤干旱时及时浇水。

④越冬及起苗：选择在温暖向阳的育苗地，一般翌年春季起苗，可避免冬季贮藏过程中由于贮藏不当引起的烂苗问题，一边起苗一边移栽。秋季起苗，可将种苗在阴凉处苗头朝上，一层苗一层土假植越冬，切忌整把成堆储存，以免发生烂苗。

（2）移栽

选用表皮光滑分叉少、长度 25~35cm、大小均匀的种苗，用 40% 毒死蜱乳油 50mL 兑水 15kg 浸苗，捞出晾干水分，按株距 30cm、行距 40cm、深 15~20cm 随犁沟平栽或斜栽。

（四）田间管理

1. 间苗及补苗

出苗后，当苗高 15cm 左右时，进行间苗处理，每穴留健壮苗 2~3 株，缺苗的及时补苗，保证苗齐、苗全。

2. 中耕除草

苗出齐后进行中耕除草 1 次，此后大约 1 月除草 1 次，平时对于有些生长快的杂草不定期处理，减少对土壤肥料的吸收。

3. 追肥

苦参肥料以农家肥为主，化肥为辅。在第 1 次除草时辅助施第 1 次肥，每亩施人畜粪水 2000kg；当苗高 60cm 左右时，施第 2 次肥，每亩施人畜粪水 2500kg、过磷酸钙 50kg；冬季苗枯后，进行开沟施肥，每亩施堆肥 2000kg、过磷酸钙 50kg，然后把施肥的沟填平。

4. 切断根状茎

1 年生苦参一般不发生地下根状茎，但 2 年生苦参会大量发生，从芦头上长出 10 余个芽，有的甚至超过 20 个，呈水平状向四周生长。一部分长出地面，影响田间通风透光；一部分不出地面，但与根争夺养分。断茎一般可使根条增产 10%~15%。具体方法：早春或初夏，用单腿耧或锄头顺行开沟，沟深 10cm，将横向生长的根状茎切断。

5. 摘花处理

对于不留种的花，为了将养分集中在根部，进行摘花处理，一般在 5 月抽花薹。

6. 合理灌溉

天旱时，对于能灌溉的田块要及时浇灌，保证水分供应。多雨季节时要及时排除积水，防治过多的积水浸泡，引起苦参烂根。

（五）病虫害防治

1. 病害

苦参病害主要有白粉病、叶斑病、根腐病、叶枯病和白锈病等。

白粉病于 7 月开始发病，9 月中旬达高峰期，主要防治措施为选取土层深厚、排水良好的沙壤土种植，同时增施有机肥料。此外，也可采取移栽前用哈茨木霉菌 300 倍液浸根；发病初期用 1% 申嗪霉素 1000 倍液灌根，7d 灌 1 次，连灌 3 次的措施。

叶斑病一般仅在 7 月发病，可通过与禾本科作物轮作的方式预防，也可用农药多氧清、百菌清、托布津、波尔多液和石硫合剂等，按剂量规定防治，一般 7~10d 喷施 1 次，连续喷施 3~5 次。

根腐病一般于高温多雨季节发生，轮作倒茬是防治根腐病的主要手段，此外也可在发病初期用50%多菌灵500~800倍液，或2.5%咯菌腈FS1000倍液，或30%噁霉灵+25%咪鲜胺按1:1复配1000倍液灌根，7d喷灌1次，喷灌3次以上。

叶枯病于8月上旬至9月上旬发病，用50%多菌灵可湿性粉剂600倍液或50%甲基托布津500~800倍液喷洒，7d喷洒1次，连续2~3次。

白锈病多在秋末冬初或初春发生，主要采取烧毁或深埋病株、与禾本科或豆科作物轮作等措施防治，40%咯菌腈可湿性粉剂3000倍液等喷洒治理，7~12d喷1次，连续喷2~3次。

2. 虫害

苦参虫害主要有芫青、蚜虫、草地螟、小地老虎、蝼蛄、钻心虫和食心虫等。芫青主要在5月上中旬发生，可采用50%乐果800~1000倍液喷杀。蚜虫一般于高温天气发生，可采用清园、黄板诱杀、10%吡虫啉可湿性粉剂1000倍液或40%乐果1500~2000倍液喷雾防治。草地螟一般6~9月发生危害，可采用除草灭卵，低毒农药防治。小地老虎和蝼蛄在播种至苗期发生，可采用药剂拌种（60g/L吡虫啉以种药比80:1拌种）、清园和黑光灯诱杀等措施。此外，钻心虫和食心虫一般于7月上中旬产卵发生危害，可根据虫情确定防治措施。

五、留种技术

（一）选地

选择土层深厚、疏松、排水良好的沙壤地块，在播种前深翻耙耱整平，施入充分腐熟有机肥45 000~60 000kg/hm²、复合肥450kg/hm²。用40%辛硫磷乳油22.5kg/hm²进行土壤消毒。

（二）种子田栽植

选择有芽头、无病斑、无腐烂的优质苦参苗，按株距80~100cm，挖30cm左右深坑栽植，要求根系展开，根头部距土壤表面5~10cm，栽植后将覆土踩实，以利保墒。

（三）田间管理

栽植后于4月中下旬出苗。苗出齐后应浅锄1次，在春季干旱的情况下可适当缓解旱情，还可除掉刚出土的幼小杂草。以后视当年降雨量及杂草生长情况及时除草，防止杂草徒长。

（四）采收种子

苦参栽植后第2年开始采收种子，从第3年开始进入种子生产的高产期。由于苦参种子成熟期不一致，分多次采收。如采收过早则种子太幼嫩，发芽率低，过迟种子会脱落。采收后的果荚要及时运到通风、干燥、无污染的室内或篷布上摊开晾晒，厚度5cm，经过7~10d的通风干燥，即可脱粒。经过拣选晾晒至全干后装入麻袋储藏，储藏期间要经常检查，防止霉变、鼠害。

六、采收与加工

（一）采收

苦参栽后2~3年即可收获，于每年冬季茎叶枯黄后至翌春萌发前挖取全根，10~11月为苦参的最佳采挖期。

（二）初加工

将采挖的全根再按根条的生长状况，将其分割成单根，然后除去芦头和细根，晒干或炕干即成商品。鲜根切成1cm厚的圆片或斜片。晒干或烘干即成苦参片。一般亩产350~500kg，以无芦头、条匀、断面色黄白者为佳。

（三）药材质量标准

按照《中华人民共和国药典》2020 年版一部规定，苦参药材按干燥品计算，含苦参碱（$C_{15}H_{24}N_2O$）和氧化苦参碱（$C_{15}H_{24}N_2O_2$）的总量不得少于 1.2%。

七、包装、贮藏与运输

（一）包装

1. 包装材料

无毒聚乙烯包装袋，规格 300mm×250mm（长×宽）。

瓦楞纸箱，规格 800mm×300mm×450mm（长×宽×高）。

黑褐色牛皮纸，底侧面规格 1700mm×300mm（长×宽），正面规格 800mm×450mm（长×宽），顶面规格 800mm×300mm（长×宽）。

2. 包装标识

（1）袋外标识

聚乙烯包装袋表面应印有绿色楷体文字"中药材：苦参"。

（2）袋内标识

聚乙烯包装袋内应装有纸质说明书，说明书必须标明：商标、品名、等级、净重、生产单位、产地、质检人员、包装人员、验收人员。

（3）箱外标识

瓦楞纸包装箱箱体应贴有标签，标签应标明：商标、药材名称、等级、规格、重量、包件号码、产地、生产单位、批号、生产日期、保质期、有效成分含量等。

3. 包装方法

（1）装袋

用无毒聚乙烯包装袋包装，每袋分装 1kg，误差控制在±10g，装入一张文字朝外的说明书，真空包装。

（2）装箱

在瓦楞纸箱内用黑褐色牛皮纸垫衬和覆盖，每箱装 12 袋，封箱，箱体应标注品名、规格、数量、重量、批号、生产单位、装箱人代号章等。

（二）贮藏

仓库应通风、干燥、阴凉、无异味、避光、无污染并具有防鼠、防虫的实施。相对湿度45%~60%，温度控制在 0~20℃之间，药材应存放在货架上，与地面距离 15cm，与墙壁距离 50cm，堆放层数为 8 层以内。贮存期间应注意防止虫蛀、霉变、破损等现象发生，做好定期检查养护。

（三）运输

运输应选清洁、干燥、无异味、无污染的工具，防雨、防潮、防暴晒、防污染，严禁与可能污染的货物混装运输。

参考文献

[1]国家药典委员会.中华人民共和国药典:2020年版 一部[M].北京:中国医药科技出版社,2020.

[2]程红玉.苦参种子发芽特性及水分和盐碱对幼苗胁迫效应的研究[D].兰州:甘肃农业大学,2008.

[3]崔芬芬.苦参种子硬实性研究及SfHs1-1基因克隆与表达分析[D].太原:山西农业大学,2019.

[4]任巍威.药用植物苦参组织培养的研究[D].太原:山西农业大学,2013.

[5]李彩红.苦参和枇杷叶的质量评价方法研究[D].南京:南京中医药大学,2021.

[6]刘秀金.苦参化学成分及其生物活性研究[D].兰州:兰州大学,2007.

[7]朱丽君.苦参有效部位化学研究[D].北京:北京中医药大学,2007.

[8]王静妮.苦参中生物碱成分的提取及抗肿瘤活性研究[D].南宁:广西医科大学,2006.

[9]李凡,杨远贵,谷丽华,等.苦参的化学成分及生物活性研究进展[J].上海:上海中医药杂志,2021,55(10):84-100.

[10]苏丽丽.苦参的化学成分及药理作用研究进展[J].化学工程师,2021,35(3):58-61.

[11]苏佳昇,李晓霞,蒋雅娴,等.苦参化学成分与药理作用研究进展[J].湖北农业科学,2021,60(1):5-9.

[12]于娜,范红艳.苦参黄酮类化合物药理作用的研究进展[J].吉林医药学院学报,2021,42(4):304-307.

[13]刘福顺,陈媛媛,李宗谕,等.ALA对盐胁迫下苦参种子萌发及幼苗生理特性的影响[J/OL].分子植物育种:1-7[2022-06-30].

[14]裴毅,杨雪君,聂江力,等.NaCl和NaHCO₃胁迫对苦参种子萌发的影响[J].时珍国医国药,2016,27(11):2752-2755.

[15]程红玉,方子森,纪瑛,等.NaCl胁迫对苦参种子萌发和幼苗生长的影响[J].甘肃农业大学学报,2008,43(06):90-93.

[16]吴尚英,李安平,关扎根,等.不同成熟度对苦参种子品质的影响[J].种子,2014,33(2):65-66.

[17]孟玲.不同处理对苦参种子发芽的影响[J].山西林业科技,2022,51(1):16-18.

[18]邹林有,陈垣.不同处理方法对苦参种子发芽特性的影响[J].甘肃农业大学学报,2008(5):80-83.

[19]吴尚英,李安平,关扎根,等.不同种源苦参种子生物学特性的研究[J].种子,2012,31(11):70-72.

[20]崔芬芬,陈亮,曹亚萍,等.不同种源苦参种子质量标准指标及硬实破除方法研究[J].中国种业,2019(4):55-57.

[21]黄宗才,金坤,徐钰林,等.苦参种子的硬实特性及处理技术研究[J].种子,2009,28(12):82-84.

[22]程红玉,方子森,纪瑛,等.苦参种子发芽特性研究[J].种子,2010,29(11):38-41.

[23]李安平,吴尚英,关扎根,等.苦参种子质量检验方法的研究[J].中国农学通报,2013,29(16):175-180.

［24］刘霞宇,乔永刚,陈亮,等.温度及光照对苦参种子萌发的影响[J].山西农业科学,2017,45（2）:206-207,210.

［25］张涛,胡菀,贾天娇,等.气候变化条件下苦参在我国潜在分布区的预测分析[J].广西植物,2022,42（3）:349-362.

［26］申国安,吴尚英,王玉龙,等.苦参开花和授粉生物学特性的研究[J].中国现代中药,2021,23（10）:1776-1780.

［27］刘君如,张彦,杨黎燕,等.苦参本草考证道地性与现代研究[J].中医药导报,2021,27（7）:78-81.

［28］王梦桐,孙莹莹,荣树良,等.不同产地苦参质量评价[J].中成药,2020,42（12）:3350-3352.

［29］姚运生,张俊国,王莹,等.苦参植株形态特征及生物量的相关分析[J].中药材,2020,43（11）:2635-2638.

［30］乔永刚,贺嘉欣,王勇飞,等.药用植物苦参的叶绿体基因组及其特征分析[J].药学学报,2019,54（11）:2106-2112.

［31］雷海英,侯沁文,白凤麟,等.八种不同产地苦参的染色体数目及核型分析[J].植物生理学报,2019,55（7）:967-974.

［32］丛薇,李波,张颖,等.不同生产区域栽培苦参与产量相关性研究[J].现代中药研究与实践,2018,32（2）:1-3.

［33］纪瑛,杜彦斌,王斌,等.不同来源地苦参生长动态的研究[J].草业科学,2011,28（5）:802-806.

［34］张弩.不同播期和施肥对苦参生物产量及生物碱含量的影响[D].兰州:甘肃农业大学,2009.

［35］纪瑛.氮磷钾肥对苦参生长和生物总碱的效应[D].兰州:甘肃农业大学,2008.

［36］张宁.外源物质对苦参光合生理及次生代谢调控研究[D].太原:山西农业大学,2019.

［37］陈静,王淑美,孟江,等.不同生长年限苦参不同部位的生物碱含量[J].中国实验方剂学杂志,2013,19（7）:80-84.

［38］张庆霞,纪瑛,高峰,等.不同移栽密度对苦参生长动态的影响[J].草业科学,2013,30（10）:1608-1612.

［39］纪瑛,张庆霞,蔺海明,等.氮肥对苦参生长和生物总碱的效应[J].草业学报,2009,18（3）:159-164.

［40］魏红国,关扎根,王玉龙,等.氮磷钾单因素施肥对苦参干物质积累及苦参碱含量的影响[J].山西农业科学,2016,44（9）:1334-1337.

［41］李安平,郭华,王芳.苦参不同采挖期生物碱含量调查[J].山西农业科学,2009,37（11）:18-19,22.

［42］马洪娜,李煦照,檀龙颜.苦参繁殖与栽培技术的研究进展[J].种子,2018,37（1）:56-61.

［43］韩亚平,雷振宏,赵丹,等.苦参规范化栽培技术[J].现代农业科技,2015（18）:107,110.

［44］郭吉刚,关扎根.苦参生物学特性及栽培技术研究[J].山西中医学院学报,2005（2）:45-47.

［45］梁昌俊.岷县苦参引种栽培技术[J].农业科技与信息,2018（1）:16-17.

［46］郭华,关扎根,刘金红,等.中药材苦参施肥方法研究[J].宁夏农林科技,2013,54（1）:47-48,54.

［47］苏雅乐其其格,宋桂云,孙德志,等.种植年限对栽培苦参土壤理化性质的影响[J].内蒙古民族大学学报（自然科学版）,2019,34（1）:49-54.

第十一节　秦　艽

一、概述

秦艽为常用中药材，味辛、苦，性平，归胃、肝、胆经，祛风湿、清湿热、止痹痛、退虚热，临床主要用于治疗风湿痹痛、中风半身不遂、筋脉拘挛等。2020 年版《中华人民共和国药典》收载秦艽的基原为龙胆科植物秦艽 *Gentiana macrophylla*、麻花秦艽 *Gentiana straminea*、粗茎秦艽 *Gentiana crassicaulis* 或小秦艽（达乌里秦艽）*Gentiana dahurica* 的干燥根。均属于龙胆科 Gentianaceae 龙胆属 *Gentiana* 秦艽组 Sect. Cruciata 多年生草本植物。4 种秦艽基源植物产地及分布生境见表 2-17。

表 2-17　秦艽基源植物主产地及分布生境

基源植物	主产地	海拔 /m	生境
秦艽	新疆、宁夏、陕西、山西、河北、内蒙古及东北地区	400~2400	生于河滩、路旁、水沟边、山坡草地、草甸、林下及林缘
麻花秦艽	西藏、四川、青海、甘肃、宁夏及湖北西部	2000~4950	生于高山草甸、灌丛、林下、林间空地、山沟、多石干山坡及河滩等地
粗茎秦艽	西藏东南部、云南、四川、贵州西北部、青海东南部、甘肃南部，在云南丽江有栽培	2100~4500	生于山坡草地、山坡路旁、高山草甸、撂荒地、灌丛中、林下及林缘
小秦艽（达乌里秦艽）	四川北部及西北部、西北、华北、东北等地区	870~4500	生于田边、路旁、河滩、湖边沙地、水沟边、向阳山坡及干草原等地

（《中国植物志》第 7 卷）

本草考证表明，汉代至魏晋因本草记载不详，不能考证其确切基原；南北朝秦艽主要产于四川北部，基原以麻花秦艽、秦艽为主；唐代秦艽主产区为甘肃、陕西，以秦艽为药材主要来源；宋代本草记载图文并茂，植物特征也更为详细，基原以管花秦艽、秦艽为主；明清时期秦艽以纹路评定药材品质，并以纹路左旋者逐渐成为主流。通过综合分析，历代本草所述秦艽基原，主要有秦艽、麻花秦艽、小秦艽和管花秦艽 4 种。其中管花秦艽目前虽仅定义为地方习用品，然而其在历代本草中多有使用的迹象不可被否认。后经不断完善，逐渐形成了以 2020 年版《中华人民共和国药典》规定龙胆科植物秦艽、麻花秦艽、粗茎秦艽和小秦艽 4 种基原为正品。

产地变迁考证表明，自汉魏至民国末，秦艽产区整体上经历了四川中部（汉魏）—四川西北、东北部（南北朝）—陕西、甘肃黄土高原（唐初）—甘肃西南、陕西东南部（北宋）—陕西宝鸡周边（明清）—陕西北部、西南部（民国末）的产地变迁。结合基原考证，南北朝时期以四川北部所产麻花秦艽、秦艽为最佳；唐代初期以陕西、甘肃交界六盘山一带所产秦艽为主流；北宋时期，昔日秦艽产区逐渐变为战争前线，秦艽产区分别向东、西两个方向转移，逐渐形成以管花秦艽为主的甘肃临夏、祁连山一带和以秦艽为主的陕西东部两个新产区；明清时期，随着人口增加，药材需求量也有了新要求，包括陕西、甘肃、宁夏、山西、湖北、四川、云南均有秦艽药材产出，但就其品质仍以我国西北部为主流。

　　《中华人民共和国药典》2020年版所收载中药秦艽的基源植物为龙胆科植物秦艽、麻花秦艽、粗茎秦艽和小秦艽，此4种秦艽都属于秦艽组。秦艽产于新疆、宁夏、陕西、山西、河北、内蒙古及东北地区。麻花秦艽产于西藏、四川、青海、甘肃、宁夏及湖北西部。俄罗斯及蒙古也有分布。粗茎秦艽产西藏东南部、云南、四川、贵州西北部、青海东南部、甘肃南部，在云南丽江有栽培。小秦艽也叫达乌里秦艽，产四川北部及西北部、西北、华北、东北等地区。

　　甘肃秦艽主要分布在天水、陇南及庆阳、平凉一带，靠近陕西，也是古代秦艽的主产地，为秦艽的道地产区，但因人类的活动，野生资源破坏严重，传统意义上的道地产区已很少见野生资源。麻花秦艽分布海拔较高，主要分布在民乐、山丹、天祝、古浪、榆中、永登、舟曲、卓尼、临潭、迭部、玛曲、夏河、岷县、肃南、漳县等地。粗茎秦艽主要分布在甘肃南部的玛曲、碌曲、舟曲、临潭等青藏高原地区。小秦艽（达乌里秦艽）主要分布在张掖、山丹、肃北、肃南、武威、天祝等祁连山地区及中部和西南部的甘南藏族自治州、白银、平凉、定西、兰州、临夏等地，东部庆阳环县等地也有分布。

　　秦艽中含有多种化学成分，主要有环烯醚萜类、木脂素类、黄酮类、三萜类、生物碱类、甾体、多糖及微量元素等成分。现代药理学研究表明，秦艽具有抗炎镇痛、保肝、抗病毒、抗肿瘤、免疫抑制、降压等作用，临床用于祛风湿痹痛、退虚热、筋脉拘挛、骨蒸潮热、湿热黄疸等病症。

　　河西走廊秦艽种类为麻花秦艽和小秦艽。主要分布在祁连山北坡的天祝、古浪、凉州、永昌、山丹、民乐、肃南和肃北（不包括马鬃山）等县区。近年来，在天祝、山丹、民乐等地也进行麻花秦艽的人工栽培，但面积较小。本节内容主要就麻花秦艽*Gentiana straminea*的栽培技术进行论述。

二、植株形态特征

　　秦艽*Gentiana macrophylla*、麻花秦艽*Gentiana straminea*、粗茎秦艽*Gentiana crassicaulis*和小秦艽（达乌里秦艽）*Gentiana dahurica* 4种秦艽的基原植物中河西地区自然分布仅有麻花秦艽和小秦艽（达乌里秦艽），种植的仅有麻花秦艽，因此，在此仅对麻花秦艽和小秦艽进行形态描述。

　　麻花秦艽*Gentiana straminea*：多年生草本，高10~35cm，全株光滑无毛，基部被枯存的纤维状叶鞘包裹。须根多数，扭结成一个粗大、圆锥形的根。枝多数丛生，斜升，黄绿色，稀带紫红色，近圆形。莲座丛叶宽披针形或卵状椭圆形，长6~20cm，宽0.8~4cm，两端渐狭，边缘平滑或微粗糙，叶脉3~5条，在两面均明显，并在下面突起，叶柄宽，膜质，长2~4cm，包被于枯存的纤维状叶鞘中；茎生叶小，线状披针形至线形，长2.5~8cm，宽0.5~1cm，两端渐狭，边缘平滑或微粗糙，叶柄宽，长0.5~2.5cm，愈向茎上部叶愈小，柄愈短。聚伞花序顶生及腋生，排列成疏松的花序；花梗斜伸，黄绿色，稀带紫红色，不等长，总花梗长达9cm，小花梗长达4cm；花萼筒膜质，黄绿色，长1.5~2cm，一侧开裂呈佛焰苞状，萼齿2~5个，甚小，钻形，长0.5~1mm，稀线形，不等长，长3~10mm；花冠黄绿色，喉部具多数绿色斑点，有时外面带紫色或蓝灰色，漏斗形，长（3）3.5~4.5cm，裂片卵形或卵状三角形，长5~6mm，先端钝，全缘，褶偏斜，三角形，长2~3mm，先端钝，全缘或边缘啮蚀形；雄蕊着生于冠筒中下部，整齐，花丝线状钻形，长11~15mm，花药狭矩圆形，长2~3mm；子房披针形或线形，长12~20mm，两端渐狭，柄长5~8mm，花柱线形，连柱头长3~5mm，柱头2裂。蒴果内藏，椭圆状披针形，长2.5~3cm，先端渐狭，基部钝，柄长7~12mm；种子褐色，有光泽，狭矩圆形，长1.1~1.3mm，表面有细网纹。染色体2n=52。花果期7~10月。见图2-23。

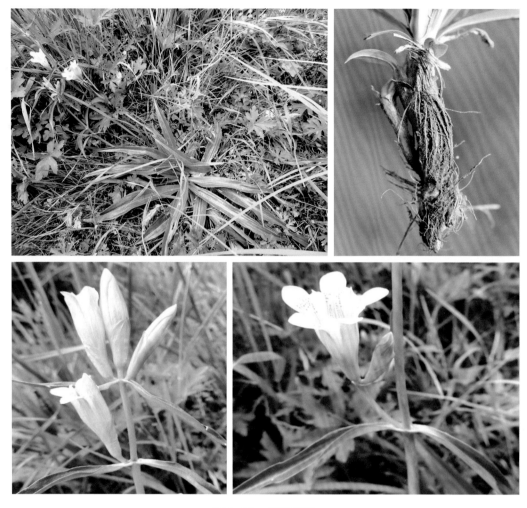

图 2-23 麻花秦艽

　　小秦艽（达乌里秦艽）*Gentiana dahurica*：多年生草本，高 10~20cm，全株光滑无毛，基部被枯存的纤维状叶鞘包裹。须根多条，向左扭结成一个圆锥形的根。枝多数丛生，斜升，黄绿色或紫红色，近圆形，光滑。莲座丛叶披针形或线状椭圆形。长 5~15cm，宽 0.8~1.4cm，先端渐尖，基部渐狭，边缘粗糙，叶脉 3~5，在两面均明显，并在下面突起，叶柄宽，扁平，膜质，长 2~4cm，包被于枯存的纤维状叶鞘中；茎生叶少数，线状披针形至线形，长 2~5cm，宽 0.2~0.4cm，先端渐尖，基部渐狭，边缘粗糙，叶脉 1~3，在两面均明显，中脉在下面突起，叶柄宽，长 0.5~10cm，愈向茎上部叶愈小，柄愈短。聚伞花序顶生及腋生，排列成疏松的花序；花梗斜伸，黄绿色或紫红色，极不等长，总花梗长至 5.5cm，小花梗长至 3cm；花萼筒膜质，黄绿色或带紫红色，筒形，长 7~10mm，不裂，稀一侧浅裂，裂片 5，不整齐，线形，绿色，长 3~8mm，先端渐尖，边缘粗糙，背面脉不明显，弯缺宽，圆形或截形；花冠深蓝色，有时喉部具多数黄色斑点，筒形或漏斗形，长 3.5~4.5cm，裂片卵形或卵状椭圆形，长 5~7mm，先端钝，全缘，褶整齐，三角形或卵形，长 1.5~2mm，先端钝，全缘或边缘啮蚀形；雄蕊着生于冠筒中下部，整齐，花丝线状钻形，长 1~1.2cm，花药矩圆形，长 2~3mm；子房无柄，披针形或线形，长 18~23mm，先端渐尖，花柱线形，连柱头长 2~4mm，柱头 2裂。蒴果内藏，无柄，狭椭圆形，长 2.5~3cm；种子淡褐色，有光泽，矩圆形，长 1.3~1.5mm，表面有细网纹。染色体 2n=26。花果期 7~9 月。见图 2-24。

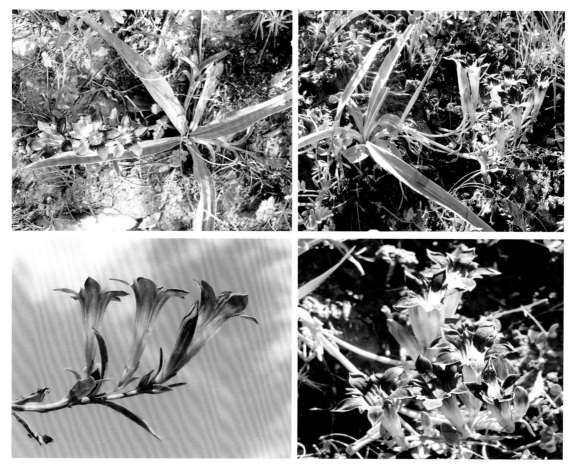

图 2-24　小秦艽（达乌里秦艽）

三、生物学特性

（一）生长发育

麻花秦艽喜欢潮湿气候，耐寒性较高，怕强光。生长过程对土壤要求较低，但要尽量选择疏松和肥沃的腐殖土，以沙壤土为佳。麻花秦艽地下部分可耐受–25℃的温度。在干旱季节时，容易出现灼伤的现象。叶片在强光的照射之下极容易变黄并且枯萎。每年，麻花秦艽在根茎位置会长出一个地上茎，生长时间长的地上茎多为簇生。一般在每年 5 月下旬返青，6 月下旬开花，8 月种子成熟，年生育期大概为 100d。在低海拔且比较温暖的地区，麻花秦艽花期、果期都会推迟，生长期会延长。低温环境适合种子发芽，发芽适宜温度为 20℃，温度达到 30℃时则会抑制种子发芽。使用 500mg/L 赤霉素溶液将种子泡 24h，可加快种子发芽。麻花秦艽为耐阴植物，其净光合速率日变化呈双峰曲线，存在明显的"光合午休"现象。

（二）麻花秦艽种子的生物学特性

1. 形态特征

麻花秦艽种子以矩圆形、褐色为主，多具光泽；种子长度在 1.0~1.6mm 之间，宽度在 0.3~0.6mm 之间。显微观察研究发现，麻花秦艽种子表皮具有条形网状纹饰，网纹凸出成脊，脊之间凹陷成网纹，种子基部的尖端具有种脐，下陷为近似圆形。麻花秦艽种子千粒重 0.172g 左右。

2. 萌发特性

麻花秦艽主要依靠种子进行繁殖，其种子体积小，具有后熟作用。在生产实践中，麻花秦艽种子存在发芽率低、发芽不整齐的问题。温度对麻花秦艽种子发芽的影响很大，种子属于中温萌发型，萌发的最适温度为20~25℃，最低萌发温度为8~10℃，超过30℃对种子萌发有明显的抑制作用。麻花秦艽种子属于光敏型的小粒种子，采用光暗交替的培养条件更适合麻花秦艽种子的发芽。麻花秦艽种子具有休眠特性，主要因素是种皮机械障碍和内源抑制物，赤霉素、适宜浓度过氧化氢可显著提高麻花秦艽种子的发芽率；低浓度的NaCl溶液促进种子萌发，而高浓度则抑制种子萌发，从而说明麻花秦艽为非盐生植物，但麻花秦艽种子对盐分有一定耐受力。因此在生产实践中应选择合适的时节、适宜的土壤进行播种，同时可做适当的预处理来提高种子的发芽率。

3. 寿命与储藏特性

麻花秦艽种子的寿命较短。研究发现麻花秦艽种子寿命只有1年，隔年种子在自然条件下保存不能使用，低温保存可延长麻花秦艽种子的寿命。麻花秦艽种子贮藏温度越低，萌发率和发芽势降低越慢，冷藏(4±1)℃是最适宜的储藏方式。

（三）麻花秦艽的生殖生物学特性

1. 开花习性

麻花秦艽的花序为聚伞花序，簇生枝顶呈头状或腋生轮状，花萼呈佛焰苞状。花冠黄绿色。雄蕊5，雌蕊1。子房上位，无柄，中轴胎座。通常1、2年生的麻花秦艽不开花，从第3年起每年开花。麻花秦艽的花期80~90d，为每年的6~8月，盛花期为6月中旬至7月中旬，单花花期6~7d。麻花秦艽每天8:00开始开花，10:00~14:00开花最多，随后随光照强度减弱，花冠逐渐闭合，次日光照射时再展开。麻花秦艽的开花次序是由茎端向下依次开放，同一花序的花期可相差1~1.5个月，即花序上部已形成种子，下部还处于开花期。

2. 花粉生活力测定

花粉生活力强弱直接影响到麻花秦艽的繁殖，花粉活力测定可以用TTC法，麻花秦艽的花粉活力开花当天在80.5%以上，此时柱头不具有可授性。在开花的第3~4d，花粉活力约为60%，此时柱头可授性最佳，之后花粉活力逐渐下降。

3. 传粉特性

麻花秦艽花刚开放时进入雄性阶段，此时花药高于柱头上方，开始散粉，柱头尚未张开。散粉结束时花药向外弯曲贴在花冠壁上，同时柱头伸长高于花药。麻花秦艽在开花的第3d或第4d 12:00~14:00柱头张开，进入雌性阶段。授粉后，柱头变为黄色，子房开始膨大，花冠闭合，再不张开。在阴天或雨天，气温比较低的情况下，麻花秦艽花会暂时性闭合，天气转晴后花冠重新张开。麻花秦艽自交亲和，但必须依赖传粉媒介才能完成授粉过程，其中苏氏熊蜂为其有效而稳定的传粉者；传粉系统为异交（异株、异花）亲和，自交（同株）亲和、单花结实必须依赖授粉者。

4. 灌浆特性

麻花秦艽种子千粒鲜质量在开花后第40d达到最大值，随后迅速下降到接近干质量的水平；麻花秦艽种子籽粒千粒质量变化呈"S"形曲线趋势，符合Logistic方程，花后第4~8d种子千粒鲜质量缓慢增加，灌浆处于渐增期，花后第8~28d种子鲜质量快速增加，灌浆进入快增期，花后第29~40d

为稳增期，鲜质量增加速度趋于平稳，并在花后第 40d 左右千粒鲜质量达到最大值（0.2217g），开花后第 60d 灌浆基本结束。灌浆速率呈"快—慢—快—慢"规律，籽粒脱水速率大致随灌浆的进行而加快，含水量持续下降，含水量下降最快的时期为灌浆高峰结束期。由结果可以看出，麻花秦艽种子籽粒脱水加快、干质量和含水量趋于稳定是种子成熟的标志，采收期应在开花后第 56d 左右（9 月中下旬），蒴果种荚尚未开裂时为最佳，麻花秦艽种子应根据成熟情况采取及时分批采收为宜。生产中可采用鲜种子播种，以提高种子发芽率。

（四）对环境条件的要求

麻花秦艽适宜生长在海拔 1500~3000m，喜潮湿和冷凉气候，耐寒，忌强光，怕积水。土壤选用疏松、肥沃的腐殖土和沙壤土；麻花秦艽的地下部分最低可忍受 –25℃，其茎部可以分生地上茎、平均 1 个/年。生育期 100d 左右。通常每年 5 月下旬返青，6 月下旬开花，8 月种子成熟。在低海拔而较温暖地区，生长期延长。种子发芽最适温度为 20℃ 左右，30℃ 高温则会起到抑制作用。用低浓度赤霉素溶液浸种 24h 可促进种子萌发，种子寿命为 1 年。

四、栽培技术

（一）种质资源

目前，栽培麻花秦艽多采用野生种子采集，直接播种方式进行。

（二）选地整地

1. 选地

生产基地及其周围不得有大气污染源，距公路主干线 50m 以上。海拔一般为 1500~3500m，土层深厚疏松，肥力中上等。前茬以豆类、小麦、玉米、葱、蒜、萝卜等为好，忌重茬。选择土层深厚，栗钙土或灌溉栗钙土、灌淤土、土质为轻壤、中壤或沙壤土。土壤肥沃、疏松，要求有机质含量 ≥1.0%、全氮 ≥1.0mg/kg、碱解氮 ≥100mg/kg、速效磷 ≥20mg/kg、速效钾 ≥100mg/kg、土壤呈中性或微碱性。

2. 整地

深耕具有翻土、松土、混土、碎土的作用，深翻土地可减少越冬害虫，土地整平可防积水，防止流水传染病害和诱发病害发生，因此合理深耕能达到增产的目的。深翻 15~20cm、耙细、耱平。于 10 月上旬结合秋耕基施腐熟优质有机肥 75 000kg/hm²、尿素 300kg/hm²、磷酸二铵 375kg/hm²、硫酸钾 75kg/hm²。在施入底肥的同时，选用 40% 辛硫磷乳油 4500mL/hm²，或 50% 多菌灵可湿性粉剂 30kg/hm² 兑水 225kg 均匀拌入农家肥一并施入土壤，以预防地下病虫害。

（三）繁殖方法

麻花秦艽的繁殖既可用种子直播，又可用育苗移栽，但播种前都需要对种子进行前处理。

1. 种子处理

一般选取新鲜种子在播前用 20℃ 温水进行浸种，同时用 500mg/L 赤霉素或者 1.5% 高锰酸钾浸泡 10min、40kHz 超声处理 15min；或者在 20℃ 恒温条件下用含有 0.2% $FeSO_4$+50mg/L GA3 溶液在黑暗条件下处理 12h 后，再回干进行引发。以上方法均可打破种子休眠，促进种子发芽。

2. 种子直播

麻花秦艽春播在 3~5 月进行，以土壤解冻、气温稳定通过 0℃ 为宜。秋播一般在 10 月，不晚于土壤封冻。按照 45~60kg/hm² 播种量，按照行距 20~30cm 用开沟器开沟，沟深 0.5~1cm，将种子用干净细河沙拌匀，均匀撒入沟内，浅覆土，镇压。播种地块用长麦草进行覆盖，厚 1~2cm。播种后立即喷灌或洒水，均匀湿润覆草和地面。

3. 育苗移栽

育苗时做畦，畦宽 120~250cm，整平畦面，并用木块压实，浇透水，用细沙或干净河沙混匀后撒播在畦面上，然后用细筛均匀撒播，播种量为 7.5kg/hm²，然后覆盖筛过的细沙或干净河沙于畦面，厚约 2mm，再覆盖一层干松针，如需要可搭拱架，上罩农膜，温度保持在 20~25℃。也可采用条播，首先挖沟，规格为行距 20~30cm、深 3cm，接着在沟内均匀撒入拌细土的种子，播种后覆盖薄层细土。播种 7d 后，畦面土壤发白或农膜内壁无水珠，应掀开农膜轻洒水使畦面湿润；出苗期尤其要管理好苗床的温度，为了防止出现烧苗现象，白天要进行通风降温，将小拱棚两头打开，保持通风 3~4h，然后再将小拱棚封严。4 片真叶时适时炼苗，先将松针去除，再慢慢打开农膜，最后撤除农膜和拱架，并及时间苗，株行距控制在 5cm×5cm 比较合理。另外，还要加强肥水管理，做好病虫害防治工作。待下一年苗长出 2 片叶子时，选择合适时间进行移栽。

按株距 10~20cm、行距 20~30cm 移栽。穴深视幼苗根的大小而定，覆土厚 3cm 左右，压实，浇透水。待露出 2 叶片后，盖上薄膜，将苗破出，预防草害并保持土壤湿度。移栽 15 万株/hm² 左右。移栽前对大田进行深耕细耙，并施入农家肥 30t/hm²、磷肥 1500kg/hm²，确保底肥充足。移栽时间为翌年 5 月上旬，选择阴天或下午，在选择好的大田内以 120~150cm 开沟，按行距 20~30cm、株距 10~20cm 移栽麻花秦艽苗。麻花秦艽苗要现起现栽，移栽时要浇足定根水，注意剔除弱苗和病苗；深度根据根系的长短确定，移栽后最好用地膜覆盖，地膜覆盖要按 60cm 宽的畦面进行栽培，每畦可定植 3 行。在麻花秦艽幼苗期要勤浇水，移栽时要浇足定根水，移栽后应及时浇水或灌溉，保持土壤湿润；在干旱季节，易出现灼伤现象，特别是叶片在烈日直射下易变黄和枯萎。麻花秦艽幼苗移栽定植后，要用遮阳网遮阴，待麻花秦艽苗完全成活后及时撤掉遮阳网。

（四）田间管理

1. 直播田间管理

（1）第 1 年田间管理

根据土壤墒情每 10~15d 灌溉 1 次，保持土壤和覆草湿润，直至出苗，齐苗后分 2~3 次揭去覆盖麦草。及时进行田间杂草的清除，揭去覆草后结合行间中耕松土除草 2~3 次。结合浇水在 6 月中下旬追施磷酸二铵 225~300kg/hm²。生长旺盛期（7~8 月）喷施磷酸二氢钾 0.2%~0.3% 溶液 45~75kg/hm²。11 月中旬至 12 月中旬进行冬灌，灌足灌透。

（2）第 2 年田间管理

返青后适时浇水，并追施磷酸二铵 225~300kg/hm²，待 3 叶时按照株距 10~20cm 定苗，保苗株数 2 万~4 万株/亩。生长旺盛期喷施磷酸二氢钾。做好病虫草害的防治。同第 1 年的方式做好冬灌和碾压。

（3）第 3 年田间管理

做好病虫草害防治的同时，在植株现蕾期进行摘花茎，分期分批摘除花茎和花蕾，勿伤叶片和地下部分。地上部分枯黄后采收药材。

2. 移栽大田田间管理

麻花秦艽移栽成活后，在雨季来临前，要进行 1 次松土除草，麻花秦艽种植的追肥要看苗势而定，可结合除草、追施 1 次稀粪水或腐熟农家肥。撒播的当苗高 4~5cm 时要进行间苗，间苗规格为株行距 20cm×30cm；当苗高 6~8cm 时要进行定苗。间、定苗后，为促进生长，要适当浇水施肥。每年都要进行松土除草，一年进行 3~4 次为宜，但要注意不能碰伤幼苗及其茎叶。适时追肥，也可以结合中耕除草进行，追施肥料以农家肥为主，可选用人粪尿或兑水的腐熟油饼，其中人粪尿用量为 22.5~30.0t/hm²，腐熟油饼用量为 750~1500kg/hm² 兑水 22.5t/hm²。也可配施化肥，最好施复合肥，用量为 300kg/hm²，一般在植株封垄降雨后或浇水时撒施。开花期间，可采用叶面喷肥的方式，多次喷施，可选用磷酸二氢钾 4.5kg/hm²。

（五）病虫害防治

1. 病害

在 6~8 月雨量多时，麻花秦艽偶见根腐病、叶斑病和锈病。根腐病发生的主要原因是排水不良，只要在生长期注意排水，一般可避免发生。叶斑病和锈病可用 500 倍多菌灵或 500 倍代森锰锌喷洒，每隔 1 周 1 次，共 3 次。褐斑病：主要危害叶片。6 月开始发生，7~8 月严重，缺肥地块发生比较重。发病先从成叶上产生暗绿色小斑，病斑扩大呈褐色，最后干枯脱落。防治措施：冬季清园烧毁，清除菌源；冬春尽早追肥，提高植株抗性；早期可用 0.5:1:100 波尔多液喷洒预防，6 月开始用 5% 井冈霉素剂 700~1500 倍液喷施。锈病：主要侵染叶片，先在叶表形成泡状小疙，后期破裂散出黄褐色粉末。以忽晴忽雨天气及氮肥过多最为严重。防治措施：清除田间杂草，减少菌源；适当浇水追肥，增施磷钾肥料；幼苗萌芽初期喷洒 50% 硫黄胶悬剂 300~400 倍液，或 20% 石硫合剂 100 倍液，或发病初期喷洒 25% 三唑酮可湿性剂 500~600 倍液，喷 2~3 次。

2. 虫害

麻花秦艽虫害主要有白粉虱、蚜虫，全生育期均可发生。主要以成虫吸食叶片及花丛造成严重脱水而凋萎。防治措施：发现虫害时喷洒 15% 松脂合剂 100 倍液，或 40% 高效氯氰菊酯乳油 1000~1500 倍液，或用 10% 噻嗪酮乳油 1000 倍或 25% 灭螨猛乳油 1000 倍液喷雾，任选一种即可，视虫情决定施药次数。

五、留种技术

（一）基原物种

麻花秦艽 *Gentiana straminea*。

（二）原种

1. 原种田选择

在已确定的气候温和的麻花秦艽生产基地，选择种植小麦、蚕豆或马铃薯等作物 2~3 年，疏松肥沃、土地平整、排灌方便或有水源可喷灌的沙壤土质地块。原种田不宜连作。采种期结束后一次性采收药材，再播种 2 年麦类、豆类、薯类作物后播种秦艽。

2. 原种采种圃

在已有的秦艽种植田，选择长势旺盛、整齐一致的地块，作为采种圃。在开花期，选择植株形状、花冠形态、色泽与原品种标准一致的单株，做好标记。种子成熟期剪下单株花茎，室内复选，严格淘汰变异品种或有变异的单株花茎，中选的单株混合脱粒、晒干、收藏。

3. 原种田播种

（1）整地

前茬收获后及时耕翻，耕深 20~25cm，耙平，拣拾田内杂草及石块，培好田埂。

（2）冬灌

11 月中旬至 12 月上旬冬灌，灌足、灌透。次年 1~2 月镇压，打土保墒。

（3）做畦

按宽 1.5~2.0m 做成小畦，长度根据地块大小决定，畦面要平整，小畦之间留宽 20cm、深 10cm 的沟。

4. 基肥和土壤处理

（1）有机肥

播前施腐熟有机肥 2000~3000kg/亩，腐熟麻渣（菜籽粕饼）50~80kg/亩，草木灰 50~100kg/亩。肥料均匀撒施地表，浅耕（耙）10~20cm，耱平。腐熟有机肥可结合秋耕施用。

有机肥中不得伴有生活垃圾、医院垃圾和工业垃圾。

（2）无机肥

施磷酸二铵 15~20kg/亩，或尿素 10~15kg/亩和过磷酸钙 80~100kg/亩，其他复合化肥按 $N:P_2O_5=1:2$ 的比例折算施用。

（3）基肥

无机肥料与有机肥料同时作基肥施入。

（4）土壤处理

先均匀地撒施有机肥和化肥，然后用 0.5% 辛硫磷颗粒剂（或乳油）2.5kg/亩兑 100 倍水均匀喷雾于地表，立即浅耕（耙），耱平。

5. 播种

（1）播种期

春播：3~5 月，以土壤解冻、气温稳定通过 0℃为宜。秋播：一般在 10 月，不晚于土壤封冻。

（2）播种量

经赤霉素处理的种子，用种量：300~400g/亩。

（3）种子处理

精选原种采收圃采集的种子，除去杂质。种子质量应达到种子分级标准的原种指标。种子用 500mg/L 赤霉素溶液浸泡 24h，倒去溶液，用清洁水冲洗 2~3 遍，再用清洁水浸泡 24h。

（4）播种方法

按行距 30cm，用开沟器开沟，沟深 0.5~1cm。种子用干净细河沙搅拌均匀撒入沟内，浅覆土，镇压。

（5）覆盖

播好种子的地块用长麦草覆盖，覆盖厚度 1~2cm。

（6）浇水

播种后立即喷灌或洒水，均匀湿润覆草和地面。

6. 原种田管理

（1）营养生长期

持续 2 年。

①间苗定苗：齐苗后分 2~3 次揭去覆盖的麦草。当真叶达 4 片时，按株距 10cm 进行间苗，当真叶达 6 片以上时，按株距 25~30cm 定苗。留苗 0.8 万~1.0 万株/亩。

②中耕除草：根据杂草生长情况中耕（松土）除草 2~3 次。中耕宜浅，勿伤及根。

③田间选种：每年在返青、生长旺盛期观察田间植株叶片生长形态、色泽，发现与原品种标准不一致的植株挖出并淘汰掉。

④水肥管理。

浇水：视降雨量和土壤墒情灌溉（或喷灌），保持土壤湿润。不得长时间积水。

追肥：结合浇水于 5 月中下旬追施磷酸二铵 15~20kg/亩，6~7 月结合中耕施入优质有机肥料 1500~2000kg/亩。

根外追肥：生长旺盛期（7~8 月）喷施磷酸二氢钾 0.2%~0.3%溶液 30~50kg/亩，药材丰产王 45g/亩兑水 45kg，两种植物生长剂可混合喷施，连续 2~3 次，间隔时间 10~15d。

⑤病虫草鼠害防治：采用秦艽种植及田间管理生产技术操作规程。

（2）生殖生长期

①生长期：持续 3 年。

②田间管理：水肥管理、中耕除草及病虫草鼠害防治同上。

③田间选种：在盛花期观察植株形态，叶片形状、色泽，花序形态，花冠形状、色泽，发现与原品种标准不一致的变异植株或变异品种植株，及时挖出并淘汰。

7. 种子采收

（1）种子采收期

8 月中旬至 9 月上旬，种子随熟随收。

（2）种子成熟标准

蒴果色泽变紫红，内藏种子色泽变红。

（3）采收方法

种子成熟期，在田间淘汰与原品种标准不一致的变异植株或变异品种植株，选择植株形状、花冠形态、色泽与原品种标准一致的单株，从花梗处剪下果实，晾晒至干燥后脱粒。

（4）种子质量

种子质量应达到秦艽种子分级标准的原种种子指标。

（5）包装

用棉布袋包装，种子袋内外均应有种子标签，标明品种、采收地点、时间、重量、采收人和验收人。

（6）合格种子

用原种种子繁育生产符合质量标准的一级种子和二级种子，生产程序同前。见表 2-18。

表 2-18　麻花秦艽种子分级质量指标

项目	级别		
	原种种子	一级种子	二级种子
纯度/%	>98	>96	>95
千粒重/g 或筛选孔径/mm	>0.2000 >0.45mm 筛上粒	>0.2000 >0.45mm 筛上粒	>0.1500 >0.30mm 筛上粒
生活力/% 或发芽率/%	>96 >25	>90 >25	>85 >20
处理后发芽率/%	>70	>70	>60
净度/%	>95	>95	>95
含水量/%	<10	<10	<10
备注	1. 每个等级内的种子必须具有正常种子的色泽、气味,并无病粒 2. 必须是采收不超过 3 年的种子 3. 种子处理指用赤霉素浸种处理		

（三）种苗

1. 整地和施肥

同原种生产。

2. 播种

（1）播种方法

同原种生产。

（2）播种量

用种量 700~800g/亩。

3. 覆盖

（1）麦草覆盖

播种后的地块用长麦草覆盖，覆盖厚度 1~2cm，立即喷灌或洒水，使麦草和地面湿润。

（2）网棚覆盖

播种时做成 10m×1.2m 小畦，用 2.2m 竹竿搭拱架，上罩 12m×2m 农膜，农膜上盖遮阳网或麦草帘（透光度 25%左右）。

4. 田间管理

（1）苗前管理

每 5d~7d 喷洒 1 次水，使地面保持湿润。遇雨间隔时间延长。

（2）苗期管理

① 揭覆盖：田间普遍出苗后用叉轻轻揭去覆盖麦草。搭建网棚的先揭去膜上遮阳网或麦草帘，掀开棚两头的农膜，待苗长至 6~8 片叶时，撤去农膜和拱架。

②追肥：幼苗达 6 片真叶时喷施磷酸二氢钾 0.2%~0.3%溶液 30~50kg/亩，2~3 次。结合浇水追施磷酸二铵 15kg/亩。

③除草：出苗至 4 片真叶期用镰刀割去杂草，以后用小铲锄草，勿伤苗根。

（3）病虫草鼠害防治

采用秦艽种植和田间管理技术操作规程。

（4）越冬管理

11月中旬至12月上旬浇透冬水，待地面泛白后镇压，打土保墒。

5. 育苗年限

根据育苗基地气候情况，育苗1年或2年后起苗移栽。

六、采收与加工

（一）采收

一般麻花秦艽采挖以栽培3年的最好，根据产量和品质兼顾的要求，采挖宜选择在10~11月，植株地上部分开始枯黄时进行采挖。挖去地面地膜、残枝落叶等地面杂物，然后将根部挖出，注意勿铲伤或铲断麻花秦艽根，抖净泥土，捡出药材。码好装筐后运回加工厂进行初加工。

（二）初加工

用刀切或剪刀剪下茎叶，芦头留0.5cm后将药材放入容器中，用水喷淋冲洗，冲洗表面泥土，冲洗时间不得超出5min。洗净后，在半遮光条件下散开晾至须根完全干燥，主根基本干燥、稍带柔韧性为度。然后按秦艽药材质量分级标准分类，戴手套用手捋，使根系直顺。最后将根晾至完全干燥。

（三）药材质量标准

麻花秦艽 *Gentiana straminea* 根称"麻花艽"，按照药材色泽、纹理、支根、扭曲、茎基、芦下直径、根长、断面和气味，将药材划分为3个规格，见表2-19。

表2-19　麻花秦艽药材商品等级划分

规格	等级	性状描述	
		共同点	区别点
麻花艽	一等	干货。常由数个小根聚集交错缠绕呈辫状或麻花状，有显著的向右扭曲的皱纹，个别左扭。表面棕褐色或黄褐色、粗糙。有裂隙呈网纹状，体轻而疏松。断面常有腐朽的空心，气特殊，味苦涩。无芦头、残基、杂质、虫蛀、霉变	芦下直径大于18mm
	二等		芦下直径5~18mm
	三等		芦下直径小于5mm

（杨燕梅等，2016年）

另本品按照干燥品计算，含龙胆苦苷（$C_{16}H_{20}O_9$）和马钱苷酸（$C_{16}H_{24}O_{10}$）的总量不得少于2.5%。

六、包装、贮藏与运输

（一）包装

1. 包装材料

无毒聚乙烯包装袋，规格300mm×250mm（长×宽）。

瓦楞纸箱，规格800mm×300mm×450mm（长×宽×高）。

黑褐色牛皮纸，底侧面规格1700mm×300mm（长×宽），正面规格800mm×450mm（长×宽），顶面规格 800mm×300mm（长×宽）。

2. 包装标识

（1）袋外标识

聚乙烯包装袋表面应印有绿色楷体文字"中药材：秦艽"。

（2）袋内标识

聚乙烯包装袋内应装有纸质说明书，说明书必须标明：商标、品名、等级、净重、生产单位、产地、质检人员、包装人员、验收人员。

（3）箱外标识

瓦楞纸包装箱箱体应贴有标签，标签应标明：商标、药材名称、等级、规格、重量、包件号码、产地、生产单位、批号、生产日期、保质期、有效成分含量等。

3. 包装方法

（1）装袋

用无毒聚乙烯包装袋包装，每袋分装 1kg，误差控制在±10g，装入一张文字朝外的说明书，真空包装。

（2）装箱

在瓦楞纸箱内用黑褐色牛皮纸垫衬和覆盖，每箱装 12 袋，封箱，箱体应标注品名、规格、数量、重量、批号、生产单位、装箱人代号章等。

（二）贮藏

仓库应通风、干燥、阴凉、无异味、避光、无污染并具有防鼠、防虫的实施，相对湿度 45%~60%，温度控制在 0~20℃之间，药材应存放在货架上，与地面距离 15cm，与墙壁距离 50cm，堆放层数为 8 层以内。贮存期间应注意防止虫蛀、霉变、破损等现象发生，做好定期检查养护。

（三）运输

运输应选清洁、干燥、无异味、无污染的工具，防雨、防潮、防暴晒、防污染，严禁与可能污染的货物混装运输。

参考文献

[1] 国家药典委员会.中华人民共和国药典:2020 年版　一部[M].北京:中国医药科技出版社,2020.

[2] 刘进.麻花秦艽资源调查和种质保存技术研究[D].兰州:甘肃中医学院,2014.

[3] 蔡子平,王宏霞,王国祥,等.濒危药用植物秦艽种子的灌浆特性[J].江苏农业科学,2017,45(23):143-146.

[4] 许东红.不同采收期对秦艽种子发芽率与发芽势的影响[J].农业开发与装备,2016(12):85-86.

[5] 张泽坤,王梓轩,李娅琦,等.不同产地及生长方式秦艽的质量评价研究[J].中南药学,2018,16(11):1598-1603.

[6] 牛晓雪,牟萌,董学会.不同引发因子对秦艽种子萌发、储藏及幼苗生长的影响[J].中药材,2018,41(8):1795-1800.

[7] 贠进泽,金宏荣,姚彦斌,等.不同栽植密度对秦艽保苗率和产量的影响研究[J].中兽医医药杂志,2021,40(4):84-87.

[8] 金宏荣,贠进泽,姚彦斌,等.不同栽植密度对秦艽商品规格等级的影响[J].中兽医医药杂志,

2022,41(2):66-72.

[9] 侯茜,胡锋,张帆,等.不同种质资源和贮藏条件对秦艽种子发芽率的影响[J].中药材,2014,37(11):1936-1937.

[10] 杨晓,马子豪,马婕,等.粗茎秦艽种子萌发过程的转录组及关键因子分析[J].中草药,2021,52(1):219-226.

[11] 崔治家,雷丰顺,卢有媛,等.达乌里秦艽潜在适生分布区研究[J].中国现代中药,2017,19(6):815-820.

[12] 朱田田,晋玲,马晓辉,等.甘肃祁连山地区麻花秦艽UPLC指纹图谱与遗传多样性研究[J].中国药学杂志,2018,53(14):1170-1176.

[13] 张润,陈千良,胡河荷.干燥方法对秦艽药材中有效成分含量的影响[J].时珍国医国药,2019,30(6):1348-1351.

[14] 丰先红,李健,赵艳妮,等.高原秦艽大棚育苗移栽技术[J].农业科技通讯,2019(9):309-311.

[15] 侯茜,胡锋,张帆,等.环境因子对濒危药用植物秦艽种子萌发的影响[J].中国现代中药,2016,18(2):178-180.

[16] 杨燕梅,林丽,卢有媛,等.基于多指标成分分析野生与栽培秦艽药材商品规格等级[J].中国中药杂志,2016,41(5):786-792.

[17] 王圆梦,黄得栋,葛灵辉,等.经典名方中秦艽的本草考证[J].中国实验方剂学杂志,2022,28(10):140-149.

[18] 李兵兵,魏小红,徐严.麻花秦艽种子休眠机理及其破除方法[J].生态学报,2013,33(15):4631-4638.

[19] 徐超,陈海燕,郭鸿雁.宁夏地区秦艽商品规格和等级研究[J].产业与科技论坛,2018,17(14):78-80.

[20] 魏立萍,王富胜.秦艽标准化栽培技术规程[J].甘肃农业科技,2020(1):79-82.

[21] 程庭峰,王环,周党卫,等.秦艽的遗传多样性研究进展[J].中草药,2019,50(15):3720-3728.

[22] 何微微,韦翡翡,吕蓉,等.秦艽的资源现状和可持续利用[J].时珍国医国药,2019,30(7):1754-1756.

[23] 肖良俊,谭岷山,宁德鲁.秦艽高效育苗技术[J].林业科技通讯,2020(8):92-93.

[24] 彭美晨,艾晓辉.秦艽花化学成分、药理作用及其临床应用的研究进展[J].中南药学,2021,19(6):1243-1249.

[25] 杨飞霞,王玉,夏鹏飞,等.秦艽化学成分和药理作用研究进展及质量标志物(Q-marker)的预测分析[J].中草药,2020,51(10):2718-2731.

[26] 李金花,曾锐,李文涛,等.秦艽品质与气候因子相关性分析[J].世界中医药,2016,11(5):801-806.

[27] 魏莉霞,王国祥,漆燕玲,等.秦艽新品种'陇秦1号'和'陇秦2号'[J].园艺学报,2018,45(3):609-610.

[28] 卢有媛,张小波,杨燕梅,等.秦艽药材的品质区划研究[J].中国中药杂志,2016,41(17):3132-3138.

[29] 吴春,陈兴福,杨文钰,等.秦艽质量与产量方程施肥效应研究[J].中药材,2015,38(9):

1798-1803.

[30]王琬,梁宗锁,解娟芳,等.秦艽组植物生物学特性研究进展[J].北方园艺,2014(8):188-192.

[31]檀逸虹,张喜娟,原树生,等.全球气候变化背景下秦艽生态适宜性预测[J].生态学杂志,2020,39(11):3766-3773.

[32]刘德旺,田丽霞,蔡敏,等.小秦艽种子生物学和全球产地适宜性研究[J].时珍国医国药,2022,33(3):690-694.

[33]李亚兄,张萌,尚军.药用植物麻花秦艽种子休眠与萌发特性研究[J].青海草业,2021,30(2):20-22.

[34]曾羽,陈兴福,孟杰,等.移栽期及移栽方法对秦艽产、质量的影响初探[J].中药材,2016,39(6):1212-1216.

第十二节　柴　　胡

一、概述

柴胡药材为伞形科植物柴胡 *Bupleurum chinense* DC.或狭叶柴胡 *Bupleurum scorzonerifolium* Willd.的干燥根。按性状不同,分别习称"北柴胡"和"南柴胡"。春、秋二季采挖,除去茎叶和泥沙,干燥。北柴胡呈圆柱形或长圆锥形,长 6~15cm,直径 0.3~0.8cm。根头膨大,顶端残留 3~15 个茎基或短纤维状叶基,下部分枝。表面黑褐色或浅棕色,具纵皱纹、支根痕及皮孔。质硬而韧,不易折断,断面显纤维性,皮部浅棕色,木部黄白色。气微香,味微苦。南柴胡根较细,圆锥形,顶端有多数细毛状枯叶纤维,下部多不分枝或稍分枝。表面红棕色或黑棕色,靠近根头处多具细密环纹。质稍软,易折断,断面略平坦,不显纤维性。具败油气。北柴胡又名韭叶柴胡、津柴胡,其主根较粗大,棕褐色,质坚硬,也被称为"硬苗柴胡",主要分布于我国东北、华北、西北、华东和华中各地。现用的北柴胡多为其本种及 3 个变型,分别为北京柴胡 *Bupleurum chinense* f. *pekinense*、百花山柴胡 *Bupleurum chinense* f. *octoradiatum* 以及多伞北柴胡 *Bupleurum chinense* f. *chiliosciadium*。狭叶柴胡 *Bupleurum scorzonerifolium* Willd.《中国植物志》所载为红柴胡,东北又称香柴胡,北方又称软柴胡。现用的南柴胡多为红柴胡及 2 种变型长伞红柴胡 *Bupleurum scorzonerifolium* f. *longiradiatum* 和少花红柴胡 *Bupleurum scorzonerifolium* f. *pauciflorum*。红柴胡广布于我国黑龙江、吉林、辽宁、河北、山东、山西、陕西、江苏、安徽、广西及内蒙古、甘肃诸省区。生于干燥的草原及向阳山坡上、灌木林边缘,海拔160~2250m。

本草研究表明,在唐朝之前,中医使用的柴胡应为功效相似的一类柴胡属植物,后来逐步过渡到混用伞形科狭叶柴胡 *Bupleurum scorzonerifolium*、银州柴胡 *Bupleurum yinchowense*、石竹科银柴胡 *Stellaria dichotoma* var. *lanceolata* 等多种植物,到明清时期才将石竹科银柴胡从柴胡中区分出来,进一步明晰了其功效与柴胡有很大不同。明朝时出现了"北柴胡"的称谓,"南柴胡"的称谓则出现于民国时期。随着柴胡分类研究的深入,"北柴胡"和"南柴胡"逐渐与柴胡属植物柴胡 *Bupleurum chinense*、狭叶柴胡 *Bupleurum scorzonerifolium* 一一对应。

柴胡味辛、苦,性微寒。归肝、胆、肺经。具有疏散退热,疏肝解郁,升举阳气之功效。主要用于感冒发热，寒热往来，胸胁胀痛，月经不调，子宫脱垂，脱肛等症。

皂苷类化合物是北柴胡中的主要化学成分，也是其发挥药理药效的最重要的成分。北柴胡含有多种挥发油类化合物，是其发挥解热、抗炎作用的主要成分。北柴胡根中的黄酮类成分含量较低，其主要存在于非药用部位的茎叶中。北柴胡中多糖类化合物主要由 L-阿拉伯糖基［阿拉伯聚糖（AG）型果胶］、核糖基、D-木糖基、L-鼠李糖基Ⅰ型聚鼠李半乳糖醛酸（RG-Ⅰ）、Ⅱ型聚鼠李半乳糖醛酸（RG-Ⅱ）、D-葡萄糖基（D-木糖、D-葡萄糖）、D-半乳糖基［均聚半乳糖醛酸（HG）］等组成，此外还有少量的柴胡多糖-Ⅲ-5311、柴胡多糖2Ⅱb、柴胡多糖2Ⅱc。脱肠草素、七叶亭、蒿属香豆素、白柠檬素和白蜡树亭等属于简单香豆素，也是柴胡药材中主要的香豆素类成分。柴胡中除了以上化学成分外，还发现了豆甾醇、赪桐甾醇、豆甾-7-烯醇葡萄糖苷、色氨酸、岩芹酸、木脂素、尿苷和腺苷等化合物。

以往柴胡供给多依靠野生品，但现有野生资源量已不足以满足市场需求，这不单是因为野生资源大量减少，也因为柴胡需求量在逐年上升。目前，柴胡种植面积较大的省份是甘肃、山西和陕西，其次是黑龙江、内蒙古、河南和河北。甘肃是目前我国栽培柴胡面积最大和产量最高省份。甘肃柴胡主要种植区域以陇西为中心，分布于定西市各县，鼎盛时期曾达到14万亩的种植面积。甘肃陇西在20世纪80年代开始种植柴胡，2003年是柴胡种植的鼎盛时期，仅陇西马河镇的种植面积就多达1.5万亩，占可耕地面积的1/3，成了当地农民脱贫致富的支柱产业。随后几年陇南市宕昌、武都，临夏市康乐、和政，甘南州临潭、卓尼，河西的金昌、天祝、武威等地也大量发展，种植规模达5万亩左右，使甘肃家种柴胡面积和产量跃居全国之首。现在，陇西的文峰和首阳柴胡种植面积在3万亩以上，甘南的临潭及河西走廊等地也有较大面积的栽培。陇西等地以对待农作物的方式来种植管理柴胡，将柴胡的种子撒在向阳的山坡或耕地上，或与玉米等其他农作物套种，待柴胡生长2年左右，在秋末冬初采收。采收时，将地上部分在花期收割，运到四川等地当柴胡使用；等1个月之后，再将根部挖出，销往全国各地的药材市场，或被药厂或药材公司收购。河西地区的金昌、天祝、武威有小面积种植。近年来因经济效益低等原因，甘肃柴胡面积呈现下降的趋势。河西走廊栽培柴胡多为北柴胡，本栽培技术主要针对北柴胡进行阐述。

二、植株形态特征

柴胡 *Bupleurum chinense*：多年生草本，高50~85cm。主根较粗大，棕褐色，质坚硬。茎单一或数茎，表面有细纵槽纹，实心，上部多回分枝，微作"之"字形曲折。基生叶倒披针形或狭椭圆形，长4~7cm，宽6~8mm，顶端渐尖，基部收缩成柄，早枯落；茎中部叶倒披针形或广线状披针形，长4~12cm，宽6~18mm，有时达3cm，顶端渐尖或急尖，有短芒尖头，基部收缩成叶鞘抱茎，脉7~9，叶表面鲜绿色，背面淡绿色，常有白霜；茎顶部叶同形，但更小。复伞形花序很多，花序梗细，常水平伸出，形成疏松的圆锥状；总苞片2~3，或无，甚小，狭披针形，长1~5mm，宽0.5~1mm，3脉，很少1或5脉；伞辐3~8，纤细，不等长，长1~3cm；小总苞片5，披针形，长3~3.5mm，宽0.6~1mm，顶端尖锐，3脉，向叶背凸出；小伞直径4~6mm，花5~10；花柄长1mm；花直径1.2~1.8mm；花瓣鲜黄色，上部向内折，中肋隆起，小舌片矩圆形，顶端2浅裂；花柱基深黄色，宽于子房。果广椭圆形，棕色，两侧略扁，长约3mm，宽约2mm，棱狭翼状，淡棕色，每棱槽油管3，很少4，合生面4条。花期9月，果期10月。见图2-25。

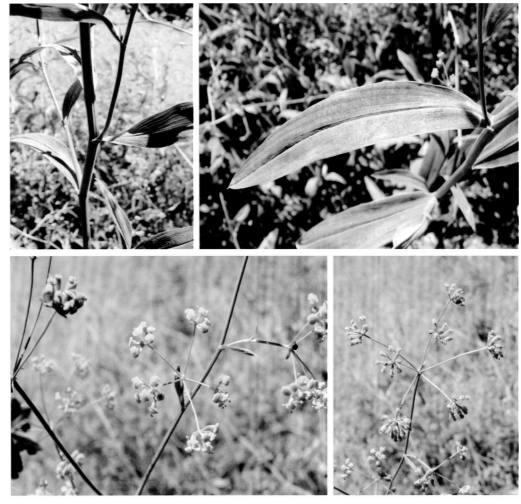

图 2-25　柴胡

狭叶柴胡 *Bupleurum scorzonerifolium*：多年生草本，高 30~60cm。主根发达，圆锥形，支根稀少，深红棕色，表面略皱缩，上端有横环纹，下部有纵纹，质疏松而脆。茎单一或 2~3，基部密覆叶柄残余纤维，细圆，有细纵槽纹，茎上部有多回分枝，略呈"之"字形弯曲，并成圆锥状。叶细线形，基生叶下部略收缩成叶柄，其他均无柄，叶长 6~16cm，宽 2~7mm，顶端长渐尖，基部稍变窄抱茎，质厚，稍硬挺，常对折或内卷，3~5 脉，向叶背凸出，两脉间有隐约平行的细脉，叶缘白色，骨质，上部叶小，同形。伞形花序自叶腋间抽出，花序多，直径 1.2~4cm，形成较疏松的圆锥花序；伞辐(3)4~6(8)，长 1~2cm，很细，弧形弯曲；总苞片 1~3，极细小，针形，长 1~5mm，宽 0.5~1mm，1~3 脉，有时紧贴伞辐，常早落；小伞形花序直径 4~6mm，小总苞片 5，紧贴小伞，线状披针形，长 2.5~4mm，宽 0.5~1mm，细而尖锐，等于或略超过花时小伞形花序；小伞形花序有花(6)9~11(15)，花柄长 1~1.5mm；花瓣黄色，舌片几与花瓣的对半等长，顶端 2 浅裂；花柱基厚垫状，宽于子房，深黄色，柱头向两侧弯曲；子房主棱明显，表面常有白霜。果广椭圆形，长 2.5mm，宽 2mm，深褐色，棱浅褐色，粗钝凸出，油管每棱槽中 5~6，合生面 4~6。花期 7~8 月，果期 8~9 月。见图 2-26。

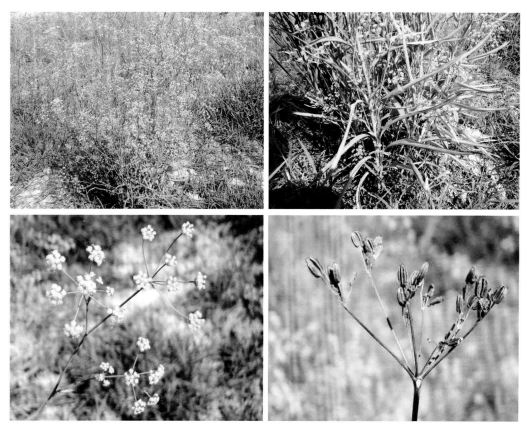

图 2-26　狭叶柴胡

三、生物学特性

(一)生长发育

柴胡为冬性多年生草本植物,只有经过低温过程才能抽薹开花结实,其入药部位根系只有经过 1 年以上时间的生长才可能达到药典要求。柴胡喜温暖、湿润环境,适应性较强,耐干旱,怕水涝,耐寒性强。野生柴胡一般生长于较干燥的山坡、林缘或草丛等处,人工种植宜选择肥沃疏松的沙壤土或腐殖质土壤,柴胡生长良好,盐碱地及排水不良的黏土地不宜种植。柴胡主根呈圆锥形,多有分枝,质坚硬。双悬果宽椭圆形,扁平,长 2.5~3mm,分果有 5 条明显的主棱。在柴胡发芽生长的头一年,只有少量的开花结果(主要是春季种植的柴胡),一般集中在第 2 年开花结种子。2 年生及 2 年以上的柴胡干燥根的长度一般在 8~15cm,直径一般在 0.3~0.8cm。

柴胡个体发育可划分营养生长期和生殖生长期,物候期为返青期、苗期、抽茎拔节期、孕蕾期、开花期、坐果期、果熟期和枯萎期。年生育期为 180~220d,植株呈单茎或丛生,株高 65~90cm。柴胡苗期基生叶生长较快,根部生长迅速,拔节后生长重心转向生殖生长。柴胡根干重与叶面积指数及光能利用率成正相关性。同时,柴胡对温度的适应能力较强,具有很强的抗寒能力,其幼苗能抵御–22℃的低温。另外,海拔对柴胡生物量和皂苷含量有影响,低海拔地区根重、株高、根径和皂苷含量高;高海拔地区叶片和根长较大。多年生柴胡的根在第一年生长较快,之后处于缓慢增长状态。其根重在 3~4 月返青期时快速增长,至 6~7 月开花期增长速度最快,在 8~9 月增长速度逐渐变缓,进入 10 月结实期后再次增长速度加快,至越冬期根重稍微下降。柴胡种子干物质积累趋势呈"S"形曲线,快增期在花后 25~34d,开花后 46d 灌浆基本结束。灌浆速率呈"快—慢—快—慢"规律。

开花后 28d 开始柴胡种子的灌浆速率迅速下降，至开花后 43d 后趋于稳定，种子脱水速率和种子千粒鲜重达到最大。种子发芽质量与千粒重呈极显著正相关，与种子含水量呈极显著负相关。柴胡种子应在花后 52d 左右采收最佳，此时种子含水量 10%左右，发芽率为 34.33%。

1 年生柴胡在出苗的前 1 个月中，株高、叶数、茎粗均增长缓慢，对不良环境的抗性很弱，需覆草保护，合理灌溉，才能保证出苗和幼苗发育良好，这也是获得柴胡丰产的基础。从 1 年生柴胡的不同时期株高、叶数增长、曲线来看，8 月初至 9 月中旬，柴胡生长速度最快，所以这阶段其营养及水分必须保证合理供应。

（二）种子的生物学特性

1. 形态特征

柴胡种子包在双悬果内。果实形状为椭圆形，颜色大致为黄褐色，长 2.4~3.3mm，宽 0.8~1.1mm，有 5 个明显的果棱。柴胡种子的发芽最低温度为 7.5℃，最高为 30℃，适宜发芽温度范围为 15~25℃，最适宜发芽温度为 20℃，柴胡种子的千粒重一般为 0.8~1.6g。

2. 萌发特性

柴胡种子采收后胚未发育完全，即使在适宜的环境下仍不能萌发，具有胚休眠特性。刚收获的柴胡种子处于胚未完全成熟阶段，采摘并常温储存 5 个月后，柴胡种胚的体积为刚采摘体积的 3 倍，种子发芽率最高达到 65%。

柴胡种子播种后第 12d 开始发芽，第 16~18d、20~24d 为两个发芽高峰期，第 32d 发芽率最高 39.2%。4℃低温贮藏 40d 和 150mg/L GA3 浸种 24h 处理可显著提高种子发芽势、发芽率及简化活力指数。也可以用经 1.0mol/L 的 $KMnO_4$、0.5g/L 硫酸锰浸种，1.0%酵母浸膏液浸种，水杨酸 0.05mmoL/L+壳寡糖 10mg/mL 浸种，壳聚糖 10mg/mL+224.3μg/mL 茉莉酸甲酯浸种处理种子来提高发芽率。40℃左右的温水浸种 6~8h 后进行播种对柴胡种子出苗率有显著提高作用。

3. 寿命与储藏特性

北柴胡种子不耐贮藏，贮藏 3 年以上种子极不易发芽，属短命种子。

（三）对环境条件的要求

柴胡耐瘠薄，适应性强。一般在山坡、林缘、林隙、沟边、路旁、草地等处野生。柴胡幼苗喜温暖潮湿环境，生长后能耐旱、耐寒，但不宜淹水。柴胡适宜栽培条件为：年平均气温 3~9℃，无霜期 100~150d，海拔 500~1500m，年降水量 300~700mm，7 月最高气温不超过 23℃，昼夜温差大（超过 15℃）。影响柴胡适生区分布的主导环境因子为最湿月份降水量、最干季度平均温度以及海拔。最干季度平均温度的适宜区间为 8.91~4.78℃；最湿月份降水量的适宜区间为 99.41~213.36mm，约 142.5mm 时最适宜。柴胡抗寒性较强，冬季最低气温低至-41℃的情况下也能正常自然越冬，其优质产地的降雨量临界值表现为早春≥30mm、夏秋≤215mm。

四、栽培技术

（一）种质资源

目前柴胡的栽培品种主要是野生种家种，关于柴胡优良品种选育的工作已有不少报道。2003 年，魏建和等采用集团选育法选育出了北柴胡第 1 代新品种'中柴 1 号'，使种子萌发率、产量、品质有了很大提高和改善。2009 年，郑亭亭等在'中柴 1 号'的基础上采用系统选育法获得了北柴胡新品种'中柴 2 号'和'中柴 3 号'，其整齐度提高，柴胡皂苷含量分别达到 1.3%和 1.0%，为北柴胡的推广栽培提供了优质的种源。2011 年，甘肃省采用株系选育法从野生北柴胡群体中选育出柴胡新品系 JX06-1-6。2014 年，四川德培源中药材科技有限公司从引种的北柴胡中选育出了北柴胡新品种'川北柴 1 号'，发芽率及出苗时间显著优于四川柴胡地方种及'中柴 1 号'，后续又选育出了'川红柴 1 号'。2017 年，河北涉县农业科技推广中心和涉县擎阳种业有限责任公司选育出了适合北方旱作区种植的柴胡新品种'冀柴 1 号'。河西走廊栽培柴胡多引自陇西种，选择陇柴 1 号、中柴 3 号等优良品种生长 2 年以上的健壮植株所结出的种子。

（二）选地整地

柴胡标准化栽培要求种植地及周边环境无污染，土壤环境及气候条件、灌溉用水等经检测应达到国际规定的规范化标准。柴胡是根类药材，整地时要求深耕细耙。整地前，施入充分腐熟的厩肥或圈肥 30 000~50 000kg/hm²、过磷酸钙 45kg/hm²，施肥后翻深 25~30cm，耙细整平，做 1~1.3cm 宽的平畦或 30cm 宽的高垄。深翻后土壤疏松，保水保肥的能力增强，有利于柴胡吸收养分和根系生长。高垄可以提高地温，增大昼夜温差，有利于柴胡的生长。

（三）繁殖方法

柴胡多采用种子直播。春播于 4 月中下旬至 5 月上旬进行，秋播在 10 月上中旬进行。在整好的地块上条播或穴播。畦作的，一般采用顺畦或横畦条播，行距 30cm；山坡地可采用 30cm 行距条播或采用株、行距 25cm×25cm 穴播；垄作的多采用宽行条播。秋播时种子不用处理，可将种子用人粪尿和草木灰拌匀后直接播种。春播时将处理过的种子用人粪尿和草木灰拌匀后再播种。播种时，开沟深 2~3cm，播种沟宜浅不宜深，播种后覆土 1~1.5cm，后稍加镇压。播种后 20d 出苗，每公顷播种量为 10~15kg。河西走廊多采用平作覆黑膜穴播技术，选择 1.5m 的黑膜，整完地后平作覆黑膜，按照 25cm×25cm 进行膜上种葫芦穴播。

种子处理：播前除去杂质和秕籽、霉变、虫伤的种子。为了消除种子携带的病菌，可用 1% 高锰酸钾溶液浸种 5~10min，清水洗净后晾晒，然后用草木灰或细沙拌匀，以便播种。

播种时间：生产上有春播和秋播两种。春播在 4 月下旬至 5 月上旬间进行，可套种；秋播在 10 月上中旬霜降前进行，采用条播和撒播。

播种方式：可采用条播、撒播、套种等方式。

条播：平整好地面，按 20cm 行距开条沟，沟深 2.5~3cm，按播种量 2~3 倍拌入细沙均匀撒入沟内，后覆土 2~3cm，稍加镇压即可，播种量 52.5~60kg/hm²。

撒播：将处理后的种子按播种量 2~3 倍拌入细沙，在整好的地面上均匀撒播种子。播种量与条播相同。

套种：大田中选择与小麦、胡麻、燕麦等作物套种，与套种作物同期播种，柴胡种子 45~60kg/hm²，小麦播种量与常规播种量相同。在整平的地块上先播种小麦等套种作物，播后不再耙耱，将柴胡种子按播种量 2~3 倍拌入细沙均匀撒在田地表面，确保均匀无遗漏，撒播后仔细耙耱。也可以林下套种，笔者课题组在 2 年生扁桃林下采用覆黑膜穴播技术进行了柴胡的栽培，表现良好。

（四）田间管理

1. 间苗、定苗

在柴胡幼苗株高 3~5cm 时间苗，按株距 5~6cm 定苗，撒播按株行距 6~7cm 定苗。缺苗要在阴天傍晚或阴雨天进行补苗移栽。

2. 中耕除草

第 1 年苗高 3cm 时第 1 次除草，以后按杂草情况随时除草。第 2 年当苗高 10cm 时，就进行松土除草，直到苗长到封行为止，除草后需追肥。

3. 追肥

第 2 年要追肥 2 次。第 1 次在 4 月中下旬施硫酸铵 60kg/hm²；第 2 次在 6 月下旬或 7 月上旬施磷酸二铵 150kg/hm²、硫酸钾 75kg/hm²。

4. 水分管理

柴胡出苗前遇干旱需小水勤浇，保证出齐苗；出苗后每次浇水要浇透，浇水后应进行中耕松土，避免土壤板结。因柴胡怕水涝，排水不良会导致柴胡根腐病的发生而造成成片死亡，所以雨季注意排除田间积水。

（五）病虫害防治

1. 防治基本原则

"预防为主，防治结合"，按照病虫害发生的规律，科学地使用物理防治、生物防治与化学防治技术，有效控制柴胡病虫鼠害。严禁使用中药材 GAP 生产规范中禁止使用的农药，严格按照农药使用时间间隔及农药有效期安全使用农药。柴胡的主要病害有根腐病、白粉病、锈病和斑枯病等。柴胡地下害虫有地老虎、蛴螬、金针虫等，地上害虫主要有蚜虫、黄凤蝶等。

2. 病害

（1）根腐病

根腐病为柴胡的主要病害，多发生在高温多雨季节，土壤板结的低洼积水地极易发生根腐病，常造成柴胡成片死亡。发病初期，只是个别支根和须根变褐腐烂，后逐渐向主根蔓延，主根发病后，会导致根部全部腐烂，只剩下外皮，造成植株全株死亡。

防治方法：选择土壤疏松肥沃、排水良好的地块种植，雨季注意排水防涝；选择生长健壮的苗进行移栽；积极防治地下害虫及线虫；收获前增施磷钾肥，增强植株的抗病能力。

药剂防治：发病时用甲基托布津浇灌病株根部，发病初期喷洒百菌清。

（2）白粉病

防治方法：合理规划种植密度及肥料施用，从而使植株生长健壮，增强病害抵抗力；拔除病株，带出田外集中烧毁。

药剂防治：发病初期可选择喷洒 65%福美锌可湿性粉剂 300~500 倍液，也可喷洒 15%粉锈宁可湿性粉剂 1000 倍液或"农抗 120" 200 倍液防治。

（3）斑枯病

防治方法：清洁田园，防止连作。

药剂防治：提前喷施波尔多液进行防治；发病初期用多硫悬浮剂进行喷雾防治，每隔 7~10d 喷 1次，连续喷 2~3 次。

（4）锈病

锈病是由真菌引起的一种病害，主要危害柴胡的茎叶，高温多雨季节发病重。发病初期，植株叶片及茎枝上零星出现锈色斑点，后逐渐遍布全株，严重影响柴胡植株的生长及根部发育。

防治方法：发病初期可用 25%的粉锈宁可湿性粉剂 1000 倍液喷雾防治，每隔 7d 喷 1 次，连续喷施 2~3 次；也可用 65%的代森锌可湿性粉剂 500 倍液喷雾防治，每隔 10d 喷 1 次，连续喷施 2~3 次。

3. 虫害

（1）地下害虫

地下害虫有地老虎、蛴螬、金针虫等，一般杀虫剂就可治愈。

防治方法：用毒饵诱杀，用90%的晶体敌百虫加水喷在油渣上搅拌均匀，傍晚撒施，间隔5m，毒饵用量300kg/hm²。

（2）地上害虫

蚜虫：蚜虫多在柴胡幼苗及早春柴胡植株返青时为害叶片。防治方法：可在蚜虫发生期用40%的乐果乳油1500倍液喷雾防治。

黄凤蝶：属鳞翅目凤蝶科，在1月发生危害。幼虫危害叶、花蕾，吃成最后只剩花梗。防治方法：人工捕杀或用敌百虫800倍液喷杀。

五、留种技术

（一）生产环境

柴胡种子繁育区以海拔1000~2500m为宜。比较理想的土壤为沙质壤土或壤土，土层深厚，土质疏松。柴胡种子繁育田与柴胡生产田之间的隔离带不小于1000m。空气条件以国家大气环境质量GB 3095—2012二级以上标准为准则；土壤环境以国家土壤质量GB 15618—2012二级以上标准为准则；灌溉水条件符合GB 5084—2021标准。

（二）种子选择

选择陇柴1号、中柴3号等优良品种生长2年以上的健壮植株所结出的种子。

（三）选地整地

不宜种植在黏重、积（渍）水、土层薄的地块及沙滩地，种植地以疏松、肥沃、不积水的平地或缓坡山地为宜，土壤pH以中性或偏酸性为宜。播种前先秋耕，越深越好，播前深翻土地20~30cm，打破犁底层，以消灭越冬虫卵、病菌。柴胡种子繁育田与柴胡生产田四周的隔离带应保持800~1000m。

（四）施肥

施用优质农家肥30 000kg/hm²或商品有机肥1500kg/hm²、磷酸二铵300kg/hm²。

（五）播种

1. 种子处理

播前除去杂质和秕籽、霉变、虫伤的种子。为了消除种子携带的病菌，可用1%高锰酸钾溶液浸种5~10min，清水洗净后晾晒，然后用草木灰或细沙拌匀，以便播种。

2. 播种时间

生产上有春播和秋播两种。春播在3月下旬至4月上旬间进行，可套种；秋播在9月中旬霜降前进行，采用条播和撒播。

3. 播种方式

可采用条播、撒播、套种等方式。

条播：平整好地面，按20cm行距开条沟，沟深2.5~3cm，按播种量2~3倍拌入细沙均匀撒入沟内，后覆土1~2cm，稍加镇压即可，播种量52.5~60kg/hm²。

撒播：将处理后的种子按播种量2~3倍拌入细沙，在整好的地面上均匀撒播种子。播种量与条播相同。

套种：大田中选择与小麦、胡麻、燕麦等作物套种，与套种作物同期播种，柴胡种45~60kg/hm²，小麦播种量与常规播种量相同。在整平的地块上先播种小麦等套种作物，播后不再耙糖，将柴胡种子按播种量2~3倍拌入细沙均匀撒在田地表面，确保均匀无遗漏，撒播后仔细耙糖。

4. 田间管理

（1）间苗、定苗

在柴胡幼苗株高3~5cm时间苗，按株距5~6cm定苗，撒播按株行距6~7cm定苗。缺苗要在阴天傍晚或阴雨天进行补苗移栽。

（2）中耕除草

第1年苗高3cm时第1次除草，以后按杂草情况随时除草。第2年当苗高10cm时，就进行松土除草，直到苗长到封行为止，除草后需追肥。

（3）追肥

第2年要追肥2次。第1次在4月中下旬施硫酸铵60kg/hm²；第2次在6月下旬或7月上旬施磷酸二铵150kg/hm²、硫酸钾75kg/hm²。

5. 病虫害防治

同前。

6. 种子采收与管理

（1）采收时间

9~10月间当地上部分茎叶开始枯萎即可采收，采收时应注意选择天气晴朗的时间。

（2）采收方法

用剪刀剪下果穗，摊晒晾干，然后脱粒。种子质量标准见表2-20。

表2-20　柴胡种子质量分级标准

等级	发芽率/%	千粒重/g	净度/%	含水量/%
I	≥75	≥1.12	≥95.4	≤12.3
II	≥63	≥1.04	≥94.4	≤12.3
III	≥52	≥1.03	≥82.6	≤12.3

（赵立子等，2012年）

7. 贮藏及包装

（1）贮藏

将种子保管在通风干燥的地方以防止受潮。注意保持贮藏地的清洁、卫生，防止日晒、雨淋、鼠害。

（2）包装

包装用通透性好的包装容器，应按同品种、同规格分别包装。并标明数量、生产单位、产地、日期。

（3）运输

运输工具必须清洁卫生、干燥、无异味，不应与有毒、有异味、有污染的物品混装混运，运输途中应防雨、防潮、防暴晒。

六、采收与加工

（一）采收

药根在种子播（栽）种 2~3 年后进行采挖，在秋季植株开始枯萎时挖取地下根条。药根采用人工采挖，防止挖断，以保持药材根系的完整性。采挖后抖去泥土，除去茎叶，用清水冲洗根系后晒干即成。然后按照根系的长短粗细分类整理，除去枝杈、残茬，顺直根条，大小一致整齐地捆成小把，即可上市出售。

（二）初加工

柴胡产地加工采用边采集边加工的处理方法，避免柴胡堆积时间过长而腐烂变质，采收时先割去地上部分，然后挖取根，剪去残存的茎基，去除泥土，最后晒干或在 60℃左右的条件下烘干即为成品。8 月时柴胡皂苷 a、d 的含量均达到最高。从柴胡皂苷含量看，柴胡采收期定为 5 月和 8 月较为合适。从提高生产效率以及经济效益的角度来看，以 100℃烘干干燥较为适宜。

（三）药材质量标准

1. 外观性状

北柴胡呈圆柱形或长圆锥形，长 6~15cm，直径 0.3~0.8cm。根头膨大，顶端残留 3~15 个茎基或短纤维状叶基，下部分枝。表面黑褐色或浅棕色，具纵皱纹、支根痕及皮孔。质硬而韧，不易折断，断面显纤维性，皮部浅棕色，木部黄白色。气微香，味微苦。

2. 检测标准

按药典规定，本品按干燥品计算，含柴胡皂苷 a（$C_{42}H_{68}O_{13}$）和柴胡皂苷 d（$C_{42}H_{68}O_{13}$）的总量不得少于 0.30%、水分不得超过 10.0%、总灰分不得超过 8.0%、酸不溶性灰分不得超过 3.0%；照醇溶性浸出物测定法项下的热浸法测定，用乙醇作溶剂，浸出物不得少于 11.0%。

七、包装、贮藏与运输

（一）包装

包装材料要用干燥、清洁、无异味以及不影响药材质量的材料制成。包装要牢固、防潮、不变性，包装材料应易回收、易降解，明确标识品名、规格、产地、重量、批号、日期、编号。

（二）贮藏

产品应贮藏在清洁、干燥、阴凉、通风、无异味的仓库中。

（三）运输

运输工具必须清洁卫生，近期装过农药、化肥、水泥、矿物等的运具，未经消毒严禁运输柴胡。运输途中应注意防潮、防雨淋、防挤压、防摔，不得与农药、化肥等有害物质混运。

参考文献

［1］国家药典委员会.中华人民共和国药典:2020 年版　一部［M］.北京:中国医药科技出版社,2020.

［2］康玮.北方地区栽培柴胡的品种及质量研究［D］.北京:北京中医药大学,2011.

［3］朱洁.柴胡生产关键技术及质量评价研究［D］.咸阳:西北农林科技大学,2014.

［4］袁梦佳.柴胡种子质量及萌发特性的研究［D］.保定:河北农业大学,2021.

［5］张宇.干旱胁迫对柴胡生长及有效成分的影响［D］.咸阳:西北农林科技大学,2016.

[6]王晖.控制抽茎及生殖生长对柴胡根部生长及品质形成的影响及作用机制[D].北京:北京协和医学院,2020.

[7]王辉.六种柴胡类药用植物生长动态与采收期研究[D].兰州:甘肃农业大学,2013.

[8]张改霞.中国栽培柴胡种质调查与鉴定研究[D].北京:北京协和医学院,2020.

[9]陈冰瑞,邹慧,孟祥红,等.气候变化下中国地域内柴胡与狭叶柴胡适生区的分布格局与变迁预测[J/OL].生态学报,2022(20):1-13[2022-07-15].

[10]付静,叶嘉,韩超,等.柴胡主要病害及其防治措施综述[J].安徽农业科学,2022,50(3):30-32.

[11]宋芸,张鑫瑞,李政,等.基于SSR分子标记的柴胡遗传多样性与遗传结构分析[J].药学学报,2022,57(4):1193-1202.

[12]虎小宇.柴胡高产高效栽培技术与管理[J].特种经济动植物,2021,24(8):42-43.

[13]张改霞,王晖,刘杨,等.中国主要栽培柴胡的种质类型调查与分析[J].中国现代中药,2021,23(5):772-780,799.

[14]夏召弟,刘霞.北柴胡化学成分及质量控制方法研究进展[J].中国现代中药,2021,23(5):940-949.

[15]彭莉洁.正宁县柴胡根腐病发病原因初探及防治措施[J].现代农业研究,2021,27(5):146-147.

[16]赵学渊.中药材柴胡种植技术要点[J].农业工程技术,2021,41(2):83-84.

[17]刘照东,杨林林,张阳,等.不同产地北柴胡中柴胡皂苷含量与土壤因子的关系[J].中草药,2020,51(20):5328-5336.

[18]郑雷,王化东,梁雪兰,等.不同柴胡种质干物质积累及种子质量研究[J].北方园艺,2020(19):118-122.

[19]客绍英,张胜珍,王向东,等.柴胡规范化栽培现状与产业发展分析[J].河北农业大学学报(社会科学版),2020,22(4):21-26.

[20]李浩男,翟勇,赵艳,等.割茎对北柴胡根部产量的影响[J].山西农业科学,2020,48(7):1041-1043.

[21]宋展树,卢晶,高丽,等.柴胡残膜穴播高效栽培技术[J].农业科技与信息,2020(11):26-27.

[22]孙婷婷,骆骄阳,徐媛媛,等.柴胡药材质量国际标准现状概述[J].中国中药杂志,2020,45(20):4853-4860.

[23]戚文涛,李剑超,王晨,等.不同地理种源北柴胡种子性状及植株生长分析[J].中国农业科技导报,2020,22(4):68-77.

[24]郑雷,王化东,梁雪兰,等.柴胡生长年限与植株性状及种子质量的关系研究[J].中药材,2020,43(3):519-522.

[25]单红洮,张海耀,董宏昌,等.定西市北柴胡最佳播种时期研究[J].现代农业科技,2020(6):63-64.

[26]李晓微,秦晓辉,金萍,等.北方地区柴胡标准化栽培技术[J].特种经济动植物,2020,23(2):28-29,32.

[27]赵晴,谢红波,央拉,等.基于DNA条形码技术的北柴胡种子分子鉴定[J].中国实验方剂学杂志,2020,26(14):182-189.

［28］吴燕.不同播期对柴胡生长影响的研究初报［J］.农业科技与信息,2019(18):47-48.

［29］王晖,张改霞,杨成民,等.历代本草所用柴胡物种辨析［J］.中草药,2018,49(20):4928-4934.

［30］魏春雷,姚彦红,王兴政.柴胡种子标准化繁育技术研究［J］.农业科技与信息,2018(17):17-18,20.

［31］谭根堂.柴胡种子发芽影响因素研究进展［J］.陕西农业科学,2018,64(4):87-90.

［32］王瑞娟,王辉,晋小军.甘肃中部柴胡适宜采收期研究［J］.甘肃农业科技,2018(1):54-58.

［33］黄涵签,付航,王妍,等.不同处理对北柴胡种子萌发及幼苗生长的影响［J］.中草药,2017,48(24):5247-5251.

［34］马艳芝,王向东,客绍英,等.覆膜处理对北柴胡幼苗生长的影响及评价［J］.农学学报,2017,7(6):67-71.

［35］苏东涛,吴昌娟,郭淑红,等.不同栽培密度对柴胡生长的影响［J］.现代农业科技,2017(1):53-54.

［36］曹爱农,范铭,吕铎,等.追肥对陇中半干旱地区柴胡产量及品质的影响［J］.中药材,2016,39(11):2456-2458.

［37］周海,周锐锋.陇西县柴胡栽培技术［J］.甘肃农业科技,2016(6):85-87.

［38］晋昕,任兵,曹爱农,等.柴胡种子灌浆动态及发芽特性研究［J］.中国中药杂志,2014,39(19):3731-3735.

［39］李志飞,陈兴福,徐进,等.激素处理、光照、温度对北柴胡出苗特性的影响［J］.中国中药杂志,2014,39(08):1401-1406.

［40］崔静.4种柴胡栽培品种种子形态和发芽特性研究［J］.山西农业科学,2013,41(11):1194-1196.

［41］梁乾隆,王长宝,马祥光,等.中国柴胡属染色体数目和核型研究［J］.植物科学学报,2013,31(1):11-22.

［42］赵立子,张婕,魏建和,等.柴胡种子质量分级标准［J］.中国农学通报,2012,28(7):207-211.

［43］王玉庆,杨忠义,杨静,等.黄土高原半干旱区柴胡种植模式［J］.应用生态学报,2011,22(3):825-828.

［44］张阳,李敏,柳林,等.柴胡生长发育规律的分析［J］.中国林副特产,2010(5):45-46.

［45］邹林有,晋小军,陈垣.陇中半干旱地区柴胡种植模式的优化筛选［J］.中国中药杂志,2008(17):2187-2188.

第十三节　赤　芍

一、概述

赤芍为芍药 *Paeonia lactiflora* Pall. 或川赤芍 *Paeonia veitchii* Lynch 的干燥根。别名将离、犁食、离草、婪尾春等。春、秋二季采挖,除去根茎、须根及泥沙,晒干。2020年版《中华人民共和国药典》将药用芍药分为白芍和赤芍,其中白芍为植物芍药 *Paeonia lactiflora* Pall.的根经水煮脱皮晾干的根,具有养血调经、柔肝止痛的功效;赤芍为川赤芍 *Paeonia veitchii* Lynch 或芍药 *Paeonia lactiflora*

Pall.的干燥根，具有清热凉血、散瘀止痛的功效。近代以加工、产地、栽培或野生地作为划分白芍和赤芍的主要依据，即白芍是产于南方的栽培品种，经加工而成；赤芍是产于北方的野生品种，直接晒干使用。研究发现二者含有的化学成分芍药苷存在显著差异，且受加工和环境的影响较小，其差异主要来自野生和栽培芍药群体间遗传上的差异。芍药属植物在中国分布广泛，有 16 个野生种，数百个栽培品种，南北均有分布。芍药是中国的传统名花之一，耐寒冷，不耐涝，喜冷凉天气。芍药栽培较易，适应性强，且属药用兼观赏类植物，为切花和园林绿化的优良花卉。目前，安徽亳州、河南洛阳等地已逐渐发展成栽培、研究中心，形成规模化商品性生产；在美国、加拿大、新西兰等国也有芍药的栽培和应用。芍药在我国主要分布于东北、华北、陕西及甘肃南部。在东北分布于海拔 480~700m 的山坡草地及林下，在其他各省分布于海拔 1000~2300m 的山坡草地。在朝鲜、日本、蒙古国及俄罗斯西伯利亚地区也有分布。在我国各地城市公园多有栽培。甘肃省的兰州、临夏、临洮、陇西等中部地区是芍药主产区。川赤芍分布于西藏东部、四川西部、青海东部、甘肃及陕西南部。

芍药之名始载于《神农本草经》，已有 3000 多年的栽培历史。《神农本草经》称芍药可"止痛"，能治"邪气腹痛，除血痹，破坚积"。芍药配甘草，酸苦甘温相合，化阴和血，濡养筋脉，其突出的功能是舒挛止痛。白芍主要治疗头晕、肢体痉挛、自汗和月经不调等症状；赤芍主要用于清热凉血、活血祛瘀等。此外，芍药还常与其他中草药复配使用，如芍药甘草汤、八珍汤、芍药甘草附子汤、当归芍药散等都含有芍药。芍药苷对蜂毒引起痛觉具有明显的缓解效果，对蜂毒引起的继发性痛觉过敏、原发性痛觉过敏有明显的治疗效果。芍药苷药理作用主要具有镇痛、镇静、抗惊厥作用，抗血小板聚集作用，解痉作用，扩张血管作用和抗血栓形成的作用，抗炎、抗溃疡和抗过敏的作用，调节免疫力作用等。因此，被许多国家广泛用作药材和保健类食品。

二、植株形态特征

芍药 *Paeonia lactiflora* Pall.：多年生草本。根粗壮，分枝黑褐色。茎高 40~70cm，无毛。下部茎生叶为二回三出复叶，上部茎生叶为三出复叶；小叶狭卵形、椭圆形或披针形，顶端渐尖，基部楔形或偏斜，边缘具白色骨质细齿，两面无毛，背面沿叶脉疏生短柔毛。花数朵，生茎顶和叶腋，有时仅顶端一朵开放，直径 8~11.5cm；苞片 4~5，披针形，大小不等；萼片 4，宽卵形或近圆形，长 1~1.5cm，宽 1~1.7cm；花瓣 9~13，倒卵形，长 3.5~6cm，宽 1.5~4.5cm，白、粉、红等多色，有时基部具深紫色斑块；花丝长 0.7~1.2cm，黄色；花盘浅杯状，包裹心皮基部，顶端裂片钝圆；心皮（2）4~5，无毛。蓇葖长 2.5~3cm，直径 1.2~1.5cm，顶端具喙。花期 5~6 月，果期 8~9 月。见图 2-27。

川赤芍 *Paeonia veitchii* Lynch：多年生草本。根圆柱形，直径 1.5~2cm。茎高 30~80cm，少有 1m 以上，无毛。叶为二回三出复叶，叶片轮廓宽卵形，长 7.5~20cm；小叶成羽状分裂，裂片窄披针形至披针形，宽 4~16mm，顶端渐尖，全缘，表面深绿色，沿叶脉疏生短柔毛，背面淡绿色，无毛；叶柄长 3~9cm。花 2~4 朵，生茎顶端及叶腋，有时仅顶端一朵开放，直径 4.2~10cm；苞片 2~3，分裂或不裂，披针形，大小不等；萼片 4，宽卵形，长 1.7cm，宽 1~1.4cm；花瓣 6~9，倒卵形，长 3~4cm，宽 1.5~3cm，紫红色或粉红色；花丝长 5~10mm；花盘肉质，仅包裹心皮基部；心皮 2~3（5），密生黄色绒毛。蓇葖长 1~2cm，密生黄色绒毛。花期 5~6 月，果期 7 月。见图 2-28。

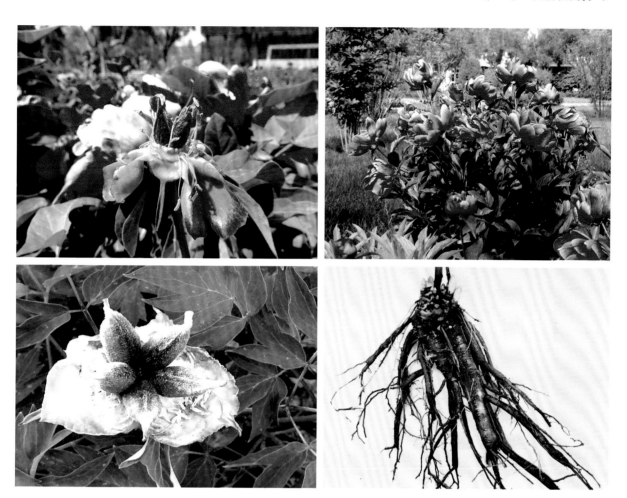

图 2-27　芍药

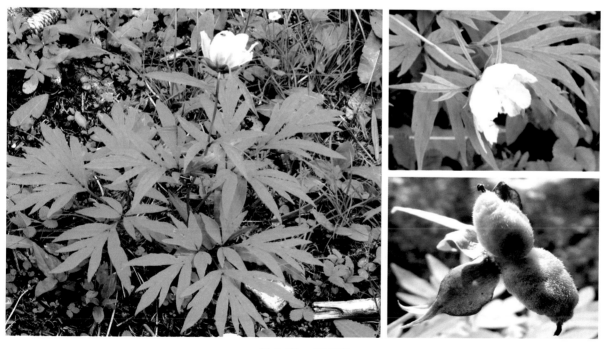

图 2-28　川赤芍

三、生物学特性

（一）生长发育

芍药是多年生草本植物，从种子的萌发一直到死亡，经历了生长、开花、结实、衰老、死亡等生命过程。就播种的实生苗来说，生命周期可以分为3个发育时期：幼年期、成年期、衰老期。幼年期指的是从种子萌芽到开花前，约有4年。播种出苗后第1年株高约为4cm，长1~2片叶子，根长10cm左右，根上部比较粗，直径0.5cm左右；到了次年春天，株高长到8cm左右，甚至一些长势旺盛的植株可以达到15~30cm，株丛幅度可以达到30cm左右；到了第3年春天的时候，极少数的植株能够开花，株高为20~60cm，主根发达，株丛幅度30~40cm；到了第4年植株都可以开花。进入成年期以后，植株生长旺盛，开花繁多。若环境适宜，管理措施到位，成年期可以持续20~30年。但是对于分株苗来说是直接进入成年期，20~30年后直接衰老死亡。年周期是芍药植株在一年当中随着气候节律的变化而产生的一种阶段性的变化，这种变化主要表现在生长期和休眠期的交替变化。其中以休眠期的春化阶段和生长期的光照阶段最为关键。芍药的春化阶段要求是0℃的低温下进行，经过40d左右的时间完成，之后混合芽才能萌动生长。由于芍药是长日照植物，要求在长日照下发育开花，混合芽萌发后，若是光照不足或者是在短日照情况下，可能会造成只长叶不开花，或者开花不正常。

芍药的裸芽生命周期是2年，鳞芽的生命周期是3年。由于芍药的芽是地下型混合芽，萌发后伸出地面，既能抽枝长叶又能现蕾开花。混合芽是母代芽，而鳞芽和叶原基腋内的腋芽原基是子代芽的原始体。春天鳞芽萌发的时候，子代裸芽随母代混合芽的节间伸长而露出地面，形成了主干上的花枝或者分枝，其子代鳞芽不露出地面。等到秋后地上的部分枯萎，在芍药根颈部最上端的子代鳞芽就成了所谓的"顶芽"。到了第2年，子代鳞芽就萌发出土，伸枝，展叶，开花，结果。

（二）芍药种子的生物学特性

1. 形态特征

芍药的果实为蓇葖果，呈纺锤形、椭圆形、瓶形等；或有细茸毛，有小突尖；2~8枚离生，由单心皮构成，子房1室，内含种子多粒，黑色或黑褐色，呈圆形、长圆形或尖圆形。

2. 萌发特性

芍药种子有休眠特性，休眠较为复杂，分为上胚轴休眠（胚芽休眠）和下胚轴休眠（胚根休眠）两个不同阶段的休眠，两个阶段的确切时长和解除条件尚不完全明确。与下胚轴休眠相比，芍药种子上胚轴的休眠更为深沉和复杂，难以打破，这可能是芍药种子萌发过程中出现萌发缓慢、发芽不整齐、发芽率低等情况的主要原因。休眠原因大体可以归结为两种：分别是种子内萌发抑制物质的作用以及种皮及其附属物造成的萌发障碍。萌发抑制物是导致芍药种子休眠的一个重要因素，萌发抑制物存在于芍药种皮和胚中。萌发抑制物主要有2,4-二叔丁基苯酚、邻苯二甲酸二丁酯、邻苯二甲酸二异丁酯、邻苯二甲酸二丙酯和乙烯等。芍药种皮对种子萌发的阻碍主要表现在种皮具有紧密的细胞排列结构，致使种皮透水、透气困难，阻止水分和氧气的进入，从而影响种子呼吸，同时种皮中含有的酚类物质氧化也会消耗氧气和水分。

在解除种子下胚轴休眠和促进胚根生长方面，主要的处理方法有机械破皮、激素处理、高温或低温处理、使用不同萌发介质、不同化学试剂处理等。①种皮机械障碍及外胚乳的约束力造成芍药种子休眠，需要提前对芍药种子进行破皮处理以便打破种子休眠，促进种子萌发；②需要低温处理打破上胚轴的休眠；③内源激素的变化导致的芍药种子休眠，可以通过激素处理刺激芍药种子萌发；④磁场处理、层积处理、沙藏和化学药剂处理相结合的方式可以打破芍药种子休眠。

在相同温度、湿度、介质的条件下，用硫酸处理芍药种子、500mg/L GA3 浸泡 12h 的处理对芍药种子萌发生根的影响优于其他处理，生根启动日早，生根率、生根势、生根指数最高。

3. 寿命与储藏特性

芍药种子的寿命约为 1 年。芍药种子宜随采随播，或用湿沙层积于阴凉处，不能晒干，晒干不易发芽。

（三）对环境条件的要求

芍药适宜温和气候，喜阳光充足，背阴地或荫蔽度大则生长不良、产量不高。耐寒，冬季培土能安全越冬。一般 10 月下旬地冻前，在离地面 8cm 处剪去枝叶，并于根际培土，即可安全越冬。芍药也耐高温，在 42℃ 高温下能越夏。抗干旱，怕潮湿，怕积水，平时不需灌溉。对土壤要求疏松、肥沃，土层较深厚，排水良好，以沙质壤土、夹沙黄泥土或淤积泥沙壤土为好，盐碱地不宜栽种。忌连作，可与草红花、雪菊、小麦、豆科作物轮作。

四、栽培技术

（一）种质资源

药用芍药品种相对单一，花色主要为红色或粉红色。目前我国药用芍药有 6 个栽培品种，分别为亳州芍药、菏泽芍药、白花川芍药、红花川芍药、白花杭芍药和红花杭芍药。甘肃引种驯化的芍药品种大多为川芍药，其根粗且长、芽粉色、芽数多、芍药苷含量高。

（二）选地整地

芍药喜温暖湿润气候，耐严寒。宜选向阳、地势干燥、土层深厚、排水良好、疏松肥沃、富含腐殖质的沙土壤或沙淤两合土栽培。芍药不宜连作，一般需间隔 2~3 年后再栽种，前茬选择豆科作物为好，产区多与小麦、红花、菊花、豆类等轮作。栽种前应精耕细作，结合耕地每亩施腐熟的厩肥或堆肥 3000~4000kg，然后深翻土地 30~60cm，耙平做垄，垄宽 1.2~1.5m，高 30~40cm，沟宽 30cm。垄上铺黑膜，有利于防治杂草蔓延，在栽培地四周，还要开设排水沟，以利排水。

（三）繁殖方法

芍药的繁殖方式主要有芍头繁殖、分根繁殖和种子繁殖。

1. 芍头繁殖

在收获芍药时，切下根部加工成药材。选取形体粗壮、芽苞饱满、色泽鲜艳、无病虫害的芽头作繁殖用。切下的芽头以留有 4~6cm 的根为好，过短难于吸收土壤中养分，过长影响主根的生长。然后按芍头的大小、芽苞的多少，顺其自然用不锈钢刀切成 2~4 块，每块有 2~3 个芽苞。将切下的芍头置室内晾干切口，便可种植。若不能及时栽种，也可暂时沙藏或窖藏。沙藏的方法：选平坦高燥处，挖宽 70cm、深 20cm 的坑，长度视芍头的多少而定，坑的底层放 6cm 厚的沙土，然后放上一层芍头，芽苞朝上，再盖一层沙土，厚 5~10cm，芽苞露出土面，以后经常检查贮藏情况，保持沙土不干燥为原则。储备到 9 月下旬至 10 月上旬取出栽种。栽时按行、株距 60cm×40cm 开穴，穴深 10~15cm，穴径 15~20cm，栽前先在穴底施入适量腐熟的厩肥或火土灰，肥上覆一层薄土，每穴放入健壮芍芽 1~2 个，芽苞朝上，用手覆土固定芍芽，以芍头在地表以下 3~5cm 为宜。栽后施以腐熟的人畜粪水，再盖原土，将垄面耧成龟背形即可。防治杂草可覆盖黑膜，每亩栽芍头 2500 株左右。

2. 分根繁殖

在收获芍药时，切下粗壮的根部加工成药材。选择铅笔粗细的芍根，按其芽和根的自然形状切分成 2~4 株，每株留芽和根 1~2 个，根长宜 18~22cm，剪去过长的根和侧根，供栽种用。每亩用种根 100~120kg。

3. 种子繁殖

8 月中下旬，采集成熟而籽粒饱满的种子，随采随播。若暂不播种，应立即用湿润黄沙（1 份种子，3 份沙）混拌贮藏于阴凉通风处，至 9 月中下旬播种。播种可采用条播法，按行距 20~25cm 开沟，沟深 3~5cm，先在沟内淋入清淡粪水，将种子均匀地撒入沟内，覆农家肥和细土将垄面耧成龟背形，再铺盖一层薄草，保温保湿。翌年 4 月上旬，幼苗出土时，及时揭去盖草，以利幼苗生长。由于种子繁殖，苗株需要 2~3 年才能进行定植，生长周期长，故生产上应用较少。每亩用种量 30~40kg。

（四）田间管理

1. 中耕除草

早春松土保墒。芍药出苗后每年中耕除草和培土 3~4 次。10 月下旬，在离地面 5~7cm 处割去茎叶，并在根际周围培土 10~15cm，以利越冬。

2. 施肥

芍药是喜肥植物，除施足基肥外，每年要进行追肥 3~4 次，春夏应以磷酸二铵为主，秋冬以土杂肥、有机肥为主。施肥量在第 1~2 年较少，第 3~4 年用量应增多。施肥时，应在植株两侧开穴施入。

3. 排灌

芍药喜旱怕水，通常不需灌溉。严重干旱时，宜在傍晚浇水。多雨季节应及时排水，防止烂根。

4. 亮根

芍药生长 2 年后，每年在清明节前后，将其根部的土扒开，使根露出一半晾晒，此法俗称"亮根"，晾 5~7d，再培土壅根，这样不仅能起到提高地温、杀虫灭菌的作用，而且能促进主根生长，提高产量。

5. 摘蕾

为了减少养分损耗，每年春季现蕾时应及时将花蕾全部摘除，以促使根部肥大。

（五）病虫害防治

1. 芍药灰霉病

为害芍药的茎、叶及花，一般在花后发生，高温多雨时发病严重。受害叶部病斑褐色，近圆形，有不规则轮纹；茎上病斑棱形，紫褐色，软腐后植株倒伏；花受害后变为褐色并软腐，其上有一层灰色霉状物。

防治方法：选用无病的繁殖体，栽种前用 35% 代森锌 300 倍液浸泡芍头和种根 10~15min 后再下种；发病初期，可用 1:1:120 波尔多液喷洒，每 7~10d 1 次，交替连喷 3~4 次；合理密植，加强田间通风透光，清除被害枝叶，集中烧毁，减少病害的发生；忌连作，宜与玉米、高粱、豆类作物轮作。

2. 芍药锈病

是一种由真菌引起的病害，为害叶片。5 月上旬开花以后发生，7~8 月发病严重。初期在叶背出现黄色、黄褐色颗粒状夏孢子堆，后期叶面出现圆形和不规则的灰褐色斑，背面则出现刺毛状的冬孢子堆。

防治方法：发病初期，可喷洒 97%敌锈钠 400 倍液和 15%粉锈宁，每 7d 1 次，连喷数次；收获时，清除残株病叶或集中烧毁，以消灭越冬的病原菌。

3. 芍药软腐病

主要为害芽头。病菌多从芍芽切口侵入发病。发病初期切口处现水渍状褐色病斑，后变软呈黑色，手捏可流出浆水。病部常有灰白色绒毛，后顶端生出小黑点，最后干缩僵化。

防治方法：软腐病系病菌从芍芽切口侵入，故贮藏芍芽的沙土，最好用 50%多菌灵 800~1000 倍液消毒处理，并贮藏在通风干燥处。

此外，芍药尚有叶斑病、叶霉病、根腐病、芍药炭疽病、芍药轮斑病、芍药疫病等多种病害为害芍药。防治方法可参考相关资料。

4. 蛴螬

为华北大黑鳃金龟和暗黑鳃金龟子的幼虫。主要咬食芍根，造成芍根凹凸不平的孔洞。

防治方法：①在成虫盛发期，点灯或日落后树下烧火诱杀；或用 40%乐果乳油 1500 倍液喷射。②幼虫可用 90%敌百虫 1000~1500 倍液根部浇注；或用百部、苦参、石蒜提取液浇灌。

5. 小地老虎

除进行人工捕捉外，4~6 月可用 90%敌百虫 1000~1500 倍液根部浇注。

五、留种技术

（一）芍头繁殖法

芍药收获时，选取形体粗壮、芽苞饱满、色泽鲜艳、无病虫害的芍药全根，切下含芽苞在内长 4~6cm 的根部（切下的主根部分加工成药材），按每块芍头有 2~3 个芽苞。用不锈钢刀切成若干块，然后将切下的芍头置室内晾干切口，或在切口处蘸些干石灰，使切口干燥，用沙藏法（参见芍头繁殖法）贮藏窖内或室内，9 月下旬至 10 月上旬取出栽种。每亩需用芍头 2500 块左右。

（二）芍根繁殖法

参见芍头繁殖法留种技术。每亩用芍根 100~120kg。

（三）种子繁殖法

7 月下旬至 8 月上旬，收获成熟的芍药果实，放室内阴凉处堆放 10~15d，边脱粒边播种，播种后盖草保湿、保温。

六、采收与加工

（一）采收

芍药一般种植 3~4 年后采收，采收时间多在 8~10 月，过早过迟都会影响产量和质量。采收时，宜选择晴天割去茎叶，先用三齿耙掘起主根两侧泥土，再掘尾部泥土，挖出全根，起挖中务必小心，谨防伤根。芍药因品种不同，采收时间亦不同，"线条"型芍药一般在栽后 4~5 年采收。"蒲棒"型芍药一般在栽后的第 3 年收获。随着生长期的延长，芍药苷的含量呈下降趋势。

（二）加工

1. 传统白芍加工法

挖出全根，去净泥土，修去头尾和支根，在修切芍头时，注意选留健壮饱满的芍芽作种栽用。

将修好的芍根按粗细分为大、中、小 3 档，清水洗净，然后放入已烧开的沸水中烫煮，煮时要不断翻动。粗根煮约 15min，中根煮 10min，细根煮约 5min，待芍根表皮发白、有香气、手能捏动、竹签能不费力穿透或能用手将根折断，内外色泽一致，即表明已煮透。煮烫时，宜 3~4 锅换 1 次清水，勤换水，芍条色白，将煮透的芍根迅速捞出浸入凉水中，用竹片或不锈钢刀刮去外皮。去皮后，切齐头尾及时出晒干燥。晒时要经常翻动，切忌强光暴晒，通常上午晒，中午收回，下午 3 点以后再晒，晒至七八成干（否则会出现"刚皮"，即外皮刚硬，内部潮湿，易发霉变质，一般以多阴少晒为原则），装入麻袋或堆放室内，用草包或芦席盖上，闷 2~3d，使内部水分蒸出，然后再晒 3~5d，反复至内外完全干燥。如果刮皮后遇阴雨天，可先用硫黄熏 1 次，然后摊放通风处，可防止发霉。

2. 赤芍加工法

生晒芍主要出口日本及东南亚国家。有全去皮、部分去皮和连皮 3 种规格。全去皮：即不经煮烫，直接刮去外皮晒干；部分去皮：即在每支芍条上刮 3~4 刀皮；连皮：即采挖后，去掉须根，洗净泥土，直接晒干。

3. 规格

干燥的芍药以条粗长、身干体坚、色白、粉性足、切口整齐、无虫蛀、无霉变者为佳。亳白芍的商品规格分为 8 个等级。一等：长 8cm 以上，中部直径 1.7cm 以上，无芦头、无花麻点，破皮、裂口、夹生、杂质、虫蛀及霉变；二等：长 6cm 以上，中部直径 1.3cm 以上，间有花麻点，余则同一等品；三等：长 4cm 以上，中部直径 0.8cm 以上，间有花麻点，余则同一等品；四等：长短粗细不分，兼有夹生、花麻点、破条、头尾、碎节或未去净栓皮，但无枯芍、杂质、虫蛀、霉变；五等花片：芍药头切去芍药余下部分经加工后的切片，边缘不规则，内有白圈和糖心，无虫蛀，霉变；六等花个：外皮被害虫咬伤留有较深的痕迹，或有内伤，断面发黑，或有炸心、白圈、夹生、无虫蛀、霉变；七等狗头：芍药头切去芍芽余下的块状部分，无虫蛀及霉变，不黑心；八等花帽：主、侧根经加工后两头切下的部分，无黑皮、碎末，不霉变。

（三）药材质量标准

药材以根粗、坚实、无白心或裂隙者为佳。按高效液相色谱法依法测定，本品以干燥品计算，含芍药苷不得少于 1.60%。

七、包装、贮藏与运输

（一）包装

芍药干燥后，按等级用麻袋或木箱包装，每件 50kg，贮藏于设有货架、阴凉、通风、干燥的仓库中。包装袋或木箱上应贴上注有品名、规格、产地、批号、包装日期、生产单位的标签和附有质量合格的标志。出口白芍还应贴上出口标识和使用国文字。

（二）贮藏

由于本品富含淀粉，容易生霉、虫蛀、变色，因此贮藏期间要定期检查，一旦发现有生霉、虫蛀和变色的现象，应立即翻晒和处理。有条件的地方可进行密封抽氧充氮养护。

（三）运输

芍药为大宗药材，需求量较大，运输时尽量不要与其他有毒、有害、有异味的药材混装。运输车辆和运载工具应清洁，装运前要消毒。运输中尽可能地缩短运输时间。

参考文献

[1]国家药典委员会.中华人民共和国药典:2020年版　一部[M].北京:中国医药科技出版社,2020.

[2]史素影,杜倩倩,邢丽花,等.白芍赤芍分用的本草沿革[J].中药材,2021,44(10):2464-2469.

[3]沈梦兰,严斌俊,秦路平.不同产地、炮制方法、采收时间的芍药中有效成分含量差异研究进展[J].浙江中医药大学学报,2019,43(6):622-630.

[4]于成波,高玉刚.不同处理对赤芍种子萌发的影响研究现状[J].现代农业研究,2019(11):99-100.

[5]孙晓梅,李敏,周文强,等.不同处理对解除芍药种子下胚轴休眠的影响[J].种子,2015,34(11):68-69.

[6]叶露莹,刘燕.不同处理对芍药生长发育的影响[J].福建林学院学报,2012,32(4):316-320.

[7]陆佳欣,王洪刚,王震,等.不同非生物胁迫对药用植物芍药影响的国内研究进展[J].中药材,2022(1):248-254.

[8]陈欢.不同品系药用芍药耐盐碱及抗病性研究[D].成都:四川农业大学,2020.

[9]潘善友,唐悦,孙振亚,等.不同芍药品种结实能力调查评价[J].山东林业科技,2021,51(4):83-87.

[10]贾清华,刘爱青,刘燕.不同栽培方式下芍药生长开花及生物量变化[J].西南农业学报,2013,26(2):728-732.

[11]王立民,吕品,于志民,等.不同种植方式下施肥对栽培赤芍地下生长量的影响[J].黑龙江科学,2019,10(10):1-3,37.

[12]谢军.不同贮藏年份芍药种子萌发条件研究[D].哈尔滨:东北林业大学,2018.

[13]吴玲芳,王子墨,赫柯芊,等.赤芍的化学成分和药理作用研究概况[J].中国实验方剂学杂志,2021,27(18):198-206.

[14]张石凯,曹永兵.赤芍的药理作用研究进展[J].药学实践杂志,2021,39(2):97-101.

[15]鲍邢杰.赤芍的质量控制研究进展[J].广州化工,2017,45(4):12-13.

[16]张广明,刘廷辉,胡丽杰,等.赤芍栽培技术及病虫害防治[J].现代农村科技,2017(10):17-19.

[17]于成波.赤芍种子萌发调控技术的研究[D].大庆:黑龙江八一农垦大学,2020.

[18]张梅娟,谢军,孙辑凯,等.低温及贮藏年份对芍药种子生根及其生理特性的影响[J].西北植物学报,2018,38(6):1118-1127.

[19]常青山,张利霞,王建章,等.干旱和复水对4个芍药品种生理指标的影响及品种抗旱性评价[J].南京林业大学学报(自然科学版),2018,42(6):44-50.

[20]郝召君,周春华,刘定,等.高温胁迫对芍药光合作用、叶绿素荧光特性及超微结构的影响[J].分子植物育种,2017,15(6):2359-2367.

[21]韩婧,吴益,赵琳,等.光周期对促成栽培芍药生长开花和叶绿素荧光动力学影响[J].北京林业大学学报,2015,37(9):62-69.

[22]李珂楠,杨成龙,范竟超.基于SSR标记的芍药种质资源遗传多样性研究[J].种子,2020,39(3):57-60.

[23]杨柳慧,于晓南.基于表型性状的芍药不同品种群亲缘关系分析[J].植物遗传资源学报,2016,17(2):209-216.

[24]刘永强.基于化学成分的芍药根真实性鉴定及质量评价[D].成都:成都中医药大学,2016.

[25]赵佳琛,翁倩倩,张悦,等.经典名方中芍药类药材的本草考证[J].中国中药杂志,2019,44(24):5496-5502.

[26]刘萍.芍药、白芍、赤芍的历代本草考证浅析[J].中华中医药杂志,2018,33(12):5662-5665.

[27]何玉会,马海霞,瞿小杰,等.芍药白粉病的空间分布型及抽样技术[J].吉林农业大学学报,2014,36(5):530-535.

[28]张捷,谢军,孙辑凯,等.芍药播种繁殖中种子破眠技术的研究进展[J].分子植物育种,2018,16(13):4380-4386.

[29]艾云蕊.芍药感受低温的花芽发育状态研究[D].北京:北京林业大学,2016.

[30]张建军.芍药根茎芽发育更新特性及休眠越冬机理研究[D].北京:北京林业大学,2020.

[31]张建军,杨勇,于晓南.芍药根茎芽发育及更新规律的形态学研究[J].西北农业学报,2018,27(7):1008-1016.

[32]袁燕波,王历慧,于晓南.芍药休眠芽发育进程内源激素变化研究[J].浙江农业学报,2014,26(1):54-60.

[33]杨柳慧.芍药遗传多样性研究与赤霉素解除休眠的机理探讨[D].北京:北京林业大学,2017.

[34]范竟超,李珂楠,杨成龙.芍药种质资源形态性状多样性评价[J].热带农业工程,2019,43(5):38-40.

[35]张少强.芍药种子萌发抑制物的生物测定及分析鉴定[J].安徽林业科技,2015,41(3):17-20.

[36]贾鑫,张美茜,李颖,等.芍药种子萌发抑制物活性研究及抑制物消除方法探究[J].中药材,2021,44(11):2511-2515.

[37]王琪,刘建鑫,张建军,等.水分胁迫对芍药生长和生理生化特性影响的研究[J].植物遗传资源学报,2014,15(6):1270-1277.

[38]苟丽琼.药用芍药根段与种子繁殖特性研究[D].成都:四川农业大学,2019.

[39]赵亚兰,谢薇,代立兰,等.引种驯化对药用芍药产量和质量的研究[J].中兽医医药杂志,2021,40(3):60-63.

[40]查良平,王德群,彭华胜,等.中国药用芍药栽培品种[J].安徽中医学院学报,2011,30(5):70-73.

第十四节　当　归

一、概述

当归为伞形科当归属植物当归 *Angelica sinensis* (Oliv.) Diels 的干燥根,别名干归、秦哪、西当归、岷当归、金当归、当归身、涵归尾、文无、当归曲、土当归等。秋末采挖,除去须根和泥沙,待水分稍蒸发后,慢慢熏干,或晾晒至干,干燥过程中手工慢慢揉搓成形,扎捆出售。当归味甘、辛,性温。归肝、心、脾经。具有补血活血,调经止痛,润肠通便之功效。主要用于血虚萎黄,眩晕心悸,月经不调,经闭痛经,虚寒腹痛,风湿痹痛,跌仆损伤,痈疽疮疡,肠燥便秘等症。酒当归活血通经。用于经闭痛经,风湿痹痛,跌仆损伤等症。当归人工栽培已有1700多年的历史,早在汉代和三国时期，就已见诸文字记载。栽培当归主要分布于甘肃、四川、云南、西藏、贵州、陕西、湖北、青海等省区，其中以甘肃产量最大，占全国产量的90%以上，岷县及宕昌、渭源、漳县等地当归品质最好。当归栽培历史悠久，野生资源分布较少，主要分布在西藏林芝、四川阿坝等地。当归为中国特有物种，目前野生当归被收入在1992年公布的《中国植物红皮书》中。资料显示，在宋代以前当归通常来源于野生资源，现在市场上销售当归均为栽培品种。

河西走廊沿祁连山高海拔区，近年来引种栽培当归，因其气候适宜，逐渐成为当归的新产地，本节内容就河西走廊民乐县当归的栽培技术进行叙述。

二、植株形态特征

当归 *Angelica sinensis*：多年生草本，高0.4~1m。根圆柱状，分枝，有多数肉质须根，黄棕色，有浓郁香气。茎直立，绿白色或带紫色，有纵深沟纹，光滑无毛。叶三出式二至三回羽状分裂，叶柄长3~11cm，基部膨大成管状的薄膜质鞘，紫色或绿色，基生叶及茎下部叶轮廓为卵形，长8~18cm，宽15~20cm，小叶片3对，下部的1对小叶柄长0.5~1.5cm，近顶端的1对无柄，末回裂片卵形或卵状披针形，长1~2cm，宽5~15mm，2~3浅裂，边缘有缺刻状锯齿，齿端有尖头；叶下表面及边缘被稀疏的乳头状白色细毛；茎上部叶简化成囊状的鞘和羽状分裂的叶片。复伞形花序，花序梗长4~7cm，密被细柔毛；伞辐9~30；总苞片2，线形，或无；小伞形花序有花13~36；小总苞片2~4，线形；花白色，花柄密被细柔毛；萼齿5，卵形；花瓣长卵形，顶端狭尖，内折；花柱短，花柱基圆锥形。果实椭圆形至卵形，长4~6mm，宽3~4mm，背棱线形，隆起，侧棱成宽而薄的翅，与果体等宽或略宽，翅边缘淡紫色，棱槽内有油管1，合生面油管2。花期6~7月，果期7~9月。见图2-29。

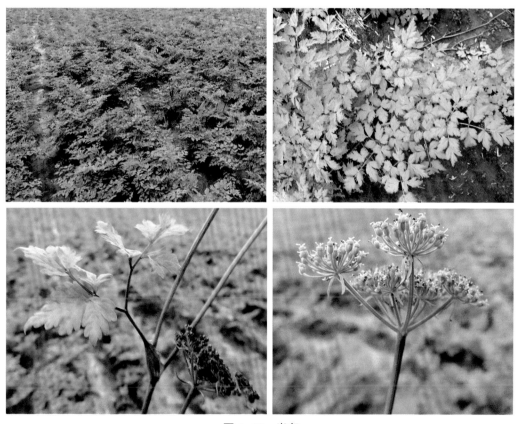

图 2-29 当归

三、生物学特性

(一)生长发育

当归全生育期可分为幼苗期、第 1 次返青、叶根生长期、第 2 次返青、抽薹开花期及种子成熟期 5 个阶段,历时 700d 左右。当归药材栽培一般为 3 年,第 1 年是苗期;第 2 年是成药期,形成肉质根后休眠;第 3 年是结籽期,抽薹开花,当归根严重木质化不能入药。

由于 1 年生当归根瘦小、性状差,因此生产上采用夏育苗(最好在 6 月上中旬)、次年移栽的方法来延长当归的营养生长期,但一定要控制好栽培条件,防止当归第 2 年的"早期抽薹"现象。采用夏育苗后,当归的个体发育在 3 年中完成,头 2 年为营养生长阶段,第 3 年为生殖生长阶段。

当归第 1 年从出苗到植株枯萎前可长出 3~5 片真叶,平均株高 7~10cm,根粗约 0.2cm,单根平均鲜重 0.3g 左右。

第 2 年 4 月上旬气温达到 5~8℃时,移栽后的当归开始发芽,9~10℃时出苗,称返青,大概需要 15d。返青后,当归在温度达到 14℃后生长最快,8 月上中旬叶片伸展达到最大值,当温度低于 8℃时,叶片停止生长并逐渐衰老直至枯萎。当归的根在第 2 年 7 月以前生长缓慢,但 7 月以后,气温为 16~18℃时肉质根生长最快,8~13℃时有利于根膨大和物质积累。到第 2 次枯萎时,根长可达 30~35cm,直径可达 3~4cm。

第 3 年当归从叶芽生长开始到抽薹前为第 2 次返青。此时当归利用根内储存的营养物质迅速生根发芽。开始返青后半个月,生长点开始茎节花序的分化,约需 30d,但外观上见不到茎,此时根不再伸长膨大,但贮藏物质被大量消耗。从茎的出现到果实膨大前这一时期为抽薹开花期,根逐渐木质化并空心。随着茎的生长,茎叶由下而上渐次展开,5 月下旬抽薹现蕾,6 月上旬开花,花期 1 个月左右。花落 7~10d 出现果实,果实逐渐灌浆膨大,复伞形花序弯曲时种子成熟。

(二)种子特性

当归的种子薄片状,千粒重 1.8~2.0g。当归种子寿命短,在室温下放置 1 年即丧失生命力;若在低温干燥条件下贮藏,寿命可达 3 年以上。当归种子内胚乳的体积最大,占种子的 98%,它为种子的萌发提供营养基础。当温度达到 6℃时,当归种子开始萌发,随着温度的升高,出苗速度加快。温度达到 20~24℃时,种子萌发最快,一般 4d 就可发芽,15d 内即可出苗。当归种子萌发时需要吸收大量的水分。当吸水量达到种子重量的 25%时,种子开始萌动,但萌发速度较慢;当吸水量达到种子自身重量的 40%时就接近其饱和点,种子的萌发速度最快。

(三)对环境条件的要求

当归对光照、温度、水分、土壤要求较严。在生长的第 1 年要求温度较低,一般在 12~16℃。当归生长的第 2 年,能耐较高的温度,气温达 10℃左右返青出苗,14~17℃生长旺盛,9 月平均气温降至 8~13℃时地上部生长停滞,但根部增长迅速。当归耐寒性较强,冬眠期可耐受–23℃的低温。

当归是一种低温长日照类型的植物,必须通过 0~5℃的春化阶段和长于 12h 日照的光照阶段,才能开花结果。而开花结果后植株的根木质化,有效成分很低,不能药用。因此生产中为了避免抽薹,第 1 年控制幼苗仅生长 2 个半月左右,作为种苗;第 2 年定植,生长期不抽薹,秋季收获肉质根药用。留种田第 3 年开花结果。

当归适宜在海拔 2000~2500m 的高寒阴湿生态区生长,喜凉爽湿润、空气相对湿度大的自然环境。当归叶片角质层不发达,叶肉内栅栏组织只有 1 层,海绵组织中有大的细胞间隙,不耐干旱。当归要求土层深厚、疏松肥沃、富含腐殖质的黑土，最好是黑油沙土。土壤酸碱度要求中性或微酸性。

水分对播种后出苗及幼苗的生长影响较大，是丰产的主要条件。雨量充足而均匀时，产量显著增多；雨量过大，土壤含水量超过 20%，容易罹病烂根。当归苗期喜阴，怕强光照射，需盖草遮阳，因此产区都选东山坡或西山坡育苗，当归生长期相对湿度以 60% 为宜。2 年生植株能耐强光，阳光充足，植株生长健壮。

四、栽培技术

（一）种质资源

当归种质资源调查研究和种质遗传多样性的 AFLP 分析发现，当归遗传多样性比较丰富，不同种群分化较大，紫茎和绿茎两种表型当归可能具不同基因型。同一产地或相近地理来源的种质资源的主要品质性状均存在差异，可能与引种或迁移、生态环境以及栽培管理技术相关；根直径、支根数等性状均能直接或间接地影响到当归的单株重量，在当归的栽培管理中，应把主根直径及支根数作为优质品种的目标性状。利用基因组 DNA 进行 RAPD 及其聚类分析发现，甘肃省当归栽培群之间亲缘关系的远近与栽培地理分布距离有一定相关性，地理分布距离较近的样品遗传差异较小，但在同一分布区域内，生态条件对当归遗传差异亦有影响。应用 ISSR-PCR 分析法鉴别不同当归品种研究发现，栽培当归在物种水平上遗传多样性较高，而不同当归栽培品种（系）间的遗传差异性较大。当归体细胞染色体数为 2n=22。当归品种初始选育就是对人工栽培种选择提纯复壮的过程。从 1990 年开始，在岷县大面积栽培当归生产田中，根据当归地上部分植株茎秆颜色差异，利用集团选择法进行纯化选择，经过相关性状多年观察筛选，选育出了特征明显、遗传性状稳定、综合农艺性状优良的当归新品系 DG 90—01、DG 90—02，2009 年通过甘肃省农作物品种审定委员会认定定名为岷归 1 号、2 号。采用株系选择法，历经 13 年选育出了较岷归 1 号增产 17.4%、无麻口病株率 17.1%、早薹率降低 5.2% 的大叶型当归新品系 DG 2005—02，2013 年通过甘肃省农作物品种审定委员会认定定名为岷归 5 号。采用 55MeV/u ^{40}Ar^{17+} 离子对当归进行辐照处理，经过多年的大田选育，成功地选育出了特征显著，农艺综合性状优良，高产、优质的当归新品系岷归 3 号。通过 DNA 随机扩增多态性分析（RAPD）进行遗传学差异鉴定表明，新品系与对照品种相比较，存在变异，是区别于对照的突变体。另外，通过辐射诱变还选育出了岷归 4 号、岷归 6 号（表 2-21）。

（二）选地整地

当归根系发达，入土较深，喜肥沃土壤，怕田间积水受涝。要求选择土层深厚，结构良好，排灌便利，富含腐殖质的土壤为宜。前茬以麦类作物为好，轮作周期要求 3 年以上。

前作收获后及时深耕 30cm 左右，灭茬晒垡，秋后浅耕，打糖保墒。移栽前结合施基肥再深耕 1 次，增加活土层，并达到地面平整、土壤疏松。

（三）繁殖方法

当归繁殖主要采用育苗移栽技术。

1. 育苗条件

当归以种子育苗繁殖为主。幼苗喜凉爽湿润气候，怕高温干旱，忌水涝。种子吸水膨胀后，一般在地温 10~12℃ 即可发芽，以 20℃ 发芽最快，7~10d 出苗。幼苗要求土壤湿润，最怕强光直射，采用秸秆覆盖遮光；要求育苗地土壤疏松，腐殖质含量高，肥力状况好，pH 8 左右，通气、透水性能佳的轻壤土为宜。

表 2-21　育成的当归主要品种

品种名称	选育方法	主要特征、特性	品质
岷归 1 号 （GD 90—01）	系统选育法	叶片深绿色，叶柄、茎秆紫色，根长 20.7cm 左右，芦头径粗 1.9cm 左右，种子淡白色，平均鲜归产量 115 158.5kg/hm²	总灰分 5.0%，酸不溶性灰分 0.6%，浸出物 58.8%，阿魏酸 0.125%
岷归 2 号 （GD 90—02）	系统选育法	叶片绿色，叶柄、茎秆绿色，根长 25.9cm 左右，芦头径粗 2.3cm 左右，种子淡黄白色，平均鲜归产量 12 123.0kg/hm²	总灰分 3.9%，酸不溶性灰分 0.3%，浸出物 68.6%，阿魏酸 0.148%
岷归 3 号 （DGA 2000—02）	辐照诱变	叶片绿色，叶柄、茎秆淡紫色，根长 22.5cm 左右，芦头径粗 2.3cm 左右，种子白色，平均鲜归产量 10 621.5kg/hm²	总灰分 4.2%，酸不溶性灰分 0.4%，浸出物 61.4%，阿魏酸 0.148%
岷归 4 号 （DGA 2000—03）	辐照诱变	叶片绿色，叶柄、茎秆紫色，根长 21.5cm 左右，芦头径粗 2.0cm 左右，种子淡白色，平均鲜归产量 11 397.0kg/hm²	总灰分 4.1%，酸不溶性灰分 0.4%，浸出物 59.0%，阿魏酸 0.127%
岷归 5 号 （DGA 2005—02）	系统选育法	叶片绿色，叶柄、茎秆淡紫色，根长 26.5cm 左右，芦头径粗 2.8cm 左右，种子淡白色，平均鲜归产量 10 516.5kg/hm²	总灰分 4.6%，酸不溶性灰分 0.6%，浸出物 60.4%，阿魏酸 0.125%
岷归 6 号 （DGA 2000—01）	辐照诱变	叶片绿色，叶柄、茎秆紫色，根长 27.0cm 左右，芦头径粗 2.7cm 左右，种子淡白色，平均鲜归产量 10 435.5kg/hm²	总灰分 5.1%，酸不溶性灰分 0.8%，浸出物 68.4%，挥发油 0.7%，阿魏酸 0.078%

（龚成文等，2018）

2. 育苗技术

（1）选地

育苗地宜选择海拔 2400~2600m，年降水量 600mm 以上的气候条件，地形为阴坡或半阴坡，轮作周期要求 3 年以上，前茬油菜或禾谷类作物为好。

（2）苗床修整

于 4 月上旬，将育苗地的杂物、杂草全部清除，然后深耕 30cm 左右，播前将熏肥和适量磷酸二铵（40~50kg/亩）及硫酸钾（4~6kg/亩）均匀施入土壤，再浅耕耙耱 1 次。要求采用高畦育苗，畦高 20cm，宽 1~1.2m，畦间距 25cm，畦向与坡向一致，畦面略呈弓形，畦长可依地形而定。

（3）播种

要求种子无检疫性病虫害，无霉变，无虫蛀，具有当归特异香气，发芽率 70% 以上的优良种子。播种时间为 5 月中旬至 6 月上旬。播种时将种子均匀撒于畦面，撒种时沿畦面均匀撒种，顺风向撒种，撒种密度 3500~4000 粒/m²，盖上细肥土，覆土 0.2~0.3cm，然后畦面覆盖作物秸秆 1~3cm，进行遮阴保湿。

（4）苗床管理

挑草、揭草和及时除草是苗床管理的主要任务。幼苗出土 4~5d 后，挑虚盖草并拔除杂草；当苗高长到 3cm 左右时将盖草再次挑虚，直到立秋当归苗长出盖草后，可将盖草选阴天全部揭去；及时拔除苗床杂草，当苗过密时进行合理间苗，同时要求防治病虫和鼠类危害，促进幼苗健壮生长发育。

（5）起苗

起苗时间 9 月下旬至 10 月上旬。起苗时要求归苗上留叶柄 1cm 左右，约 50 株扎 1 把，扎把时必须在苗间加入适量细土，晾苗 7d 左右，当种苗含水量稳定在 60%~65% 时即可贮苗。

（6）贮苗

贮苗时要求彻底拣除烂苗、病苗，然后选择地势较高的房间贮苗。贮苗时，先在地面上铺一层厚度 10cm 的消毒土（土壤含水量要求 10%左右，每 100kg 生土中均匀拌入 25%多菌灵粉剂 100g），然后把当归苗头朝外摆放一层，摆好后覆盖一层 5cm 厚的消毒土，填满孔隙并稍压实，如此摆苗 5~7 层，最后在顶部和周围覆土 30cm，形成一个高约 80cm 的贮苗堆。贮苗期间要加强管理，防止热苗和鼠害，确保种苗质量。

（四）田间管理

1. 土壤消毒

土壤消毒的目的主要在于防治当归麻口病，每亩施辛硫磷 1kg+多菌灵 1kg，兑细沙或细土50kg，均匀施于芦头顶端，防治当归麻口病效果较好。

2. 科学施肥

肥料是当归高产的基础。黑色地膜当归标准化栽培中，要求每亩施优质有机肥 5000kg、尿素 30kg、磷酸二铵 30kg、硫酸钾 8kg。肥料全部用作基肥，避免肥料与种苗直接接触，防止烧苗现象。

3. 精细铺膜

栽植前在施肥深耕后，要马上进行起垄覆膜，垄高 3~5cm，要求垄面"平、直、实、光"，铺膜要求"紧、展、严"，并在膜面上每隔 3~5m 压一条土带，防止大风和杂草揭膜。垄宽 60cm，沟宽 40cm，每垄栽植 3 行，株距 25~30cm，采用三角形栽植，每穴栽 2 株，到早薹盛期过后定苗，每穴留苗 1 株。

4. 适期栽植

采用垄作、先覆膜后开穴再栽苗、全生育期覆盖黑色地膜穴植技术。因覆盖黑色地膜后当归出苗较露地栽培提早 5~7d，为预防晚霜危害，较露地栽培要晚一些，一般于 4 月上旬栽植为宜。覆土厚度以 2~3cm 为宜，过浅过厚对生长都不利。

5. 查苗补苗

苗期管理要抓早查苗、早补苗，发现缺苗断垄时，应尽快补栽；及时掏苗，发现田间地膜错位压苗时，应及时采取人工掏苗的办法，防止幼苗受损或缺株，掏苗时避免掏烂地膜，掏苗后要压实地膜边沿，防止杂草徒长、跑墒或被风揭膜；从膜孔和空行长出的杂草，要人工拔除。

6. 中耕除草

在苗出齐后，进行 3 次中耕除草。当苗高 5cm 时进行第 1 次中耕除草，要早锄浅锄。当苗高 15cm 时进行第 2 次锄草，要稍深一些。当苗高 25cm 时进行第 3 次中耕除草。中耕要深，并结合培土。

7. 追肥

当归为喜肥植物，除了施足底肥外，还应及时追肥。5 月下旬叶盛期前和 7 月中下旬根增长期前，应追施磷肥、钾肥和氮肥。在一定的施氮量基础上，增施磷肥可有效降低当归早期抽薹的发生，氮、磷配施还可对当归根病有一定的控制作用，一般每亩施尿素 40kg、磷肥 10kg、氯化钾 5kg时增产效果明显。当归生长中后期，可以每亩施用钼酸铵 200g、硫酸锰 2000g，但要注意与当地土壤中微量元素监测结合起来，做到合理施肥。

8. 摘花薹

栽种时应选用不易抽薹的晚熟品种，采取各种农艺措施降低早期抽薹率，对出现提早抽薹的植株"公归"应及时拔除，否则会降低产量，同时大量消耗水肥，对正常植株产生较大的影响。

9. 控制早抽薹

选择群山环抱、阳光照射时间短、阴凉湿润的地块育苗。植株生长茂密、郁蔽度大、叶片向上生长、叶色淡、光合作用积累的糖分少而从土壤中吸收的氮多，抽薹率低，反之则抽薹率高。

（1）用适度成熟的种子。即成熟率达 80%、种子呈粉白色时采收。老熟种子较饱满，播后生长旺盛，含糖偏高，抽薹率高，不宜采用留种。

（2）适时播种，合理密植。早播稀播，光合产物中的糖分高，易早抽薹，过迟过密，当归产量不高。适时播种、合理密植，使抽薹率控制在 30% 以下，当归产量较高。

（3）保证全苗齐苗。因为大苗抽薹率太高，小苗生活力弱，产量低，唯中等苗最有价值。因此，要求采取措施，使苗子大小均匀一致。

（4）收挖苗。根据各地气候特点适时采挖苗，如挖苗过早，抽薹率显著提高，若提早挖苗入窖前晾的日子过长，失水萎蔫，形成淀粉水解转化为糖，加速春化作用。挖断的苗也容易抽薹，所以要精心挖苗。

10. 灌排水

苗期、大田期干旱时应适量浇水，保持土壤湿润，但不能灌大水。雨季及时排除积水，防止烂根。

（五）病虫害防治

当归病害防治主要以农业措施为主，积极采用轮作倒茬灭虫防病技术，推广施用高效低毒低残留且无公害的农药。

1. 病害

（1）麻口病

主要发生在根部，发病后根表皮出现黄褐色纵裂，形成伤斑，内部组织呈海绵状、木质化，主要致病原因是以镰刀菌为主的真菌，通过伤口或附随于动物口体入侵危害造成。

防治措施：

一般黏土地种植较壤土地发病轻，山坡地较川水地发病轻，壤土和川水地应选黑土地或地下害虫少的地块。

合理轮作、深耕，一般与麦类、豆类、马铃薯、胡麻、油菜轮作，不能轮作的必须深翻土地，深耕 20cm 左右。

在育苗、起苗及栽培管理中尽量减少当归根部创伤，以避免病原菌侵入。

在当归栽植期亩施 5% 毒死蜱颗粒剂 2kg+40% 多菌灵胶悬剂 1kg，加细干土 50kg 进行搅拌，然后均匀施于种苗芦头，对麻口病具有较好防治效果。

（2）锈病

锈病病菌在病残枝叶和根茎上潜伏越冬，来年侵染新抽生的叶，夏孢子由风雨和种苗传播，可多次重复侵染。

防治方法：收获后将残株病叶收拾烧毁，减少越冬菌源；发病初期亩喷施 20% 三唑酮乳油80mL或 15% 三唑酮可湿性粉剂 100g 兑水 50kg 喷雾防治。

（3）根腐病

症状特点：幼苗表现为主根变褐，无毛细根，植株矮小枯萎；大苗通常表现为慢性症状，叶片萎蔫，失水褪绿、变紫，叶柄下垂，根系初为褐色进而腐烂成水渍状，无毛细根或者毛细根很少。危害根、茎。发病植株根部组织初呈褐色，进而腐烂成水浸状，只剩下纤维状空壳。茎呈褐色水渍状，地上部分生长停止，植株矮小。叶片上出现椭圆形褐色斑块，严重的叶片枯黄下垂，最终整株死亡。

发病原因：细菌、真菌、病毒混合感染引起。

防治方法：

注意选地选种。选择排水良好、透水性强的沙质土壤作栽培地；实行轮作和高垄栽种；移栽前，用酌量敌克松加新高脂膜进行土壤消毒处理；选用健壮无病种苗移栽，并用新高脂膜进行拌种处理。

加强田间管理。适当增施磷钾肥，及时中耕除草，提高植株抗病能力。遇干旱天气，要及时灌水保墒。当缓苗后叶片开始扩展，向叶面上喷施药材根大灵，促使叶面光合作用产物（营养）向根系输送，提高营养转换率和松土能力，使根茎快速膨大，药用含量大大提高。

药剂防治。及时拔除病株，集中烧毁，病穴中施一撮石灰粉，并用适量甲基托布津加新高脂膜全面喷洒病区，以防蔓延。

2. 虫害

虫害有金针虫、蛴螬、地老虎、蝼蛄、蚜虫和红蜘蛛等。

（1）物理防治

利用昆虫的趋光性，在田间适宜的地方设置紫光灯进行诱杀。6月是金针虫和蛴螬危害盛期，利用金针虫和蛴螬趋好青草下潜伏的习性，将青草在田间堆成40cm宽、10~15cm厚的小堆，每天早晨捕捉1次，7~10d后另换青草。

（2）毒饵诱杀

将青草在田间堆成40cm宽、10~15cm厚的小堆，草堆下放置油渣毒饵，可诱杀金针虫、蛴螬等地下害虫。毒饵的制作方法是用50%辛硫磷200mL，兑水2kg，拌压碎炒香的油渣18kg即可。

（3）化学防治

蚜虫、红蜘蛛危害新稍和嫩芽，可用40%乐果乳剂2000倍液，每隔1周喷1次，连喷2~3次。

五、留种技术

育苗移栽的当归，在秋末收获时，选择土壤肥沃、植株生长良好、无病虫害、较为背阴的地段作为留种田，不起挖，待第2年发出新叶后，拔除杂草，苗高15cm左右时，进行根部追肥，待秋季当归花轴下垂、种子表皮粉红时，分批采收扎成小把，悬挂于室内通风干燥无烟处，经充分干燥后脱粒贮存备用。直播的当归在选留良种时，必须创造发育条件，促使早期抽薹，形成发育饱满、充实、成熟度高的种子，但该种子只能用于直播，不能育苗移栽。

种子成熟前呈淡绿色，成熟后颜色加深。当归种子由淡紫色转为粉白色时分批采收，如种子成熟过度则变为枯黄色，播种后易出现提早抽薹，长期采用提早抽薹植株所结种子育苗，早薹率将会愈来愈高。将适度成熟的果穗从基部剪下，8~10枝扎1小把。及时挂上标签，防止混杂。采收的果穗要及时挂在通风条件好，且无雨淋无阳光直射的屋檐或晾种棚条件下晾干。

将扎好的种穗悬挂于无烟无污染且通风透气的室内充分干燥，当种子含水量降到12%左右时，进行脱粒，脱粒时要防止机械损伤种子，影响出苗。脱粒的种子要除净杂质，妥善存贮，确保种子质量。

种子充分干燥后，选晴好天气进行脱粒，也可挂置于播种前脱粒。脱粒方法是将果穗置于帆布上晾晒，晾晒过程中要摊开成15~25cm薄层，并勤翻动，采用木棍轻轻敲抖果穗，防止损伤种子。脱粒后用分样筛清选或进行风选，除去混杂物、瘪粒及尘土。当归种子经脱粒净种后要进一步干燥，应干燥到种子标准含水量，其种子含水量仅能维持其生命活动必需的最低限度，如果高于此含水量，种子的新陈代谢作用旺盛，不利于保存当归种子的生命力，低于此含水量即引起对种子的伤害。干燥方法为阴干，因当归种子内含油和芳香油较高，适宜阴干。干燥温度过高或加热太快，或种子在高温下滞留时间过长，都会影响种子活力。

当归种子不耐贮藏，在室温下贮存1年后，发芽率降至20%~30%，故隔年种子不宜用作育苗。在冰箱（0~5℃）保存可延长种子寿命，2年后发芽率仍有60%~70%。故当归种子贮藏期间，尽可能控制温度在0~5℃低温条件下。贮藏期间，注意防虫防潮，避免烟熏，不可强光照射，确保种子质量。

六、采收与加工

（一）采收

10月上旬植株叶片变黄，割去地上部分使阳光晒到地面促使根部成熟。10月下旬至11月上旬挖当归，过迟气温下降营养物质分解消耗，产量降低，质量下降。采挖时挖起全根，抖去泥土。从地的一端尽量挖全，挖后结合犁地再捡一次漏挖的当归。

（二）加工

1. 挑拣晾晒

当归收挖后，要立即抖净泥土，挑除病株，及时分别运回，不可堆置。摊放在干燥通风透光处的竹箔上或干燥平坦的地面、石板、水泥地上晾晒数日，使水分蒸发，侧根变柔，残留叶柄干缩。晾晒期间，每天要翻动1~2次，并注意检查，若有霉烂的，应立即拣出，以防侵染健株。夜间要覆盖透气的保暖材料防冻害。

2. 扎把

经过晾晒和堆放约7d，根条已由硬变柔，便可进行扎把。提倡使用细麻绳或塑料绳索，重复多次利用，以减轻对产区植被的破坏。先用手将当归理顺，除去残留叶柄，抹去归头处毛根，每把鲜重约500g，较小的当归每3~6支扎成1把，特大的当归单株或2株扎成1把。扎把不可太大，以免在干制时通风透光不良，上色不好，或发生霉烂。

3. 干燥技术

（1）分散熏制

主要在熏制少量当归时采用。在墙角处搭建高约80cm棚架，上面铺竹条或木棒，将扎成的当归把头向下直立1层，再平放2~3层，厚度40~50cm，上面再盖2cm左右的秸秆草或麻袋片，使更好地给上层当归着色。然后用湿树叶或湿草作燃料，生火发烟，不得有明火，使当归上色后，再慢火低温烘干，或从架上取下，放阳光下晒干。

（2）烤房熏制

烘干室大小可根据现有建筑改建，可以在种子风干室或一般房屋中加建棚、架设炉灶。棚、架高1.3~1.7m，架上铺竹条或细木条。可将扎好的当归把子装入长方形竹筐中，筐高36~50cm，筐内先平放药把1层，中部立放头部向下的把子1层，上部再平放3~4层。然后将竹筐整齐并摆在棚架上，这样便于上棚、翻棚和下棚操作。若无竹筐，也可按上述码放要求直接摆在棚架上。炉灶设在烤房外的一侧，便于在室外加火，通过斜走的火道弯曲通入烤房中。按烤房大小均匀设置若干个换气口，可装上电动换气扇。整个熏制分为上色和烘干两个阶段，上色阶段需经烟熏 5~8d，用蚕豆草、湿树叶或湿草作燃料，用水喷湿，生火发烟，不得有明火，使当归上色，当归表面呈金黄色或淡褐色即可；烘干阶段经 8~15d，可用煤火或柴火烘干，要用文火徐徐加热，起初 2~5d 室内温度控制在50~60℃，之后在 45℃以下，每小时观察 1 次，当停火降温，使其回潮，随时掌握室温变动情况，调整火力。需要注意防止冷棚导致当归的大量腐烂；要定期上下翻堆，使其均匀干燥；要打开通风口，使湿气及时排出。中午及晚间用急火烘烤，因为中午趁天热火烤易升温干燥，晚间容易观察火力大小，棚上发现火星也易发觉。早上用小火，是为了保持温度，不使受冻。烘到七八成干即可出烘房阴干，外皮金黄色或淡褐色、烘房装入下一批货。用手折断当归枝条时清脆有声、断面乳白色为优质品。上色烘干阶段要防止火力不够而发生冻伤或霉烂，也要防止火力过旺而发生焦枯甚至着火现象。

（三）药材质量标准

1. 当归药品规格

（1）全当归

一等：干货，上部主根圆柱形，下部有多条支根，根梢不细于 0.2cm，表面棕黄色或黄褐色，断面黄白色或淡黄色，具油性，气芳香，味甘微苦，每千克 40 支以内，无苕根、杂质、虫蛀、霉变。

二等：基本同上，每千克 70 支以内。

三等：基本同上，每千克 100 支以内。

四等：基本同上，每千克 110 支以外。

五等（带头归）：干货，除以上分等外的小货，全归占 70%、渣占 30%，有油性，无苕根、杂质、虫蛀、霉变。

（2）归头

一等：干货，纯主根，具长圆形或拳状，表面棕黄色或黄褐色，断面黄白色，具油性，气芳香，味甘、微苦，每千克 40 支以内。

二等：同上，每千克 80 支以内。

三等：同上，每千克 120 支以内。

四等：同上，每千克 160 支以内。

2. 药用成分及标准

当归根含挥发油和非挥发性成分，挥发油中的中性油成分有：亚丁基苯酞、α-蒎烯、β-蒎烯、莰烯、对聚伞花素、β-水芹烯等，尚含其他成分，如：豆甾醇、谷甾醇、豆甾醇-D-葡萄糖甙、十四醇-1、钩吻荧光素等；此外，还含有蔗糖、果糖、葡萄糖，维生素 A、维生素 B_{12}、维生素 E，17种氨基酸以及钠、钾、钙、镁等 20 余种无机元素。

《中华人民共和国药典》（2020 年版）质量指标：水分不得过 12.0%，总灰分不得过 7.0%，酸不溶性灰分不得过2.0%，浸出物不得少于 45%，阿魏酸不得少于 0.05%。

七、包装、贮藏与运输

（一）包装

当归由于产地不同，分为竹篓和木箱包装，前者主要是在硬竹篓垫以草纸绒牛皮纸，盛入当归药材，竹篓外以牛皮纸封固，每件 20~30kg，这样可不漏气、不走油。木箱包装就是在木箱内衬以牛皮纸，盛入当归，箱外用牛皮纸封固。每件重 50~75kg。无论竹篓还是木箱包装最外层再套以麻袋，能起到良好的保护作用。

（二）贮藏

当归含有挥发油和丰富的糖分，极易走油与吸潮，若贮藏时温度过高、时间过长或长期与空气接触，其油分容易外渗，使药材表面出现油斑污迹，引起变质腐败和走油；若湿度过大或药材本身含水量较高，容易发生虫害和霉变。

贮藏的当归应洁净干燥，含水量在 12% 以下，无霉变、虫蛀。贮藏的地方应选择高爽、干燥、洁净、空气流通的房间或仓库，并使其内保持缺氧、低温、干燥、通风避光。温度在 28℃ 以下，相对湿度 60%~65%，商品安全水分为 12%~15%。入库前，贮仓要进行认真清扫，必要时用福尔马林消毒。当归不宜贮藏太久，应及时加工应用。贮藏室内定期检查，发现吸潮或轻度霉变、虫蛀，要及时晾晒或用 60℃ 的温度烘干，有条件的地方可用密闭抽氧充氮技术养护。

（三）运输

当归批量运输时，不宜与其他有毒、有害、易串味物质混装。运载容器应具有较好的通气性，保持干燥，应有防潮措施，做到防潮、防雨淋等。

参考文献

[1]姚琴,陈海生,赵剑锋.岷县当归产业发展困境及对策探究[J].广东蚕业,2022,56(3):129-132.

[2]李国业,张良,龙倩,等.覆膜移栽当归产量形成特征[J].农业与技术,2022,42(3):18-21.

[3]王科.当归的干燥加工和贮藏[J].农村新技术,2022(2):62-63.

[4]李国业,龙倩,张小玉,等.药用植物当归栽培技术研究进展[J].南方农业,2022,16(1):33-36,50.

[5]代乐英.当归常见病虫害防控措施[J].世界热带农业信息,2021(12):20.

[6]王康宇,陶雪慧,刘小康,等.当归道地产区及历代炮制方法考证[J].吉林中医药,2021,41(10):1371-1374.

[7]葛慧,王盼,赵鑫,等.施肥对当归熟地育苗生长及质量的影响[J].现代农业科技,2021(20):49-52.

[8]米永伟,龚成文,邵武平,等.覆膜对高寒阴湿区当归土壤质量、植株生长和杂草发生的影响[J].应用生态学报,2021,32(9):3152-3158.

[9]白刚.岷县农田土壤微生态对当归熟地育苗效应影响机理的研究[D].兰州:甘肃农业大学,2021.

[10]缪志伟,邱黛玉,赵伟民.覆膜垄作模式下磷素对当归产量和质量的影响[J].时珍国医国药,2021,32(1):184-187.

[11]肖婉君,郭凤霞,陈垣,等.施用有机肥对当归药材性状、产量及抗病性的影响[J].草业学报,2021,30(3):189-199.

[12]马钰.当归优质高产栽培技术[J].农业科技通讯,2021(3):294-297.

[13]李艳,贾袭伟,李欣苗,等.螯合铁肥对当归生长及产量品质的影响[J].中国野生植物资源,2021,40(3):47-51.

［14］徐小琼,张小波,陈娟,等.定西市栽培当归生态适宜性研究[J].中华中医药杂志,2021,36(3):1586-1589.

［15］姚阳阳,王引权,彭桐,等.当归施肥技术研究现状及展望[J].中兽医医药杂志,2021,40(1):85-89.

［16］巫蓉,邱黛玉,齐海敏,等.栽培方式与施肥水平对当归土壤水分和养分的影响[J].湖南农业大学学报(自然科学版),2021,47(1):55-62.

［17］米永伟,龚成文,王国祥,等.当归果翅对种子吸水与发芽进程的影响[J].植物研究,2021,41(2):174-179.

［18］徐小琼,朱田田,席少阳,等.道地产区当归药材品质区域划分[J].中国实验方剂学杂志,2021,27(5):132-139.

［19］栗孟飞,康天兰,晋玲,等.当归抽薹开花及其调控途径研究进展[J].中草药,2020,51(22):5894-5899.

［20］米永伟,龚成文,王国祥,等.种植方式对直播当归药材产量与质量的影响[J].中兽医医药杂志,2020,39(4):80-82.

［21］黄得栋,王黎,晋玲,等.新兴产区和道地产区当归质量评价[J].安徽农业科学,2020,48(13):195-197,201.

［22］高天啟.天祝县高寒二阴山区当归高产栽培技术及病虫害防治[J].种子科技,2020,38(12):101-102.

［23］徐小琼,张小波,陈娟,等.甘肃产当归生态适宜性研究[J].中草药,2020,51(12):3304-3307.

［24］安志刚.岷县生荒地和熟地农茬口当归育苗根际微生物群落特征比较研究[D].兰州:甘肃农业大学,2020.

［25］肖婉君.有机肥和减量化肥对当归成药栽培影响机理的研究[D].兰州:甘肃农业大学,2020.

［26］黄珊.当归早期抽薹分化和内源性激素变化研究[D].咸阳:西北农林科技大学,2020.

［27］白刚,郭凤霞,陈垣,等.农茬口对土壤特性及熟地当归育苗的调控效应[J].中国生态农业学报(中英文),2020,28(5):701-712.

［28］王国祥,蔡子平,米永伟,等.道地中药材当归栽培及抽薹防治研究现状[J].甘肃农业科技,2020(4):71-76.

［29］王鑫,袁庆军,郭增祥,等.野生当归种子的生物学特性研究[J].中国中药杂志,2020,45(10):2368-2373.

［30］冯伟萌,刘培,严辉,等.基于高通量测序的野生和栽培当归转录组分析[J].中国中药杂志,2020,45(8):1879-1886.

［31］谢田朋,柳娜,王雅莉,等.不同产地当归品质的研究进展[J].中医药学报,2020,48(1):72-75.

［32］叶万存.中药材当归在高寒地区的丰产栽培技术[J].农业与技术,2019,39(8):111-112.

［33］张牡丹,达梦婷,冉瑞兰,等.低温胁迫下交替呼吸途径对当归幼苗叶绿素荧光活性的影响[J].西北植物学报,2019,39(4):685-691.

［34］赵荣,王富胜,宋振华.起垄覆膜方式对岷县当归生产发育及产量和品质的影响[J].甘肃农业科技,2018(10):16-20.

[35] 谢志军,龚成文,米永伟,等.当归标准化研究进展[J].中医药学报,2018,46(5):125-129.

[36] 刘方舟,李园白,王静,等.当归药材道地性系统评价与分析[J].世界科学技术(中医药现代化),2018,20(9):1531-1539.

[37] 龚成文,谢志军,米永伟,等.当归栽培研究进展[J].中国中医药科技,2018,25(5):772-775.

[38] 漆琚涛,许彩荷,纪瑛,等.当归种子直播栽培对其产量和质量的影响研究[J].中药材,2018,41(8):1804-1808.

[39] 金彦博,郭凤霞,陈垣,等.岷县不同茬口对当归苗栽生长及抗病性的影响[J].草业学报,2018,27(4):69-78.

[40] 朱田田,晋玲,黄得栋,等.野生与栽培当归遗传多样性比较[J].中草药,2018,49(1):211-218.

[41] 陈书珍,季绪霞,杨成德,等.甘肃省岷县当归病害调查及叶斑病田间药剂筛选[J].草业科学,2017,34(12):2470-2475.

[42] 白贞芳,张天悦.当归栽培的研究现状[J].生物技术通讯,2017,28(2):222-226.

[43] 张东方,张琴,郭杰,等.基于MaxEnt模型的当归全球生态适宜区和生态特征研究[J].生态学报,2017,37(15):5111-5120.

[44] 卫亚洁,王佳宇,王安冬,等.当归的道地性评价研究现状[J].中医药导报,2017,23(5):96-98.

[45] 张亚亚.直播与移栽当归药材质量的比较研究[D].兰州:甘肃中医药大学,2017.

[46] 龚成文,米永伟,谢志军,等.当归育种研究进展[J].中医药学报,2018,46(2):105-109.

第三章　果实和种子类

第一节　宁夏枸杞

一、概述

茄科 Solanaceae 枸杞属 *Lycium* L.植物全世界约有 80 种，分布于南、北美洲，欧亚大陆和非洲、太平洋诸岛。枸杞属多数种具有药用价值，其中以宁夏枸杞 *Lycium barbarum* L.最为著名、分布最广，在我国宁夏、内蒙古、甘肃、青海、陕西、山西、河北、西藏等省区均有分布，西北地区广泛种植。

宁夏枸杞在我国西北地区种植历史可追溯至 600 余年前，尤以宁夏河套平原栽培历史悠久。本草记载及现代研究表明，宁夏枸杞根、叶、果均具有较高的药用和营养价值。宁夏枸杞的干燥根皮入药称地骨皮，具有凉血除蒸、清肺降火之功效；叶片含有绿原酸、芦丁等生物活性物质，可作为功能性茶饮或膳食补充剂应用。成熟干燥果实入药称枸杞子，为药食同源之品，已有 2000 余年的应用历史，其味甘，性平，具有滋肝补肾、益精明目之功效。"主五内邪气，热中消渴，周痹"之功能，凡肝肾不足和肺肾阴虚所致诸症，均可应用，为滋阴助阳、益精补血之良药。现代药理研究表明，枸杞子含有枸杞子多糖类等有效成分，具有免疫调节、抗氧化、抗衰老、抗肿瘤、抗菌、抗病毒、降血糖、降血脂、降血压、保护肝肾及生精细胞、保护神经等生物活性。

宁夏枸杞种植规模较大的省区有宁夏、甘肃、青海、新疆、内蒙古，宁夏是宁夏枸杞传统主产区。2021 年宁夏栽培面积达 43 万亩，产量达 8.6 万吨（干果），精深加工产品达 10 大类 90 余种，综合产值突破 250 亿元。宁夏高度重视枸杞产业的培育与支持，在生产技术、品种选育、深加工和国内外贸易等方面都处于全国领先水平。

甘肃省也是我国枸杞的传统主产区之一，2021 年栽培面积 70 余万亩，产量约 20 万吨，主产于白银市的景泰县、靖远县，酒泉市的瓜州县、玉门市，张掖市的山丹县、高台县，武威市的民勤县、古浪县等。近几年甘肃省出台优惠和扶持政策推动枸杞产业的发展，使得甘肃地区枸杞种植面积成倍增长。河西地区的一些市县大力发展枸杞产业，鼓励种植枸杞，如瓜州县、玉门市等。民勤县则将枸杞作为调整农业产业结构的特色林果业品种之一。枸杞老产区景泰县和靖远县经过多年的发展，培育出了一批优秀的枸杞加工企业，带动了当地枸杞产业的发展。

内蒙古枸杞种植区毗邻宁夏，同为黄河沿岸的盐碱地，2021 年栽培面积 10 余万亩，产量3.1 万余吨（干果），主要分布于巴彦淖尔市乌拉特前旗的先锋镇、杭锦后旗的沙海镇和五原县的隆兴昌镇等。

青海省是我国枸杞生物多样性最丰富的地区之一，野生枸杞资源丰富，为我国枸杞的新兴种植区，目前已成为我国第二大枸杞种植区。2021年栽培面积74.8万余亩，产量约9.68万吨（干果），主要分布于柴达木盆地边缘的海西蒙古族藏族自治州。

新疆是我国枸杞种植最北区域，亦为我国枸杞主要产区之一。2021年栽培面积17.6万余亩，产量约5.18万吨（干果），主要分布于精河县及周边县区。

二、植株形态特征

多分枝灌木，高0.5~1m，栽培时可达2m；枝条细弱，弓状弯曲或俯垂，淡灰色，有纵条纹，棘刺长0.5~2cm，生叶和花的棘刺较长，小枝顶端锐尖成棘刺状。叶纸质或栽培者质稍厚，单叶互生或2~4枚簇生，卵形、卵状菱形、长椭圆形、卵状披针形，顶端急尖，基部楔形，长1.5~5cm，宽0.5~2.5cm，栽培者较大，可长达10cm以上，宽达4cm；叶柄长0.4~1cm。花在长枝上单生或双生于叶腋，在短枝上则同叶簇生；花梗长1~2cm，向顶端渐增粗。花萼长3~4mm，通常3中裂或4~5齿裂，裂片多少有缘毛；花冠漏斗状，长9~12mm，淡紫色，筒部向上骤然扩大，稍短于或近等于檐部裂片，5深裂，裂片卵形，顶端圆钝，平展或稍向外反曲，边缘有缘毛，基部耳显著；雄蕊较花冠稍短，或因花冠裂片外展而伸出花冠，花丝在近基部处密生一圈绒毛并交织成椭圆状的毛丛，与毛丛等高处的花冠筒内壁亦密生一环绒毛；花柱稍伸出雄蕊，上端弓弯，柱头绿色。浆果红色，卵状，栽培者可成长矩圆状或长椭圆状，顶端尖或钝，长7~15mm，栽培者长可达2.2cm，直径5~8mm。种子扁肾脏形，长2.5~3mm，黄色。花果期6~11月。见图3-1。

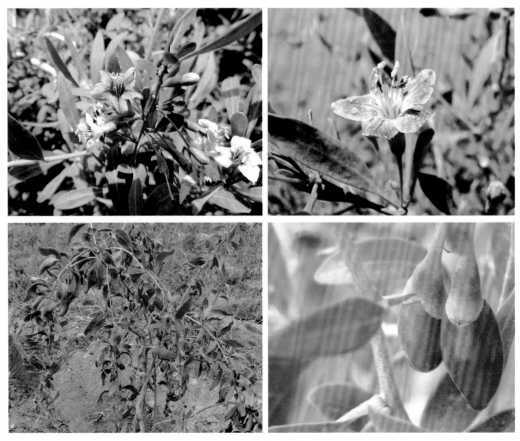

图3-1 宁夏枸杞

三、生物学特性

（一）生长发育

野生枸杞生长表现为丛生灌木，经过人工修剪之后，呈直立性落叶小乔木状。枸杞树体萌蘗能力强，具有很强的耐干旱、抗盐碱和耐瘠薄特性。枸杞的物候期一般可以分为：萌动期、萌芽期、展叶期、新梢生长期、现蕾期、开花期、果熟期、落叶期和休眠期。年均温影响枸杞的物候期，枸杞的萌芽、展叶、落叶和休眠与≥5℃的有效积温关系密切，春梢生长和果熟期与≥10℃有效积温关系密切。各物候期出现时间因各地平均气温不同有所变化。一般情况下，年均温高的地区萌芽、开花、果熟期等物候期要早于年均温低的地区。同时，年均温高的地区落叶和休眠期也会延迟。枸杞的树高年生长规律呈现出明显的双"S"形生长节律。树高生长过程有 2 次生长高峰，其中第 1 次生长是前期生长型，5 月上旬至 6 月中旬为速生期，6 月下旬至 7 月下旬进入缓慢生长期；第 2 次生长呈中后期生长型，生长期为 8 月上旬至 9 月上旬，9 月中旬开始生长速度减慢，直到 10 月中旬以后树高生长停止。

在有效生命周期内，枸杞的结果年限可达 30 年，也是木本经济林中有效结果周期较长的树种。枸杞果实的形成可分为：花蕾期、开花期、果实发育期、果熟期。花蕾期：指枝条经萌芽放叶后，在叶腋间出现幼小花蕾开始，到花蕾萼片裂开初露紫色花苞为止，约 12d；开花期：由花蕾吐苞到花瓣松动由里向外伸开平展，花瓣由紫红色变粉红至淡黄色，雄蕊 5 枚高于雌蕊伸出冠筒，花药裂开，花粉淡黄色，大量散落柱头，授粉完成后，雄蕊干萎，柱头由绿变为淡黑色，花冠脱落，子房逐渐显示膨大，约 5d；果实发育期：自子房膨大至幼果形成，逐渐发育、膨大、着色至鲜果成熟，约 28d，幼果随着生长膨大，色泽由绿变黄绿变橘黄变橘红变红色；果熟期：具体表现为果实为肉质浆果，分果皮、果肉和果心，果心含种子，成熟鲜果色泽红润发亮，果肉柔软富含弹性，种子成熟，果蒂疏松，果内含水 78%~82%，即进入鲜果采摘期。从现蕾到果熟，约 45d。

枸杞的枝条可分为：结果枝、中间枝、短果枝、针刺枝和徒长枝。结果枝：着生在树冠中、下部的侧枝上，是形成树冠和产果量的主要枝条。枝弧垂或斜垂，无刺，枝长 25~65cm，枝粗 0.2~0.4cm，现蕾率 91%左右，坐果率 67%左右。中间枝：着生在树冠中、上部的粗侧枝上，枝形斜生、平展或直立，枝条后段长有针刺、无刺部分的芽与叶蕾共生，开花结果，枝长 30~70cm，枝粗 0.3~0.7cm，现蕾率 64%左右，坐果率 55%左右。短果枝：着生在树冠中部、树膛内的粗侧枝上，枝形直立或斜生，无刺，枝长 5~15cm，枝粗 0.3~0.5cm，芽间距短、密集，叶果同生，枝梢部坐果呈丛状，现蕾率 98%左右，坐果率 80%左右。针刺枝：着生在树冠中、下部的粗侧枝上，枝形斜生或弧垂，枝长 40cm 左右，枝粗 0.3cm 左右，现蕾率 86%左右，坐果率 60%左右。徒长枝：着生在植株的主干、根茎、主枝上的直立向上的粗壮枝条，枝长 50cm 以上，枝粗 0.5cm 以上，不结果，生长势减弱后梢部侧生分枝可少量现蕾结果。

（二）繁殖特性

1. 播种繁殖

在播种前，将头一年收获干藏的种子水浸 1~2d，混于湿沙中，放在 5~20℃温度下，30~40d 即可发芽。也可在 4 月下旬至 5 月初，将选留的枸杞果放入 30~50℃温水中浸泡 24h，然后进行揉搓，将纯净种子按 1:3 比例与湿沙混合，然后置于 20℃条件下催芽，要保持合理的温度、湿度，经常翻动检查，以防失水或霉变，待有 30%种子露白时即可播种。播种一般在 4 月下旬或 5 月初播种，育苗多采用畦上条播，行距 20~25cm，用小铲开出宽 5cm、深 2cm 的浅沟，将种子均匀撒入，覆土 0.8~1.5cm，然后压实浇透水，盖上稻草或草帘保湿，每亩需 200~250g 种子，可育苗 25 000~30 000 株。需要注意的是不能在黏重的土壤中育苗，不能使床土长时间过湿，陈籽出芽率低。种子播后一般 5~7d 出苗，待子叶长出后，及时揭去覆盖物，同时要经常喷水保湿。如遇低温，要采取保护措施。平时要注意锄草松土，苗高 5cm 时要打成单株，苗高 10cm 左右时，及时剪去侧枝，苗高 40cm 时，进行掐尖定干，并适当疏除部分侧枝，以促进主干及主侧枝粗壮。

2. 扦插繁殖

硬枝扦插：在春季汁液流动前，将健壮的枝条剪成 12~15cm，上口剪平，下口斜茬。在施好肥、整平耙细的床土上，以 10cm×10cm 的间距用木棍扎眼，然后将插条插入床土 1/2，浇透水，以后保持床土湿润即能成活。如适当遮阴更能提高成活率，增强生长势，随时修除贴地的侧枝，当年高可达 80cm 左右。

嫩枝扦插：在 7~8 月间，将半木质化的枝条，剪成 10~15cm 长，先扎眼将枝条插入整好的床土 1/2 深，以后保持湿润，稍加遮阴即可，扎根后亦能少量结果，当年苗高 20~30cm，由于枝条成熟晚，抗寒力弱，入冬前可用锯末、落叶松毛或积雪覆盖，即可安全越冬。

3. 分株繁殖

枸杞的分蘖力极强，成龄树蘖生苗可窜至 1m 以外，根据这一特点，在春季萌芽前或秋季停止生长后，可在成苗外围挖根蘖苗直接定植。也可在春季萌芽前，离主根 50cm 外挖出侧根，截成 10cm 的长段，平铺苗床内，盖土 5~6cm，浇透水，以后保湿，也可获得新株。

（三）对环境条件的要求

喜光照。对土壤要求不严，耐盐碱、耐肥、耐旱、怕水渍。以肥沃、排水良好的中性或微酸性轻壤土栽培为宜，盐碱土的含盐量不能超过 0.2%，在强碱性、黏壤土、水稻田、沼泽地区不宜栽培。

四、栽培技术

（一）种质资源

目前，主栽的枸杞品种较多，有"宁杞 5 号""宁杞 7 号""宁农杞 1 号""宁农杞 2 号""宁农杞 5 号""宁农杞 6 号"等品种，其中"宁杞 7 号"品种果实颗粒大、商品等级率高、抗性强、适宜区域广。"宁杞 7 号"自审定以来，在宁夏已推广 1 万公顷，在全国其他产区推广 2 万公顷，种植效益非常显著，采摘用工节约 20% 以上，收益提高 20% 以上。

（二）选地整地

1. 选地整地

枸杞适应性很强，对土壤要求不严，但以地势平坦、阳光充足、土壤深厚、灌溉方便、排水性良好的沙质土壤或轻土壤为佳。选好地块后，将土壤深翻 25~30cm，结合深翻施入腐熟的农家肥或商品有机肥 2500~3000kg/亩，整平耙细。

2. 种苗移栽

选取无病虫害、生长健壮、根系发达的 2 年生以上的种苗。定植时间在 3 月下旬至 4 月上旬，按定植株行距为 (1.2~1.5)m×2m 定点挖坑，坑深 30~40cm，栽植时每坑施腐熟有机肥适量，将苗木放入坑中，根系向四周伸展，待填土至半坑时，稍微向上提动苗木，填满土壤，分层踏实，填土到根茎处时，再度踏实埋土略高于地面。定植后浇透水。

（三）田间管理

1. 中耕除草

苗木定植灌水后视墒情进行浅耕，利于保水保肥。5~8月每月进行1次中耕除草，深度10~15cm，中耕要求均匀不漏耕，清除杂草；9月中旬至10月上旬，翻晒土壤，注意树冠下作业不伤根茎。

2. 肥水管理

一般一年施肥3~4次，第1次在4月中上旬，新枝发芽之前，施肥量为尿素50g/株+复合肥30g/株；第2次在6月初至7月末，开花之前以及果实膨大期，追施速效肥100g/株；第3次追肥在9月初，此时枸杞仍处于开花结果期，施肥量为尿素50g/株+复合肥60~80g/株。枸杞生长期根据雨量和土壤墒情一般每年灌水3~5次，春季3月中下旬至4月上旬灌萌芽水，11月上旬灌冬水，其他时间结合施肥适当灌水。

3. 整枝修剪

（1）定干

苗木定干高度60cm，将主干上30~40cm（分枝带）以下的萌芽全部剪除，在分枝带以上位置选留生长方向不同、具有3~5cm间距、与树干夹角30°~40°的侧枝4~5条作为骨干枝。

（2）修剪

①幼龄期（1~4年）修剪：5月上旬至7月下旬，每间隔15d剪除主干分枝带以下的萌条，将分枝带以上所留侧枝于20cm处短截。侧枝上向上生长的壮枝选留靠主干不同方向的枝条2~3条作为小树冠的主枝，在30cm处剪顶；秋季主要剪除枸杞植株根基、主干、冠层所抽生的徒长枝。

②成龄树（5年以上）整形修剪：于枸杞植株休眠期（2~3月）进行。方法是树冠总枝量剪、截、留各1/3。剪：剪除植株根茎、主干、膛内、冠顶着生的徒长枝及冠层病、虫、残枝和结果枝组上过密的细弱枝，约占总枝量的1/3；截：交错短截树冠中上部的中间枝，短截长度视树冠和该枝条长势的强弱而定，一般从该枝长的1/2处短截，促其抽生多而壮的新结果枝；留：选留冠层生长健壮、分布均匀的一、二年生结果枝，约占总枝量的1/3。春季修剪于4月下旬至5月上旬，主要抹除过密的萌芽和分枝。夏季修剪于5月中旬至7月上旬，剪除徒长枝，截短中间枝，摘心二次枝。秋剪于9月下旬至10月上旬，剪除植株冠层生长的徒长枝。

（四）病虫害防治

1. 瘿螨

瘿螨是一种螨虫，5~6月展叶时形成虫瘿，8~9月危害达到高峰，主要危害嫩茎和叶片、嫩梢、花瓣、花蕾及幼果。防治方法：掌握当地出瘿成螨外露期，喷洒4%杀螨威2000倍液或50%硫黄胶悬剂300倍液2~3次；发病初期主要用瘿锈螨净2000~2500倍液，喷洒叶面，每隔7d喷药1次，连续喷2~3次。

2. 锈螨

锈螨危害枸杞叶片，造成减产，5~6月达到高峰期，8月初发出新叶后为第二波繁殖高峰。防治方法：基本同瘿螨。

3. 蚜虫

蚜虫是枸杞生产中成灾性害虫，主要危害嫩梢、叶片、花蕾及青果。防治方法：加强中耕除草，清除病残枝及时烧毁；9月中下旬于蚜虫产卵前，用33%吡虫啉乳油3000倍液，或用10%吡虫啉粉剂1500倍液喷雾。

4. 根腐病

根腐病主要危害植株根部及茎基部，严重者导致植株死亡。防治方法：加强肥水管理，合理密植，及时对落叶、病枝、杂草等集中处理；发病后，用 70%代森锰锌 300 倍液淋施病株根部，施药时扒开表土，直接淋到病根，或浇灌 25%多菌灵可湿性粉剂或 65%代森锰锌可湿性粉剂 400 倍液，2个月后可康复。

5. 白粉病

白粉病主要危害叶片。防治方法：秋末冬初及时清除病残株及落叶，集中深埋或烧毁，加强栽培管理，提倡施用腐熟的有机肥、增施磷钾肥；发病前用 15%粉锈宁可湿性粉剂 2000 倍液或 40%晶体石硫合剂 300 倍液，每隔 7~10d 交替喷施 1 次，连续喷 2~3 次；发病初期，选用 36%甲基硫灵悬浮剂 500 倍液，或 50%苯菌灵可湿性粉剂 1500 倍液，或 45%晶体石硫合剂 1500 倍液等药剂，每隔 10d 左右喷施 1 次，连续防治 2~3d。

五、鲜果采收与制干

（一）采收

1. 采收时间

第 1 次采收和第 2 次采收间隔 10d，可采收 4~5 次。秋果，如果霜降较迟，在 10 月 20 日左右，数量少，但鲜果颗粒大、品质好。另外，在鲜果采收季节注意鸟害的防治。

2. 鲜果采收标准

果色鲜红，表面光亮，果肉质地变软，手捏富有弹性，果蒂松动，果柄易脱落时为最适采收期。

3. 鲜果采收方法

采收以人工采收为主，采收方法是"三轻、二净、三不采"，即轻采、轻拿、轻放；不带果柄和树叶、不带其他杂质；青果和烂果和病果不采、早晨有露水不采、喷过农药不到安全期间不采，盛果筐以 8~10kg 的容量为易，以防止鲜果被压破。

（二）加工

1. 鲜果处理

采收的鲜果必须用配制的食用碱处理后才能进行晾晒。处理方法：17.5kg 鲜果与 25g 食用碱与100g 水的混合液拌匀即可。处理的作用是将鲜果的蜡质层溶解，造成皮层细胞间隙的气孔暴露，果内水分可迅速排出，同时也清除了鲜果表面的农药残留和其他二次污染。

2. 晾晒

采用自然晾晒法，用竹帘制作 1m×2m 果栈来晾晒，将冷浸后的鲜果铺在果栈上，厚度为 2~3cm，放在通风的阳光下进行晾晒。当抓干果进行挤压，不结块即可停止晾晒。

六、包装、贮藏与运输

（一）包装

干果的保存：捡取杂质，装入有塑料内胆的编织袋内，口封严，置于通风较好、室温凉爽的仓库内保存。

（二）贮藏

未包装枸杞应装入符合标准的塑料袋内密封，置入纸箱或编织袋内入库存放；完成内包装的枸杞应置入规定纸箱入库存放。

（三）运输

不急于将枸杞出售，需短时间储藏的，应储存在清洁、干燥、阴凉、通风、无异味的地下室或专用食品仓库内。有条件的可储存于温度为 0~5℃的冷藏食品库内。家庭食用应购买小包装枸杞，食用后封口放入家庭冰箱，防止返潮。需运往外地的枸杞，包装箱应注明枸杞产品的果级、净数量、产地、包装日期、联系地址、电话及联系人。更应该注意运输途中枸杞包装物的遮阴、防雨、防晒、高温和避免长时间的堆积挤压，尽量在短时间内到达目的地，及时分装并进入销售市场。

参考文献

[1] 王晓宇,陈鸿平,银玲,等.中国枸杞属植物资源概述[J].中药与临床,2011,2(5):1-3.

[2] 徐常青,刘赛,徐荣,等.我国枸杞主产区生产现状调研及建议[J].中国中药杂志,2014,39(11):1979-1984.

[3] 段金廒.中药资源化学:理论基础与资源循环利用[M].北京:科学出版社,2015.

[4] 陈君,程惠珍,张建文,等.宁夏枸杞害虫及天敌种类的发生规律调查[J].中药材,2003,26(6):391.

[5] 董静洲,杨俊军,王瑛.我国枸杞属物种资源及国内外研究进展[J].中国中药杂志,2008,33(18):20-23.

[6] 刘赛,徐荣,陈君,等.宁夏中宁不同施肥方式下土壤肥力及枸杞子品质比较研究[J].中国中药杂志,2011,36(19):31.

[7] 张曦燕.枸杞鲜果采后贮藏保鲜技术研究进展[J].宁夏农林科技,2010(6):81-82.

[8] 曹有龙,何军.枸杞栽培学[M].银川:阳光出版社,2013.

[9] 安巍,焦恩宁,石志刚,等.枸杞规范化栽培及加工技术[M].北京:金盾出版社,2005.

[10] 秦国峰,路安民,李文钿,等.枸杞研究[M].银川:宁夏人民出版社,1982.

[11] 刘永康,周学忠.枸杞硬枝扦插育苗技术[J].现代农业科技,2011(14):151-154.

[12] 徐宗才,马明呈,田丰,等.植物生长调节剂对枸杞硬枝插穗发根及生长的影响[J].福建林业科技,2012,39(3):101-104.

[13] 刘王锁,芮雪,王星琪,等.不同生根剂对密枝枸杞的硬枝扦插效果研究[J].园艺与种苗,2015(8):1-2,37.

[14] 张蓉,何嘉,孙海霞,等.枸杞虫害防控技术规程:DB 64/T 851-2013[S].银川:宁夏技术监督局.

[15] 白翠红,唐玉东,牛杰.北方枸杞扦插育苗技术[J].特种经济动植物,2016,19(1):39-40.

[16] 庄启茂.枸杞容器扦插育苗技术研究[J].绿色科技,2019(11):138-140.

[17] 邱进强,孙慧琴,杜希东.盐碱地枸杞硬枝扦插育苗技术试验报告[J].中国园艺文摘,2018,34(4):223-224.

[18] 殷光晶,史慧芹,李强峰.宁杞 7 号枸杞温室绿枝扦插育苗研究[J].安徽农业科学,2019,47(1):45-46,59.

[19] 纪丽萍,京宏宇,龚小梅,等.提高枸杞硬枝扦插繁殖成活率综合技术[J].宁夏农林科技,

2015,56（11）：21-22.

[20] 张岱松,侯亚东.北方地区枸杞的生态习性及育苗技术[J].内蒙古林业调查设计,2017,40（1）：28-34.

第二节　黑　果　枸　杞

一、概述

黑果枸杞 Lycium ruthencium L.是茄科 Solanceae 枸杞属 Lycium L.多年生灌木，果实成熟后呈紫黑色，因此得名，是荒漠灌丛植被的主要建群种和优势种之一。黑果枸杞被收载于《晶珠本草》《四部医典》等藏药著作中，其味甘、性平，清心热，用于治疗心热病、心脏病、月经不调、停经等病症。黑果枸杞成熟果实无毒，味甜多汁，具有清除自由基、抗氧化、抗炎杀菌、延缓衰老的功效。黑果枸杞成熟果实是自然界中原花青素含量最高的野生果实，原花青素是花青素的前体物质，在植物体内可以转化成花青素，而花青素在体内并不稳定，常以糖基化形式存在，称为花色苷。现已从黑果枸杞中分离出来的花青素多达 30 余种，包括芍药花色素、牵牛花色素、天竺葵花色素等。黑果枸杞果实中还存在大量黄酮，可以显著降低血脂和血糖，预防糖尿病。黑果枸杞果实中含有丰富的矿质元素，除了一些常量元素钠、钾、镁、钙、铁之外，还含有对人体生理代谢起重要作用的微量元素，如锰、锶、硒、锌、铬、铜等，而且含量普遍高于红枸杞。黑果枸杞含有 17 种氨基酸，其中有 8 种人体必需的氨基酸。黑果枸杞中维生素 C 含量高达 3.02mg/100g，维生素 B_1 含量为0.07mg/100g，维生素 B_2 含量为 0.02mg/100g，可用于人体所需维生素的补充。黑果枸杞鲜果含油率高达 5.54%，主要含有 3 种不饱和脂肪酸，其中亚油酸含量最高为 71.48%、油酸 17.06%、棕榈酸 11.46%。

黑果枸杞有很强的环境适应能力，抗旱、耐寒、耐贫瘠、耐盐碱，主要分布于盐碱化沙地、荒地、戈壁滩、干河床，在荒漠盐碱地上种群呈片状分布，在干河床或水渠边则呈点状、带状分布，生态系统主要属于荒漠生态系统；黑果枸杞根系发达，对防沙固沙、防止水土流失、改善环境具有十分重要的作用。

我国黑果枸杞资源主要分布于青海柴达木地区，新疆的昌吉、哈密、巴音郭楞、阿克苏、阿拉尔、喀什、和田，甘肃河西走廊，宁夏中卫、银川、石嘴山，内蒙古阿拉善、巴彦淖尔等地区。蒙古国、地中海沿岸的北非及南欧等地也有分布。

二、植株形态特征

黑果枸杞为茄科枸杞属多棘刺灌木，高 30~150cm，主干白色，具不规则纵裂纹。多分枝，当年生分枝浅绿色，较软，木质化后成白色，坚硬。小枝顶端渐尖成棘刺状，分枝上刺长 4~18mm，与花或叶同时簇生。叶 3~10 枚簇生于分枝棘刺两侧，绿色，近无柄，肥厚肉质，叶表附蜡质膜，在老枝和木质化分枝上呈棒状，直径为 1~3mm，长 5~35mm，当年生分枝上为条形或条状倒披针形，长 4~17mm，宽 1~3mm，叶缘全缘，中脉稍明显。花 1~6 朵着生于分枝上；花萼狭钟状，不规则 2~5 浅裂，裂片膜质；花冠花蕾时为绿色，随着生长轻附淡紫色，初开花冠深紫色，随后转淡至淡紫色至白色；花冠漏斗状，长 5.5~13mm，冠幅 6~9.5mm，5~6 浅裂，裂深 2~4mm，为筒部的 1/3~1/2，筒部向檐部稍扩大，筒部有紫色纹理；雄蕊着生于花冠筒中部，稍伸出花冠，花丝5个，基部稍上处有绒毛；花药黄色，长1~3.5mm；花柱伸出花冠，等高或略高于雄蕊，柱头绿色。浆果黑色，蟠桃形。种子肾形，褐色，长1.5mm，宽2mm，千粒重1.0g。花果期7~10月。见图3-2。

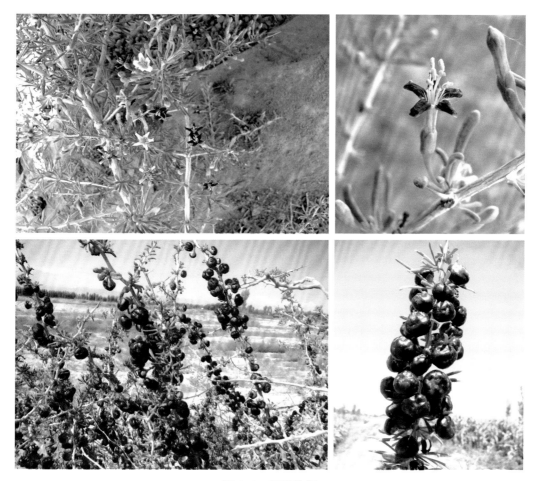

图3-2 黑果枸杞

三、生物学特性

（一）生长发育

黑果枸杞具有较强的适应性，耐寒，喜凉爽气候，可以在最高气温33.9~42.9℃或最低温度-41.5~-25.5℃中生存。气温稳定通过7.0℃时，种子就会萌发，20.0~25.0℃的温度下最适合种子发芽，幼苗期间可短暂性的抵抗-3.0~-2.0℃的低温，春天的时候气温在8.0~14.0℃时根系的生长速度极快。黑果枸杞春芽在气温稳定通过6.0℃时开始萌动，温度16.0~18.0℃是茎叶生长的最佳温度，温度在16.0~23.0℃时候是枸杞最佳开花期，温度在20.0~25.0℃时是最佳结果期，而在秋季，气温通常低于10.0℃，这在一定程度上使果实在生长发育过程中的速度变慢。

（二）繁殖特性

黑果枸杞的繁殖有种子繁殖、扦插育苗、容器育苗和组培快繁等方式，在自然界野生的黑果枸杞一般为种子繁殖，人工栽培中常用扦插育苗和容器育苗进行无性繁殖。

（三）对环境条件的要求

黑果枸杞对生态环境具有很强的适应性，根系发达，可深入地下2.0~3.0m，具有良好的抗旱能力；抗寒能力强，可生长于-30℃的低温环境；耐盐碱；野生植株多生长于道路两旁、河滩、盐碱荒地等多种恶劣、贫瘠环境，耐贫瘠；喜光、喜肥，不耐洪涝，适合生长于年降水量200~500mm的地区。黑果枸杞喜光、怕洪涝，育苗地应尽量选择在地势平坦、背风向阳、灌溉便利、交通方便、土壤肥力充足且易排水的沙壤土区域，土壤pH可为中性、微碱性或微酸性。

四、栽培技术

（一）种质资源

黑果枸杞是小灌木，主要以单优势群落为主，群落内部年龄结构和群落结构比较一致。黑果枸杞种群内个体变异丰富，类型多样。为异株异花授粉，种群间通过传粉的方式进行基因流动，且交流较为频繁（基因流 Nm=1.82），使得种群间在遗传上多相互融合，种群间表现出形态的一致性。

（二）选地整地

黑果枸杞虽然耐盐碱能力和适应性强，但是苗期对盐碱敏感。要使黑果枸杞果实特级果率和产量高，种植黑果枸杞的地块应选择地下水位低、灌排水方便、土壤可溶性盐含量小于0.3%、pH低于8.5、较为肥沃的沙壤、轻壤和中壤土地块。

（三）繁殖方法

1. 温室播种育苗

1月下旬在日光温室内采用穴盘营养土穴播方式集中育苗。播前用50%多菌灵可湿性粉剂500倍液浸种8~12h，对种子进行杀菌消毒，种子捞出后用清水冲洗1~2次后即可播种。黑果枸杞种子较小，选用72孔穴盘基质育苗，每穴播种2~4粒。基质是用蛭石、岩棉、泥炭、稻壳等原料人工合成的有机基质。黑果枸杞种子较小，播种深度不宜过深，播深控制在0.4~0.5cm，覆盖0.5cm左右的细沙土并压实，播种后及时喷水。发芽期温室白天温度控制在32℃以下、夜间温度控制在20℃以上进行催芽。播种后7~10d出苗，幼苗长至3叶1心时，每间隔12~15d喷水1次，喷水量以穴盘底部透气孔滴水即可。枸杞苗长至8~10片叶后，每隔10~12d叶面喷洒1次叶面肥，可选用磷酸二氢钾600~800倍液或浓度为0.3%~0.5%尿素溶液叶面喷施，以促进枸杞苗生长。

2. 大田移栽技术

（1）适墒整地

4月中旬黑果枸杞移栽地亩灌60~70m³底墒水，土壤适墒时，亩撒施腐熟有机肥1~2t、磷酸二铵或复合肥25~30kg，施肥后结合土壤深翻将肥料翻入20~25cm土层作底肥。整地做到到头到边到角，不拉沟、不漏耙，使土壤上松下实，利于机械铺膜。

（2）铺膜

地块平整后，及时铺设宽70cm地膜，地膜下中间位置铺设1根迷宫式滴灌带，地膜四周压紧，膜间交接行行距为50cm。

（3）移栽

4月20~25日，当耕作层5cm地温稳定通过10℃、最低气温在8℃以上时，选无风天气作为枸杞苗移栽始期。4月底至5月上旬为最佳移栽期。移栽时紧挨地膜下铺设的滴灌带挖直径5~6cm、深5~6cm的定植穴，起苗时保持黑果枸杞苗根系完整，并携带根部基质营养土进行移栽，每穴定植1株苗，株距50cm，1膜1行，行距1.2m。亩移栽枸杞苗1200株。移栽后立即滴定根缓苗水，间隔5~7d再滴1次缓苗水。第1次定根缓苗水要滴透，亩滴水35~40m³，以确保移栽枸杞苗成活率达到

90%以上。

（四）田间管理

1. 水肥一体化管理

缓苗后至枸杞果着色后期，沙壤土地块每隔10~12d滴水1次，壤土地块每隔18~20d滴水1次，整个生育期共滴水10~12次，每次亩滴水20~25m³，生育期每亩膜下共滴水200~250m³。在黑果枸杞抽枝、展叶、花蕾营养生长期滴施肥料，以氮肥为主，磷钾肥为辅，每次亩滴施尿素5~7kg、磷酸一铵2~3kg、农用硫酸钾0.5~0.8kg。在黑果枸杞坐果期、果实膨大期滴施肥料，以磷钾肥为主，氮肥为辅，每次亩滴施尿素2~3kg、磷酸一铵5~7kg、农用硫酸钾1.0~1.5kg。全生育期结合滴水追肥8~9次。随水滴肥时应先滴清水0.5~1.0h，然后向管道内注入充分溶解的肥料溶液，肥料滴完后，再用清水滴0.5~1.0h。8月下旬黑果枸杞进入果实着色期，为促进枸杞果成熟、增加干物质积累，可于8月底停止滴水。5月中下旬至6月中旬结合除草在膜间中耕2~3次，中耕深度8~12cm。

2. 整形修剪、培养结果枝组

黑果枸杞属多棘刺灌木，没有明显的大主干，常在基部发出多个枝干。定植当年培养多个结果枝组，是获得丰产高效的主要措施。修剪培养结果枝组主要在两个时期进行。

（1）生长期修剪

5月下旬从黑果枸杞根部不同方位选留6~8个基部直径在0.3cm以上的枝条作为主枝，并剪除每个主枝距地面15cm以内的全部侧枝及萌芽，以集中养分促进主枝营养生长。6月在每个主枝上再培养4~5个均匀分布的侧枝为结果枝组。

（2）坐果期修剪

6月下旬黑果枸杞花蕾期，对主枝长度达到55~60cm、侧枝长度达到12~15cm的枝条全部打顶，以集中养分促进黑果枸杞坐果和果实膨大。

（五）病虫害防治

1. 休眠期预防

在上年生产结束后，振落树上的病果病叶，翻入地下15cm以下，病源孢子就不会萌发。把剪下来的病枝收集起来集中销毁，或粉碎后高温灭菌发酵作为肥料还园。利用5波美度石硫合剂对树体、树冠下面地表、埂边杂草进行喷雾封闭。每亩用1kg高锰酸钾拌土150kg左右，撒入土壤混匀拍实封闭杀死浅层病菌。

2. 生育期预防

在5月中下旬至9月，根据黑果枸杞施肥和树体生长情况，每15~20d喷施1次大量营养元素和微量元素、复合叶面肥、0.20%~0.50%尿素溶液、0.20%~0.50%磷酸二氢钾溶液、0.20%~0.33%微量元素溶液（金绿叶、叶绿康），活化树体生理功能，增强树体免疫力；在5月下旬喷施渗透性强的保护性杀菌剂，如0.67%硫悬浮剂、0.17%代森锰锌溶液；在6月中下旬、7月上旬、8月上旬每10~15d喷施1次内吸传导性强的治疗性杀菌剂，如0.67%春雷霉素溶液、0.67%多抗霉素溶液、0.67%农抗"120"溶液等药剂，可起到很好的防治效果。

3. 主要病虫害防治

（1）枸杞落叶病

发病叶片首先从树体顶部失水、萎蔫，呈青枯状，后整株发黄，叶片易脱落。从发病初期开始整株叶片黄化或部分黄花，易脱落，严重时全株枯死。防治方法：在防治中减少化学药剂的使用，使用生物农药和低毒化学农药的交替、配合使用。合理使用一些渗透性强的保护性杀菌剂和内吸传导性强的生物杀菌剂，如硫悬浮剂、0.16%浓度代森锰锌溶液、春雷霉素、0.14%多抗霉素溶液等药剂交替喷施。

（2）枸杞根腐病

枸杞根腐病主要危害植株根部及茎基部，病株地上部表现为叶片发黄、萎垂，挖起病株地下部根、茎部分，染病的根须变成黑褐色，植株死亡。通常在地势低洼、排水不良的田块发病较重。防治方法：用25%多菌灵可湿性粉剂0.25%溶液，每株灌10~15kg；或者65%代森锰锌可湿性粉剂0.25%浓度溶液，每株灌10~15kg防治。

（3）枸杞瘿螨

枸杞瘿螨危害枸杞叶片、嫩梢、花蕾、幼果，被害部分变成蓝黑色痣状的虫瘿，并使组织隆起。自若螨开始将口针刺入叶片，吸吮叶片汁液，使叶片营养条件恶化，光合作用降低，叶片变硬、变厚、变脆、弹力减弱，叶片颜色变为铁锈色。防治方法：4~8月防治螨类，可以采用3%啶虫脒（吡虫啉）0.067%药液+20%螨死净0.050%药液或3%苦参素0.1%药液均可达到良好的防效，且持效期长。

（4）枸杞负泥虫

一般10多粒卵呈"V"形排列于叶背面，幼虫长约7mm，泥黄褐色，背面附着黑绿色稀糊状粪便。负泥虫，成虫常栖息于枝叶；幼虫背负自己的排泄物，故称负泥虫。防治方法：可以采用3%苦参素0.1%药液+3%啶虫脒（吡虫啉）0.067%药液进行喷雾防治。

五、采收与加工

（一）采收

1. 成熟后采摘

黑果枸杞落花后，逐渐发育成绿色幼果，随果实生长，果色变成褐色，此时果肉尚硬。待果实逐渐变成紫黑色、果蒂疏松、果肉稍软时为黑果枸杞的最佳采摘时期。采摘时务必轻摘轻放。每次隔10~15d采摘1次，确保果实完全成熟。如采摘过早，在果实颜色为褐色且果实坚硬时采摘，晒干后黑果枸杞干果发红，原花青素含量低，影响质量和等级。

2. 果面湿时不摘

黑果枸杞不宜在早晨有露水时或雨后果面未干时采摘。如摘了湿果，容易导致细菌污染，晒出的干果色泽暗淡，影响黑果枸杞干果品质。

3. 小容器盛装

黑果枸杞皮薄汁多，撞、挤、压、摔、刺等都会致使果汁外漏，导致营养流失，影响品质。因此，采摘时使用枸杞专用框（60cm×80cm×10cm）盛装，表面积大，不易相互挤压，能较好地保持果型完整。禁止来回"倒装"和使用大器皿（5kg以上）较长时间盛装存放。

4. 采摘期控水

为了保证黑果枸杞的品质，第1批黑果枸杞成熟后（果实变为紫黑色）的整个采摘期，禁止灌水。

（二）加工

晾晒是影响黑果枸杞质量等级的最后环节，黑果枸杞不宜露天暴晒，阴干的黑果枸杞果型圆润，色泽鲜艳，质量等级高。黑果枸杞在晾晒过程中应该规范以下几点：

1. 自然阴干

黑果枸杞制干以自然阴干法为主。将采收的黑果枸杞鲜果铺放在宽 1.2m、长 2m 果栈上，鲜果厚度为 2~3cm，或者及时摊入铺好的白布上，放置于室内或大棚的阴凉通风处、利用流动的空气，吹去水分而达到干燥的目的。

2. 不宜久放

刚采下的黑果枸杞呼吸强烈，易发热发汗，放置过久，一方面，晒干后的果色灰暗不鲜；另一方面，久放的黑果枸杞容易因挤压而破裂，导致果汁外漏，晒干后果实粘连，影响质量等级。因此，采摘后的黑果枸杞要立即晾晒。

3. 不宜暴晒

黑果枸杞晾晒时，先由弱光低温逐渐转至强光高温，晾出的果形较好，果色鲜润。如直接在炎热的中午暴晒，果实易破，影响品质。

4. 大棚晾晒

为了防止风沙影响黑果枸杞的晾晒效果，保证黑果枸杞的晾晒品质，采取集中统一在晾晒大棚内晾晒，可使果面干净且色泽鲜艳，质量等级高。

5. 不宜翻动

黑果枸杞在晾晒过程中翻动，容易导致果皮受伤甚至果实破裂。因此，黑果枸杞摊晾过程，中间不宜翻动，直至晾干后才能收集。

六、包装、贮藏与运输

（一）分级

黑果枸杞质量等级分为特级、甲级、乙级、丙级 4 个等级。分级方法根据各级果实的大小，用不同孔径的分果筛进行筛选分级。

（二）保管

制干后的黑果枸杞，含水量必须达到 13% 以下才能存储。

参考文献

［1］王龙强.盐生药用植物黑果枸杞耐盐生理生态机制研究[D].兰州:甘肃农业大学,2011.

［2］马继雄.道地药材黑果枸杞的应用研究进展及青海的发展前景[J].青海师范大学学报(自然科学版),2012(3):53-56.

［3］陈斌.柴达木盆地资源植物黑果枸杞育苗技术[J].北方园艺,2008(4):138-139.

［4］陈海魁,蒲凌奎,曹君迈,等.黑果枸杞的研究现状及其开发利用[J].黑龙江农业科学,2008(5):155-157.

［5］郑德龙,杨威,蔡世霞,等.种植黑枸杞前景及发展趋势[J].农业与技术,2016(36):142.

［6］刘德喜.西北地区黑枸杞栽培管理技术[J].现代农业科技,2015(14):76-77.

［7］董静洲,杨俊军,王瑛.我国枸杞属物种资源及国内外研究进展[J].中国中药杂志,2008,33(18):2020-2027.

［8］俊哲,马宏宇,李永飞,等.西北地区黑果枸杞抗逆性研究进展[J].安徽农业科学,2017,45(15):132-133,149.

［9］韩丽娟,叶英,索有瑞.黑果枸杞资源分布及其经济价值[J].中国野生植物资源,2014,33(6):55-57,63.

［10］汪建红,陈晓琴,张蔚佼.黑果枸杞果实多糖降血糖生物功效及其机制研究[J].食品科学,2009,30(5):244-248.

［11］甘青梅,骆桂法,李普衍,等.藏药黑果枸杞开发利用的研究[J].青海农林科技,1997,4(1):17-19.

［12］袁海静,安巍,李立会,等.中国枸杞种质资源主要形态学性状调查与聚类分析[J].植物遗传资源学报,2013,14(4):627-633.

［13］王琴,王建友,李勇,等.我国黑果枸杞研究进展[J].北方园艺,2016(5):194-199.

［14］刘增根,康海林,岳会兰,等.黑果枸杞资源调查及其原花青素含量差异分析[J].时珍国医国药,2018,29(7):1713-1716.

［15］林丽,晋玲,李晓瑾,等.黑河流域中下游黑果枸杞资源调查及保护利用[J].中国中药杂志,2017,42(22):4419-4425.

［16］杨小玉,刘格,郝莉雨,等.黑果枸杞研究现状及发展前景分析[J].食品与药品,2018,20(6):475-477.

［17］王方琳,王祺,李爱德,等.荒漠区药用植物黑果枸杞研究现状综述[J].中国水土保持,2019(5):57-60.

［18］白春雷,王灵茂,王志国,等.黑果枸杞育苗技术综述[J].园艺种业,2016(12):51-54.

［19］刘荣丽,杨海文,司剑华.不同的生长调节剂对黑果枸杞硬枝扦插育苗的影响[J].安徽农业科学,2011,39(19):11447-11448.

［20］苗增建.黑果枸杞高效种子育苗技术[J].北方园艺,2013(3):167-168.

［21］张峰,翟红莲,李海涛,等.黑果枸杞温室育苗及滨海盐碱地造林的技术研究[J].中国农学通报,2016,32(7):14-17.

［22］陈海魁,蒲凌奎,倪志婧,等.黑果枸杞硬实种子处理方法研究[J].安徽农业科学,2009,37(6):2540-2541,2571.

［23］罗晓明.甘肃古浪县黑果枸杞人工栽培与采收技术研究[J].农业工程技术,2017,37(2):27.

［24］孙慧琴,许兴文,许雅娟,等.干旱沙区黑果枸杞育苗技术[J].现代农业科技,2016(11):120-121.

［25］白生才,孙慧琴,王多斌,等.宜林沙荒地黑果枸杞覆膜集雨造林技术试验[J].林业科技通讯,2017(8):60-61.

［26］耿生莲.黑果枸杞天然林整形修剪研究[J].西北林学院学报,2011,26(1):95-97.

［27］齐晶晶,晏永明,汪成祥,等.黑果枸杞化学成分研究[J].天然产物研究与开发,2018,30(3):345-353.

［28］浩仁塔本,赵颖,郭永盛,等.黑果枸杞的组织培养[J].植物生理学通讯,2005,41(5):635.

［29］王聪慧,王铁军,高芳,等.黑果枸杞离体快繁技术研究[J].森林工程,2019,35(2):32-36.

［30］林丽,张裴斯,晋玲,等.黑果枸杞的研究进展[J].中国药房,2013,24(47):4493-4497.

［31］姬孝忠.黑果枸杞育苗繁殖技术[J].中国野生植物资源,2015,34(2):75-77.

［32］王桔红,陈文.黑果枸杞种子萌发及幼苗生长对盐胁迫的响应[J].生态学杂志,2012,31(4):

804-810.

[33]王方琳,柴成武,魏小红,等.荒漠区药用植物黑果枸杞的组织培养[J].干旱区资源与环境,2016,30(10):104-109.

[34]胡相伟,马彦军,李毅,等.黑果枸杞组织培养技术[J].甘肃农业科技,2015(5):73-74.

[35]汪可馨.黑果枸杞的特性、栽培技术及应用概述[J].青海农技推广,2015(4):39-41.

[36]雷春英,彭钼植,刘畅,等.盐生药用植物黑果枸杞研究进展[J].中国野生植物资源,2021,40(7):55-60.

第三节 临泽小枣

一、概述

枣是鼠李科 Rhamnaceae 枣属 *Zizyphus* Mill.植物枣 *Ziziphus jujuba* Mill.的成熟果实,具有很高的营养价值及药用功能,是集药、食、补三大功能于一体的保健食品,被誉为"木本粮食,滋补佳品"。枣又叫大枣、红枣,原产我国,距今已有 3000 年的历史。《诗经》中"八月剥枣",是关于枣的最早吟咏。元代柳贯的《打枣谱》是我国第一部关于枣的专著,记有 73 个品种。清代《植物名实图考》载有 84 个品种。时至今日,全国已有超过 400 个品种。我国的第一部中药学专著《神农本草经》将枣列为上品,称其有"安中养脾,助十二经。平胃气,通九窍,补少气,少津,身中不足,……和百药"等功效。在《伤寒论》《金匮要略》《本草纲目》中也多有阐述,为补中益气、养血安神、缓和药性的常用中药,适用于中气不足、血虚证、脏躁证等。

甘肃河西地区是我国枣的主要原产区之一,尤以临泽小枣驰名遐迩。临泽小枣栽植历史长达 1500 多年,北魏的《齐民要术》就有甘肃河西地区枣的栽培和加工贮藏的记载。临泽县是甘肃重要产枣区之一,枣的产量占河西地区总产量的 1/2,在特定的自然条件下形成了自己特有的品种和栽培技术。临泽小枣起源于甘肃临泽县,栽培历史悠久,至今在鸭暖乡昭武村尚有 300 年以上的树。临泽小枣是甘肃久负盛名的优良品种,是临泽县主要经济果品,在甘州、高台及肃州、金塔、敦煌等市、县、区都有栽培,临泽县以沙河、鸭暖、沙井、小河成片集中栽培,栽培数量占当地枣树总数的 98% 以上。临泽小枣肉质细嫩,酥脆多汁,香甜味美,营养丰富,先后获得"中华老字号"、"中国枣乡"、"甘肃省名优特新林产品金奖"、"中国名优特新林产品银奖"、国家地理标志产品保护等荣誉称号。

枣含有百余种化学成分,其中有机酸和三萜类化合物具有抑菌、保肝、降脂、升白细胞、增强机体免疫力的重要生理功能以及一定的抗癌活性;维生素对人体毛细血管有保健作用;黄酮类化合物有镇静、催眠和降压作用,可对抗自由基的侵袭和增强机体抗脂质过氧化作用的能力,有延缓衰老的作用。多糖、环腺苷酸、无机盐等多种活性成分综合作用可以补血;磷酸腺苷(CAMP)是人体能量代谢的必需物质,可增强肌力、消除疲劳、扩张血管、增加心肌收缩力、改善心肌营养;烟酸有扩张血管、降低胆固醇,可防治心绞疼、高胆固醇血症及动脉粥样硬化,改善心肌营养状况,防治心血管疾病的作用。三萜类化合物和二磷酸腺苷有抑制癌细胞的功能及调节细胞分裂,可抑制肝炎病毒的活性,提高体内单核吞噬细胞系统的吞噬功能,有保护肝脏、增强免疫力的作用。二者协同可以使异常增生的癌细胞分裂趋向正常。环磷酸腺苷可使细胞膜变稳定，减少过敏介质的释放，从而阻止过敏反应的发生。

二、植株形态特征

临泽小枣树势强健，树干直立，有明显的中心干，树冠呈自然圆头型，成龄树高 8~9m，树干灰褐色，树皮纵裂，沟纹较浅，粗厚，呈条状，不易剥落。枝条基部粗 0.6~0.9cm，长 32~51cm，红褐色。叶片长卵形，叶基近圆形，先端渐尖，叶缘齿宽钝；叶长 3.8~5.8cm，宽 1.8~3.2cm。叶柄淡绿色，长 0.3~0.4cm，粗 0.1cm；叶脉三出，淡绿色，向叶背凸起；主脉长 3.8~5.8cm，侧脉 3.0~5.0cm，主侧脉夹角 30°左右。花扁圆形，花径 0.7cm，初开花蜜盘黄色，花瓣、萼片、雄蕊各 5 枚，萼片心脏形，花昼夜均开，每花序有花 2~7 朵。花期较长，从 6 月中旬至 7 月下旬，一般开花中期坐果较高，后期落果较多。果形较小，长圆形，果面平滑，果肩平，果顶平圆，微凹入，果实平均重 5.8g，最大 9.4g。果皮紫红色，薄而平滑，果点椭圆形，小而密，较明显，一般不裂果；果肉淡绿色，肉质较密而脆，汁液多，鲜食味酥脆；果核倒卵形，纵径 1.7cm，横径 0.8cm，平均重 0.36g，核纹条状、短而浅，一般不具种仁。果实以制干为主，干枣色泽紫红，果皮坚韧，皱纹细浅，肉质饱满，不怕挤压，极耐贮藏、运输。见图 3-3。

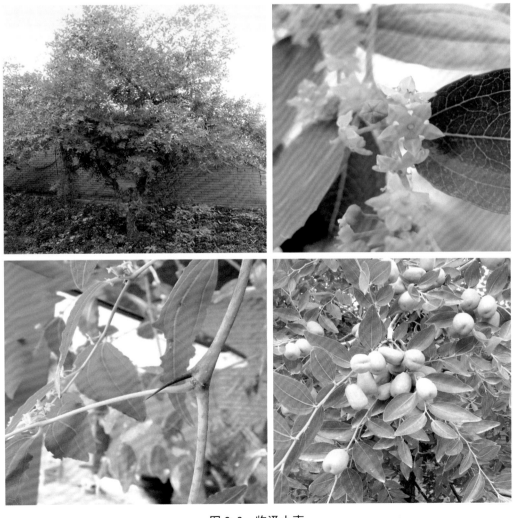

图 3-3 临泽小枣

三、生物学特性

（一）生长发育

1. 土壤

适应性强，对土壤要求不甚严格，黏土、沙质土、沙壤、黄土上均可生长，以肥沃深厚的微碱性或中性沙壤土生长最好。

2. 光照

喜光，光照充足时叶色浓绿，干物质积累多，果实发育好，品质好，产量高。

3. 温度

喜温，气温上升至13~15℃时萌动，日均温20℃左右进入始花期，22~25℃时进入盛花期，果实生长要有24~25℃以上温度，完全成熟需98~100d，年积温达到2430~2480℃，气温下降至14℃时开始落叶。

4. 湿度

耐旱，在水分充足时生长旺盛，土壤湿度太大会引起烂根。花期要求有较高的空气湿度，以相对湿度85%最佳，果实成熟期要求少雨多晴。

5. 风

抗风能力强，尤其休眠期抗风性很强。但生长期大风常会造成偏冠、吹干柱头、引起体内水分失衡、使枝条生长减缓等。

（二）繁殖特性

临泽小枣的繁殖有扦插、嫁接、根蘖归圃育苗等。生产中，较为常用的一般为扦插和嫁接繁殖。

（三）对环境条件的要求

对土壤条件要求不严，沙土、黏土都能栽培，以沙壤土生长结果最好，定植后2年即可结果，15年可进入盛果期，产量稳定，丰产性强，一般50~100年生树单株产量25~40kg，最高株产达70kg以上。抗干旱，年降水量仅117mm，且多年未浇水的枣树仍可正常生长结果。耐盐碱，在产地一些土壤pH 8.5、总盐量为0.4%的盐化潮土上枣树栽植已近百年，至今仍能正常生长结果。土壤含盐量在0.8%时仍可生存，抗风能力强，不易落果，少病虫害。

四、栽培技术

（一）种质资源

枣的栽培品种包括干制品种224个、鲜食品种261个、蜜枣品种56个、兼用品种159个，共达700多个品种。

全国优良枣品种中，以河北、山东、陕西、河南、山西的品种为主。分布于甘肃的优良品种有：到口酥（驴粪蛋枣），主要分布于镇原；晋枣，分布于甘肃泾川、正宁、庆阳等地；民勤小枣，主产于甘肃民勤；临泽小枣，主产于张掖、临泽一带。

（二）嫁接育苗技术

1. 砧木培育

临泽小枣嫁接育苗选择酸枣苗作砧木，其亲和力好、抗逆性强、根系发达，嫁接成活率高。

（1）育苗地选择

育苗地选择在地势平坦、排灌良好、土层深厚疏松的地块。土壤要求 pH 为 6.5~8.0，含盐量小于 0.3%的壤土或沙壤土。

（2）整地

整地一般在秋季土壤封冻前进行，清除地块内枯枝杂草后平整土地，每亩施腐熟农家肥2000kg，深翻耙平后灌足冬水。在翌年春季播种前，每亩撒施尿素和复合肥各 50kg，施肥时拌入土壤杀菌、杀虫剂，深翻 30cm 后耙平，播前灌透水，10d 左右即可播种。

（3）种子采集

9 月下旬至 10 月中旬盛果期，采集优良母树上充分成熟、呈深褐色的酸枣果实，捣碎后放在容器内充分发酵，待其果肉腐烂后用清水将其漂洗干净，阴干后净种装袋。

（4）种子处理

①低温层积法：土壤封冻前，在背风阴凉处挖宽 100cm、深 50cm 贮藏坑，长度由用种量多少而定。沙藏时，用 0.3%高锰酸钾溶液浸种 2h，捞出冲洗干净后，再用冷水浸种 24h，将河沙过筛后消毒，洒水拌湿，湿度以手捏成团不滴水为宜，先在坑底铺一层 10cm 厚的湿河沙，然后在上面铺一层种子覆一层湿沙，沙和种子的厚度均为 2~3cm；也可将沙和种子按(2~3):1 的比例混合拌匀后沙藏，在距地面 15cm 时洒水后覆沙封顶，低温沙藏。翌年春季，播种前 10d 左右查看种子裂口情况，如果没有裂口或者很少一部分裂口，要将种子移出，堆放在向阳处催芽，用消毒后的湿麻袋或湿草帘遮盖保湿，每隔几天要翻拌 1 次，发现失水情况要及时洒水保湿，待有 2/3 的种核裂口露白时，即可播种。

②温水浸种法：用 0.3%高锰酸钾溶液浸种 2h，捞出冲洗干净后，用 50℃左右的温水浸泡种子 24h，待种子吸水膨胀后捞出放入容器中，用消毒后的湿麻袋或湿草帘遮盖保湿，置于温暖向阳处催芽，每天用温水冲洗 1 次，并充分搅拌，以保证种子受热均匀。待有 2/3 的种核裂口露白时，即可播种。

（5）播种

播种时间为 4 月中下旬，砧木用苗采用宽窄行播种。条播时，窄行 30cm，宽行 50cm，沟深 5cm，播种量 25kg/亩，均匀撒种后覆土镇压，覆土厚度 2~3cm。也可覆膜点播，铺 60cm 农用地膜，膜间距 40cm，一膜 2 行，穴距12~15cm，穴深 3~4cm，每穴播种 4~5 粒，播种量 15kg/亩，播种后黄沙覆盖。播种后 1~2 年，当酸枣苗地上 10cm 处直径大于 0.5cm 以上时，即可用作砧木进行嫁接。

（6）苗期管理

①灌水：当苗高达到 10cm 左右时即可灌水，第 1 次要灌透水，之后根据土壤墒情适时灌水。

②追肥：5 月中旬开始追肥，结合灌水进行，前期以氮肥为主，后期控制氮肥和浇水，增施磷、钾肥。

③间苗、定苗：幼苗具有 6~8 片真叶时，要及时间苗，拔除过密的幼苗，保持株距 12~15cm；覆膜点播的幼苗要选留 1 株壮苗定苗。

④松土除草：加强苗期管护，及时松土，保持地块干净无杂草。

⑤抹芽、摘心：当苗高 30cm 左右时，选留 1 株壮芽，抹除基部 10cm 以下的全部萌芽，苗高 50~60cm 时要及时对枣头摘心，促进酸枣苗粗生长。

⑥虫害防治：枣虫害主要是红蜘蛛和枣瘿蚊。在日常管护中，除了要保持地块干净无杂草，及

时剪除虫害的枝叶，集中烧毁外，还要根据虫情选择相应的杀虫剂及时进行防治。

枣瘿蚊：5月上中旬，在幼虫孵化期对树体喷施50%辛硫磷乳油1500倍液或2.5%溴氰菊酯乳油5000倍液，10d左右喷施1次，连喷2~3次。

红蜘蛛：7月中旬，在红蜘蛛若虫和幼虫期，对树体喷施15%哒螨灵乳油2000倍液或73%克螨特1000倍液进行防治，盛发期可喷施20%甲氰菊酯乳油2000倍液防治。

2. 嫁接育苗技术

（1）枝接

临泽小枣硬枝嫁接时间为4月中旬至5月中旬，嫁接后1年即可成苗。

①接穗采集：在枣树进入深休眠后或萌芽前，选择临泽小枣优良母树上粗度大于0.5cm、生长健壮、芽眼饱满、无病虫害的1年生枝作穗条，冬季采集的穗条按每50~100根捆成1捆后，用湿沙埋于背阴冷凉处避光贮藏，贮藏温度不得高于5℃；萌芽前采集的穗条可直接剪穗封蜡处理。

②穗条处理：沙藏的穗条在土壤解冻后即可挖出剪穗，用清水将挖出的穗条冲洗干净，剪穗穗条长度以保留2~3个主芽为宜，然后进行蜡封处理，处理时蜡温要保持在95~100℃，将接穗迅速蘸蜡后捞出，摊晾在事先铺好的废旧棚膜上晾凉，将穗条装入打孔塑料袋置于阴凉背风处避光保存，嫁接时随用随取。

③嫁接方法：嫁接前7d左右灌水，嫁接方法主要为劈接、切接和插皮接。

劈接：砧木地径小于1cm的用劈接法，嫁接时砧木在地上5~10cm处平剪，剪除其下部分枝萌蘖，在横截口中心处劈下，深度3~4cm，将接穗两侧削成长2.5~3cm的平滑楔形，插穗时必须保证至少有一侧的形成层完全对齐，不露白，最后用塑料薄膜将接口封严绑紧。

切接：砧木地径大于1cm的用切接法，嫁接时将接穗两侧削成长短不一的2个平滑斜面，长面3cm左右，短面1.5cm，砧木在地上10cm左右树皮光滑处平剪，剪除其下部分枝萌蘖，在横截口1/3~3/4处劈下，深度3~4cm。插穗时，必须保证接穗长斜面的形成层和砧木切口的形成层至少有一侧完全对齐，不露白，用塑料薄膜将接口封严绑紧。

插皮接：砧木粗度大于3cm的用插皮接，在树皮能够完全离皮时进行，以保证嫁接成活率。嫁接时，选择合适高度在皮面较光滑处短截砧木，将截面下部分枝全部剪除并清理枝条，从横截口自上往下切一道长3~4cm的纵切口，先将接穗削成马耳形的平滑斜面，斜面长3~3.5cm，在其背面削0.3~0.5cm长的小斜面，再用芽接刀把砧木切口皮层拨开，将接穗长削面向里插入砧木切口，操作时要小心，不能造成砧木和接穗皮层损伤，最后用塑料薄膜将接口封严绑紧。如果砧木较粗，先用塑料膜将横截面封住再绑缚，注意接口要封严，必要时可以用接蜡封口。

④套袋：取小食品袋，将底部两个角剪洞后套在嫁接部位，注意塑料袋不能和接穗紧贴，展叶时及时去袋放苗，避免烧芽。

（2）芽接

芽接在树液流动、砧木完全离皮后就可以开始，至7月中旬结束。

①接穗采集：剪取优良母树上粗度大于0.5cm、芽眼饱满的1年生枝作穗条，保留叶柄剪去所有叶片，置于水桶后放于阴凉处，随采随接。

②芽接前准备：芽接前7d左右灌水1次，待地干后进行砧木修剪，将砧木下部分枝全部剪除，并将枝条清理干净，方便操作。

③芽接方法：芽接方法主要有带木质芽接和"T"字形芽接。

带木质芽接：倒拿接穗，在芽下方 0.5cm 处斜切，再从芽上方 2.5cm 左右处稍带木质部向下削 1 刀，芽片长 2.5~3.5cm，在砧木距地面 10cm 左右处削 1 个与芽片基本相同或稍长的切口，将芽片贴于切口上，要求形成层对齐，缠膜时要将芽留在外面，然后将芽接口缠严绑紧。嫁接 2 周后即可检查成活情况，如果接芽嫩绿、芽眼饱满，叶柄一触就掉即为成活芽，叶柄发黑不易脱落的未成活，可及时补接。

"T"字形芽接：在距地面 10cm 左右处横切 1 刀，长 1cm 左右，深度以切断皮层为宜，从横切口 1/2 处往下竖切 1 刀，长 1.5cm 左右，切成"T"形。在接穗芽眼上部 0.5cm 处深达木质部横切 1 刀，长约 0.7cm，再由芽下 1cm 处向上削至横口为止，取下削好的芽片，将叶柄朝上插入砧木"T"形芽接口内，芽片上端和砧木皮层对齐，然后将芽接口留叶柄缠严绑紧。成活检查方法和带木质芽接相同。

3. 嫁接苗后期管理

（1）抹芽、松绑

嫁接后及时抹除砧木萌蘖，避免其争夺养分影响接穗愈合，以促进接穗萌芽生长。梢长至 20cm 左右时及时松绑。松绑芽接苗时，要在芽接口上方 10cm 处剪砧。在新梢长至 50cm 左右时要及时摘心，提高新梢木质化程度，促发分枝。

（2）中耕除草

生长季节，及时对育苗地进行松土除草，保持土壤疏松，避免杂草丛生影响苗木正常生长。全年松土除草 3~4 次，除草时要注意不能碰伤接穗，以免影响嫁接苗成活。

（3）肥水管理

嫁接后要及时浇水，之后根据土壤墒情科学灌水。结合灌水适时追肥，前期以速效氮肥为主，适当增施磷、钾肥，秋季应当控制浇水和施用氮肥，防止其枝条徒长发生冻害。

（4）摘心、控梢

当嫁接苗的新梢长至 60cm 左右时要及时摘心，防止枝条徒长；苗高 1m 左右时要剪梢，促进其加粗生长，萌发分枝。必要时要用树枝设立支架，防止大风刮折。

（5）虫害防治

临泽小枣种植地域气候干燥，病害发生相对较轻，当发生虫害时，可根据虫情应用相应的药剂防治。具体方法可参照砧木虫害防治。

（6）树干刷白

入冬后树干刷白，以防止鼠、兔为害，并起到预防病虫害的作用。

（三）硬枝扦插育苗技术

1. 地块选择

选择地势平坦，土壤透气性良好，距水源较近，便于管理，人为破坏少的地块。深翻 30cm，按规格做成宽 2m、长 10m 的高床，在床面上铺设地热线，其上覆盖 5cm 厚的河沙，扦插前一天，用 0.1% 高锰酸钾溶液消毒床面。

2. 插穗选取

插穗取培育 3 年的根蘖苗发育枝和部分二次枝，两种枝条均属生长枝类型。

3. 扦插及管理

插穗长 15~20cm，上部留 4~5 片叶。扦插采用蘸浆法，即将 NAA 配成 350mg/kg 的浓度，然后拌适量的滑石粉成黏稠的浆状，扦插时插穗下部 4~5cm 蘸浆，扎孔扦插，深度为 4~5cm，扦插时间为 8 月初。为防止插穗失水，控制插床温湿度，在插床上方搭设一长方形塑料拱棚，棚外用树枝、竹帘遮阴，光照为全日照的 40% 左右，播后适时洒水，保持棚内相对湿度 80%，温度 6~35℃，定时通风。硬枝扦插育苗 20d 以后开始生根，从扦插到生根趋于稳定约需 50d。

（四）藁归圃育苗技术

1. 育苗前的准备

（1）育苗地的选择

苗圃地应选设在地势平坦，背风向阳，灌水方便，地下水位在 1m 以下，土层深厚的地段。土壤以质地疏松、肥沃的沙质壤土或壤土为好，以利根系发育。黏土、沙土、盐碱土及新开发的土地不宜育苗。

（2）苗圃地的整理

在育苗前翌年秋季深翻、整平地块，灌足冬水。

（3）增施有机肥

增施有机肥是育苗成功的基础。早春结合耕地每亩地施腐熟的农家肥 2500~5000kg，磷酸二铵 15~20kg，复合肥 25~30kg。严禁使用未腐熟的农家肥或有机肥。耕后及时耙耱保墒，要求地面平整，土壤疏松。

（4）地膜覆盖

苗圃地耕耱平整后，在扦插 1 周前，按 1.0m 宽度划线，用农用铺膜机顺线覆盖地膜。膜面宽度为 0.5m，覆盖地膜要铺平、压实、密接，达到保温保湿和防止被风刮起的目的。

2. 育苗方法

（1）根藁芽条的选取

在枣树萌芽之前，选择生长旺盛、无病虫害且簇生芽苗数量较大的母树，在母树周围挖深 30~40cm，分根剪截根藁芽条，并把选择的芽条剪成长 15~20cm 的插穗，依不同的径级分级，每 30 根捆绑成 1 捆，以便于插前药剂处理。

（2）根藁芽条的处理

插穗剪切完成后立即用浓度为 100mg/kg 的 ABT 3 号或 GGR 6 号溶液浸泡插穗基部，浸泡深度 1.0~2.0cm，时间 1~2h，采用倒置催根法在温床上催根。在插穗基部形成愈伤组织时即可扦插。

（3）育苗时间方法及密度

当地温升至 10℃时，在已铺好地膜的圃地上，按株行距 50cm×20cm，用苗锥垂直开孔（开孔要稍大，切忌挫伤插穗基部的愈伤组织），将插穗垂直插入土中，上端与地面相平，边插边踏实，并用沙土封住插孔，插完浇足安苗水，使插穗与土壤密接。

（4）田间管理

①发芽前管理：插穗发芽前要保持土壤湿润，每 7~8d 灌水 1 次；发芽后按土壤干湿状况进行灌水，一般每 15d 灌水 1 次。

②抹芽：苗高达 15cm 左右时，留 1 壮梢培养，其余及时抹除。一般抹芽 2~3 次。

③施肥：生长前期追施速效氮肥 1~2 次，每亩每次追施尿素 10kg，促进新梢生长；生长后期增施磷、钾肥，每亩追施磷酸二铵 8~10kg、磷酸二氢钾 1~15kg，促进枝条充分成熟。第 2、第 3 年生长季追肥 3 次，施肥量酌情增加。

④除草：除草一般每年2~3次，坚持"除草、除小、除了"的原则，当年除草切忌伤根。

⑤数量指标：当年育苗成活率85%以上，保存率95%以上，每亩保苗5000~5500株，出圃率90%以上。

3. 苗木出圃

春季解冻后至萌芽前起苗，土壤干旱时，应在起苗前7d左右浇1次水，以利起苗。起苗时尽可能多带须根，少伤粗根。为便于包装运输，可将二次枝基部留1~2节剪掉。

（五）临泽小枣丰产栽培技术

1. 选址定植

临泽小枣虽适应性广，抗性强，但要进行高效生产，在建园时一定要选择立地条件好、土层深厚、土质肥沃的壤土或沙壤土栽培，有利于树体快速生长，早成形，保证树体生长健壮，提高产量和品质。

2. 合理密植

由于临泽小枣属喜光树种，栽植过稀，早期枝量少，光合产物积累不足，产量难以提高；栽植过密，容易造成果园郁蔽，影响发枝，叶小而薄，色浅，光合能力降低，产量低，品质差，而且内膛枝易干枯死亡，因此在栽植时应注意合理密植，定植一般密植采用2m×3m，枣粮间作时采用(4~5)m×(12~15)m的株行距比较适宜。

3. 及时疏松土壤

定植前要对土壤进行深翻，最好挖1m见方的大穴，以利于促进根系生长，形成强大的根群，扩大植株的吸收范围。在生长季要及时中耕松土，增加土壤保墒性和土壤中空气含量，有利于促进细根生长，增强其吸收功能，每年对土壤应耕翻2~3次。

4. 加强肥水管理

肥水是临泽小枣高产优质的物质基础。生产中根据不同的物候期和产量确定施肥量的多少，每生产1000kg鲜枣需纯氮、磷、钾约为15kg、10kg、5kg。由于临泽小枣极丰产，对土壤养分消耗大，应及时足量补充，提高生产能力。在花期、幼果期、果实发育后期各施1次追肥，以磷酸二铵和果树专用肥为主，按树龄大小、产量高低确定施用量。基肥应以有机肥为主，年亩施量在4000kg以上。

在生长发育的过程中，临泽小枣要求有较高的土壤湿度，生长期田间持水量应保持在65%~70%为最好，特别在发芽前，如果土壤墒情好，则萌芽整齐，枝叶繁茂；盛花期土壤水分充足，则可减轻落花落果，如有灌溉条件，应在这两个时期各浇1次水，以形成良好的土壤墒情，保证水分供给。但由于枣树的细根生长有好气性，所以浇水要适量，防止积水导致土壤缺氧，使细根受损，从而使树体各器官的生长发育受阻，造成落花落果，出现减产。到了果实成熟期，就要严格控制水分，降雨后要及时排涝，以降低枣果中水分含量，防止烂果，以利干制。

5. 枣园覆草

覆草是旱作枣园土壤管理的一项有效技术措施。分树下覆草和全园覆草，按需要将麦草、玉米秸秆、豆秸、绿肥作物等均匀覆于树下，厚度10~20cm，可防止水土流失，抑制杂草生长，蓄水保墒，调节土温，增加养分和有机质含量，提高土壤肥力。

6. 枣园覆膜

覆膜一般在春季或秋季进行，以黑膜为好，可防止土壤水分大量蒸发，又能提高地温，促进枣树生长，抑制杂草生长。施肥后覆膜，能改良土壤，防止肥力流失，提高肥料利用率。覆盖地膜能有效防止和隔绝食心虫、金龟子、大灰象甲等害虫入地越冬，对减少来年病虫有明显效果。

7. 保花保果

①要重视花期肥水管理，及时补充养分，减少落花落果。

②花期喷水：由于临泽小枣花期花粉萌发对空气湿度要求较高，如花期遇干旱高温天气，可选择晴朗无风的傍晚或上午，用喷灌或喷雾器向枣树叶片上均匀喷洒清水以增加空气湿度，促进花粉萌发，授粉受精良好，提高坐果率。

③花期喷肥：在进入盛花期喷布 10~15mg/kg 的赤霉素，0.2%~0.3%的硼砂或硼酸等，均有利提高坐果率。

④花期喷生长调节剂：在枣初花期喷洒 30mg/kg 的吲哚乙酸或增产灵，10~15mg/kg 赤霉素溶液，促进枣花粉萌发与子房发育，刺激未授粉枣花结实，提高坐果率。

⑤花期环割：对于生长旺，树龄在 10 年以上，可在全树有 30%左右的花蕾开放时，在距地面 30cm 以上环割 0.4~0.5cm，以阻止光合产物下运，调节树体的养分分配，有利坐果。

⑥花期放蜂：枣树为虫媒花，在开花期园内放蜂可提高授粉率，有利坐果。一般每亩放置蜜蜂 3~5 箱，或每亩投放 80~100 头熊蜂，取代蜜蜂授粉，效果好，省时省工，又不受气候影响。

8. 整形修剪

（1）幼树整形修剪

①定干：枣树定植后，当干径达到 3cm 左右时，应按所需树形立即定干，定干后翌年，从整形带开始选留枝。纺锤形选留一个生长直立、强壮的枝作中央主干，在其下选取留 3~4 个小主枝，其余枝疏除，定干后的第 2 年，作中心延长枝用的枣头，在第 1 次分枝上 80~100cm 处短截，在剪口下留 4~6 个二次枝，粗度在 1.5cm 以上，可留基部 1~2 个枣股短截，利用枣股上的主芽萌生培养主枝，如二次枝细弱，粗度在 1.5cm 以下时，可从基部疏除，利用主干上的主芽萌生培养主枝。定植后第 3 年中心干延长枝剪留 40~60cm，剪口下留 2~3 个二次枝，二次枝处理同前一年，这样在定干后经过 4 年即可培养成形。要注意扶持中心干的长势，保持中心干有绝对的生长优势，如遇主枝头生长过快，延伸过长时，可将强的枣头适时短截或摘心，抑制生长，防止内膛空。双主枝开心形整形时，定干后在剪口下选留最好与行向成垂直方向的发育枝作为主枝，角度以 50°延伸为宜，要求每个主枝的外侧方着生 1~2 个侧枝，结果枝均匀着生在主枝周围。培养主侧枝时，二次枝处理方法和纺锤形相同。

②树形培养：密度不同，所采用的树形不一样，一般在密植情况下可选用双主枝开心形或纺锤形。双主枝开心形树高控制在 2.5~3m 之间，定干高度 50~80cm，双主枝呈 50°左右的角度延伸。纺锤形一般树高控制在 3~3.5m，定干高度 80~100cm，在中心干上螺旋均匀分布 10~20 个小主枝，小主枝间距 20cm 左右，小主枝以 80°左右的角度延伸。这两种树形均层次分明，通风透光较好，有利于丰产稳产。一般亩栽 83~111 株时可采用双主枝开心形，栽 85 株以下时可采用纺锤形。

③增加枝量，促进早期结果：幼树结果早而枝条稀疏，要达到早结果早丰产的目的，必须通过整形修剪尽快增加枝量。栽植后早定干，促使早发枝，骨干枝上萌发的 1~2 年生发育枝，根据空间大小对二次枝短截，培养成中小结果枝组。在缺枝部位应于发芽前进行刻芽，距芽上方 0.1~1cm 处，横刻一刀，深达枝粗的 1/3~1/2，刺激主芽萌发成枝，占据空间，对于生长较旺的枝梢，当新梢长到 30cm 时立即摘心，抑制生长，促使其形成健壮枝。一般尽量少疏枝，多留枝，促使树冠形成，而对于要培养成骨干枝和大型结果枝组的发育枝，则一律剪除顶芽，同时开花前对萌发的发育枝进行摘心，以促进花芽分化和开花结果。多余的芽在萌芽后应及时抹除；对生长过旺的植株或枝条，在花

期进行环割，以提高坐果率。

（2）盛果期树修剪

临泽小枣喜光性强，枝组稳定，生长量小，结果枝连续结果能力强，修剪时疏除交叉枝、重叠枝、轮生枝、并生枝、徒长枝及过密的主侧枝，以保证树体良好的通透性，提高叶片的光合效能。对于3年生以上的枣头，不用作延伸枝时，应及时短截，培养结果枝组。对骨干枝上萌生的1~2年生发育枝进行短截，以培养健壮结果枝组，保持壮枝结果，提高结实能力。对于结果枝组衰弱，二次枝大量死亡，骨干枝出现光秃，枣吊细弱，产量下降的树体，要进行重回缩，利用潜伏芽寿命长的特点，促其萌发成枝，剪口下遇二次枝时，可将二次枝从基部剪掉，促其萌发新枣头，维持树体健壮。

9. 推广无公害病虫防治技术，提高果实商品率

无公害是果树生产的必然，红枣作为我国优势出口果品，无公害更是势在必行，红枣在进行无公害病虫害防治时，应抓好以下几条措施：

（1）细清园

在秋末落叶后，应及时清除园内杂草、落叶，减少在杂草、落叶上越冬的绿盲蝽象虫卵及枣锈病孢子，降低病虫基数，为来年防治打好基础。

（2）刮粗皮

枣树皮粗易开裂，有裂口的皮缝是枣粉蚧、枣实虫、枣黏虫等害虫的主要越冬场所，在秋季落叶后到翌春发芽前刮除树干，主枝上的老翘皮，带出园外集中烧毁以达灭虫之目的，同时也可减少粗皮对枣树生长的抑制作用。

（3）绑草环

在5~7月，于树皮光滑的新枝基部绑草环，引诱老熟枣实虫幼虫入草化蛹，在成虫羽化前解下诱草烧毁，控制危害；在9月上旬于树干分叉处围树干绑3cm厚的草把，诱集越冬幼虫，11月后解下草把集中烧毁，减少越冬蛹。

（4）处理土壤

枣尺蠖、桃小食心虫、扁刺蛾、桃天蛾、枣瘿蚊、食芽象甲等害虫均以不同虫态在土壤中越冬，可在越冬虫体出土前对土壤进行处理，以阻杀害虫于地下，减轻危害。主要方法有：一是在害虫出土前用地膜覆盖树盘，阻止出土，将越冬虫体闷死于膜下；二是施用药剂杀灭，可用50%辛硫磷乳剂200~300倍液于幼虫出土前浇灌树盘杀灭。

①筛茧蛹：土壤是枣尺蠖、桃小食心虫、枣瘿蚊、刺蛾类等多种害虫的主要越冬场所，可在秋季或早春于树干周围1m、深10cm处，筛除冬蛹、冬茧，集中销毁，可大大降低危害率。

②细修剪：树枝和干枝是枣龟蜡介壳虫、黄刺蛾、枣黏虫等害虫的越冬场所之一，结合修剪，可及时剪除病虫枝、干枯枝，降低田间害虫基数，减轻危害。

③堵树洞：树洞是枣黏虫越冬的主要场所之一，在秋末到春初，可用敌百虫与黄土混合成泥，堵塞树洞，杀灭在其中越冬的虫体。

④挂诱剂：针对不同的防治对象充分利用一些害虫对性诱剂、趋黄色性和糖醋液的趋性，在田间悬挂性诱剂、粘虫板和糖醋液诱杀。

⑤挂杀虫灯：有条件的枣园可利用害虫趋光性在园内挂置杀虫灯进行诱杀。

⑥细捕杀：在3月下旬将树干距地面60cm处的粗皮刮去，然后捆绑塑料裙子，阻止枣尺蠖雌虫上树交尾，早晚在树下捕杀枣尺蠖雌蛾；在5~8月细致观察树下，发现桃天蛾虫粪时，可寻虫打落

捕杀；在 4~7 月食芽象甲大量发生时，于早晚击枝震落成虫，人工捕杀；在 7~8 月第 1 代桃小食心虫老熟幼虫脱果前，在树冠下铺塑料布后轻震树枝，收集被震落的虫果，集中销毁。

⑦适用药：只有抓住关键时期用药，才能达到防治病虫的效果。枣树发芽前普遍喷 1 次 3~5 波美度的石硫合剂杀死以成虫或若虫在枣股芽鳞内越冬的象枣叶壁虱等害虫。4 月下旬枣尺蠖幼虫孵化期喷 2.5% 敌杀死 5000 倍液防治；枣黏虫于枣芽长 3cm、5~8cm 时分别喷 1 次 2000 倍液 25% 灭幼脲悬浮剂、50% 辛硫磷 1500 倍液防治；桃小食心虫于 7 月上中旬和 8 月下旬，当卵果率达 1% 时，喷 500~1000 倍液 B.T 杀虫剂，在成虫产卵初期、幼虫蛀果前喷 6000~8000 倍液 20% 杀铃脲悬浮剂防治；刺蛾类可在幼虫发生期喷 1000 液 B.T 杀虫剂或 50% 百虫单 1000~1500 倍液防治；枣龟甲蜡介壳虫可在休眠期喷 10% 的柴油乳剂或 8~10 倍液的松脂合剂，在若虫孵化期喷 1~2 波美度石硫合剂防治；枣粉蚧在 6 月上旬喷 1~2 波美度石硫合剂防治；枣瘿蚊在 5 月上中旬和 5 月下旬喷 50% 百虫单 1000~1500 倍液防治；在花期和幼果期喷 25% 杀虫双水剂 800 倍液防治枣实虫；在 7 月上中旬喷 20% 粉锈宁乳油 2000~3000 倍液防治枣锈病。在 4~7 月食芽象甲成虫大发生时喷 50% 力富农 1000 倍液防治。

10. 加工干制

采收后应选择充分成熟，色泽鲜红的鲜果，剔除病虫果和腐烂果，用水冲洗干净，放于沸水中烫漂 5~10min，使枣皮柔软而皮不皱缩时捞起，然后摊晒，以加快干制速度，提高干制质量。晒制时将枣均匀地摊在干净的苇席上进行暴晒，定时翻动，傍晚盖上芦席，待果实含水量降到 22% 左右，即用手握再松开具有弹性时为宜。刚晒制的红枣，内外水分不均，要堆放 15~20d 回软，堆放时也要定期翻倒，以防发热或发酵，影响干枣质量。

参考文献

［1］龙兴桂.现代中国果树栽培［M］.北京：中国林业出版社，2000.

［2］李鸿杰.甘肃枣产业发展研究［J］.经济林研究，2003，21（3）：95-97.

［3］窦长保，孟好军.临泽小枣根蘖归圃育苗技术［J］.甘肃科技，2006，22（6）：222-223.

［4］郭爱，谢有勋，冯军仁，等.临泽小枣嫁接育苗技术［J］.现代园艺，2022（9）：69-71.

［5］肖海云.红枣实生育苗及嫁接技术［J］.陕西林业，2010（4）：36.

［6］孙力.枣树的快速繁殖技术试验［J］.甘肃科技，2005，21（6）：169-170.

［7］刘兴禄.制干优良红枣品种——临泽小枣高效生产技术［J］.甘肃林业，2012（4）：31-33.

［8］马全林，王继和，吴春荣，等.河西地区红枣的生产现状及发展对策［J］.甘肃林业科技，2000，25（2）：19-22，29.

［9］甘肃省农业科学院果树研究所.甘肃果树志［M］.北京：中国农业出版社，1995.

［10］曲泽洲，王永惠.中国果树志：枣卷［M］.北京：中国林业出版社，1993.

［11］李亮.红枣病虫害无公害防治和培育技术措施［J］.乡村科技，2018（3）：94-96.

［12］张向前.红枣的药用价值研究现状［J］.延边大学学报，2007，5（3）：8-9.

［13］王晓峰，李霞.红枣高效丰产栽培技术［J］.河北果树，2011（5）：32.

［14］李兴平，李彩梅.浅谈红枣丰产栽培技术及管理［J］.陕西林业，2011（2）：36.

［15］黄微，徐瑞晗，程妮，等.红枣生物活性成分的研究进展［J］.食品研究与开发，2012，33（4）：198-201.

[16] 王晓英.红枣无公害生产栽培管理措施探讨[J].农业灾害研究,2021,11(9):95-98.

[17] 王丽,曹栓柱.南疆地区红枣无公害生产栽培管理措施[J].新疆农垦科技,2015,38(8):19-20.

[18] 高建凡,薛鹏飞.红枣栽培常见病虫害及防治技术[J].广东蚕业,2021,55(11):52-53.

第四节　王 不 留 行

一、概述

王不留行药用历史悠久,始载于《神农本草经》,列为上品。异名不留行、王不流行、禁宫花、剪金花、金剪刀草、金盏银台、麦蓝子。李时珍《本草纲目》描述:"多生麦地中。苗高一二尺,三四月开小花,如锣铃状,红白色,结实如灯笼草,子壳有五棱壳,内包有一实,大如豆,实内细子大如菘子,生白,熟黑,正圆如珠可爱。"与石竹科麦蓝菜的生境、花、果、种子等特征完全相符。2020年版《中华人民共和国药典》规定王不留行为石竹科 Caryophyllaceae 植物麦蓝菜 *Vacearia segetalis* (Neck) Garcke 的干燥成熟种子。

王不留行分布于我国东北、华北、华东、西北及西南各地,主产于河北、山东、辽宁、黑龙江等省。王不留行在全国有三大主产地,即河北内丘、河南洛宁和甘肃河西走廊,以河北产量最大。

王不留行传统功效为治疗乳难不下,产后缺乳等。《本草纲目》记述:"王不留行能走血分,乃阳明冲任之药。俗有'穿山甲、王不留,妇人服了乳长流'之语,可见其性行而不住也。"临床上用来治疗妇女经闭、乳汁不通、难产、血淋等。随着对王不留行化学成分的深入研究,在临床上开发出了以下效用:王不留行可治疗带状疱疹、流行性腮腺炎等;耳穴贴压王不留行籽应用广泛,用于防治青少年近视,治疗面部神经麻痹、突发性耳聋、鼻炎及鼻、咳嗽、喘憋性肺炎、失眠、更年期综合征、高血压、单纯性肥胖、化疗肠胃反应等;近年又被临床用来治疗剖腹产切口感染,人工流产不全,引产刮宫不净,乳腺小叶增生,晚期食道癌、食道梗阻,痔疮等。

2020年版《中华人民共和国药典》规定按药材干燥品计算,王不留行黄酮苷($C_{32}H_{38}O_{19}$)为其指标性成分,其含量不得低于0.40%。黄酮类化合物具有降脂、抗菌及抗病毒、抗炎、泻下、抗心律失常等药理活性;王不留行中皂苷类主要成分为三萜皂苷,其母核结构均为五环三萜的齐墩果烷型或它的变形。皂苷类化合物具有有抗炎、抗肿瘤、体外抗菌等生物学活性。采用水蒸气蒸馏法提取王不留行中挥发油,用气相色谱-质谱技术分析得到烷烃、烯烃、酚化合物等65个组分,其中24.24%为油酸酰胺,10.40%为正二十八烷等;从王不留行种子中分离并鉴定了4个环肽化合物,分别为王不留行环肽 A、B、C、D;王不留行种子中的多糖具有抗氧化的药理作用;此外,还从王不留行中分离出刺桐碱、异肥皂草苷等成分。

二、植株形态特征

一年生或二年生草本,高30~70cm,全株无毛,微被白粉,呈灰绿色。直根系。茎单生,直立,上部分枝。叶片卵状披针形或披针形,长3~9cm,宽1.5~4cm,基部圆形或近心形,微抱茎,顶端急尖,具3基出脉。伞房花序稀疏;花梗细,长1~4cm;苞片披针形,着生花梗中上部;花萼卵状圆锥形,长10~15mm,宽5~9mm,后期微膨大呈球形,棱绿色,棱间绿白色,近膜质,萼齿小,三角形，顶端急尖，边缘膜质；雌雄蕊柄极短；花瓣淡红色，长 14~17mm，宽 2~3mm，爪狭楔形，淡绿色，瓣片狭倒卵形，斜展或平展，微凹缺，有时具不明显的缺刻；雄蕊内藏；花柱线形，微外露。蒴果宽卵形或近圆球形，长 8~10mm；种子近圆球形，直径约 2mm，红褐色至黑色。2n=30。花期 5~7 月，果期 6~8 月。见图 3-4。

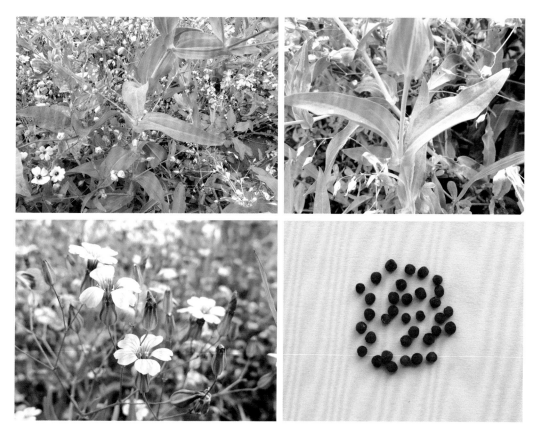

图 3-4　王不留行

三、生物学特性

（一）生长发育

王不留行种子无休眠期，发芽适温 15~20℃，种子寿命 1 年，适宜春天直播。春播在解冻后，选色泽深黑、饱满的种子，播前用 70% 甲基托布津 500 倍液浸种 30min，在畦上按行距 25~30cm 进行条播。为使种子播得均匀，可加入 2~3 倍的细沙拌匀。播后覆土 1~2cm，稍加镇压，浇水，一般 15d 左右即可出苗。

王不留行从点种到出苗的时间为 11d，出苗到起薹的时间为 36d，从起薹期到始花期需 26d，始花期到末花期为 21d 左右，末花期到种子成熟时间为 11d，从出苗到种子成熟的天数为 91d。王不留行平均株高 67.90cm，茎粗 0.94cm，一级分枝数 18.60 个，二级分枝数 40.60 个，单株坐荚数 450.0 个，每荚粒数 23.0 粒，千粒重 4.39g。

（二）繁殖特性

王不留行主要采用种子繁殖，7 月中旬至 7 月下旬，当植株叶片开始枯黄、顶部种子呈黑色时，在早晨露水未干时，收割地上部，扎把，晒干脱粒，除去杂质，干燥储藏，即可用于来年播种使用。

（三）对环境条件的要求

王不留行适应性强，自然分布范围广，多野生于山坡、路旁，尤以麦田中生长最多，在海拔较高地区也能生长。较耐旱，但过于干旱则植株生长矮小，产量低。喜温暖、湿润气候，忌水浸，低注积水地或土壤湿度过大根部易腐烂，地上枝叶枯黄直至死亡。对土壤要求不严，土层较浅、地力较低的山地、丘陵也能种植，但产量较低，适宜种植于疏松肥沃、排水良好的沙壤土或壤土。

四、栽培技术

（一）选种待播

挑选籽粒饱满、有光泽、黑色成熟的种子，河西地区一般春种夏收，4月上中旬播种。

（二）选地整地

选土质疏松、肥沃、排水良好的夹沙土种植。选地后，结合整地每亩施腐熟的厩肥2500kg作基肥，充分耙细整平，做宽1.3m的高畦，四周挖好排水沟。

（三）播种方法

1. 点播

在整好的畦面上按行株距25cm×32cm挖穴，穴深3~5cm，然后按每亩用种1kg的量，将种子与灶灰、人畜粪尿混合拌匀，制成种子灰，每穴均匀地撒入一小捏，播后覆盖细肥土，厚1~2cm。

2. 条播

按行距25~30cm开浅沟，沟深3cm左右，然后将种子灰均匀地撒入沟内，播后覆细土1.5~2cm，每亩用种量1.5kg左右。

（四）田间管理

1. 中耕除草

苗高8~10cm时，进行第1次中耕除草，宜浅松土，以免伤根，清除杂草的同时进行间苗和补苗，间去弱苗，每穴留壮苗4~5株，条播的按株距15cm左右间苗，缺苗及时补苗。第2次中耕除草时定苗，条播按株距25cm左右定苗，保持土壤疏松和田间无杂草。

2. 追肥

生育期较短，采用长效肥与速效肥相结合的方法较适宜。施肥应根据土壤肥力而定，一般肥力的土壤每亩施复合肥30kg、饼肥40kg，或用有机肥1000~1500kg作基肥，待进入孕蕾期时，开始追肥，每亩用磷酸二氢钾300~400g，兑水50kg，叶面喷施，间隔10d施1次，连续3~4次，以促进果实饱满，增加产量。

（五）病虫害防治

1. 黑斑病

为主要病害，病原菌为半知菌纲交链孢菌，从叶尖或叶缘先发病，使叶尖或叶缘褪绿，呈黄褐色，并逐渐向叶基部扩展，后期病斑为灰褐色或灰白色。湿度大时，病斑上产生黑色霉状物。一般在5月上旬开始发病，5月中下旬湿度大时发病严重。防治方法：播种前用70%甲基托布津按种子量0.2%拌种，或用25%多菌灵按种子量0.3%拌种。发病前分别选用70%甲基托布津1000倍液，每亩用原药50g，40%多菌灵胶悬剂800倍液，每亩用原药80g，50%抗枯灵1000倍液，每亩用原药100ml，进行叶面喷洒防治，15d 1次，连续3~4次，以午后进行效果最佳。

2. 叶斑病

危害叶片，病叶上形成枯死斑点。防治方法：增施 P、K 肥，可在叶面上喷施 0.2% 磷酸二氢钾；发病初期喷 65% 代森锰锌 500~600 倍液，连喷 2~3 次。

3. 食心虫

以幼虫危害果实。防治方法：用 90% 敌百虫 1000 倍液喷杀。

（六）采收加工

河西地区在播种当年 7 月采收，当叶子多数变黄褐色，少数已变黑时，或全田有 75% 的种子成熟或籽粒多数变为黄褐色，少数变为黑色时，将地上部分齐地面割下，置通风干燥处后熟 5~7d，待种子全部变黑时晒干，脱粒，扬去杂质，再晒至全干即成商品，一般亩产干王不留行籽 100kg 左右。

参考文献

［1］国家药典委员会.中华人民共和国药典:2020 年版 一部［M］.北京:中国医药科技出版社,2020.

［2］高钦.王不留行种子质量及栽培关键技术研究［D］.保定:河北农业大学,2015.

［3］高钦,杨太新,刘晓清,等.王不留行种子质量分级标准研究［J］.种子,2015,34(2):107.

［4］高钦,杨太新,刘晓清,等.王不留行种子质量检验方法的研究［J］.种子,2014,33(10):54.

［5］李宁,高钦,杨太新,等.不同种质王不留行的产量和质量研究［J］.时珍国医国药,2017,28(10):2521-2523.

［6］金杰,肖湘.王不留行的化学成分、药理作用及临床应用研究进展［J］.中国药物经济学,2022,17(4):124-128.

［7］李帆,梁敬钰.王不留行的研究进展［J］.海峡药学,2007,19(3):1-5.

［8］张琼.王不留行种植技术［J］.经济作物,2009,228(2):29.

［9］于凤芸,张建明.中药材王不留行引种试验［J］.新疆农垦科技,2018(8):13-14.

第五节 茴 香

一、概述

茴香又名小茴香、怀香、怀香子、茴香子，为常用的中药，最早载于《唐本草》，为伞形科 Apiaceae 植物茴香 *Foeniculum vulgare* Mill. 的干燥成熟果实。茴香是一种重要的多用途芳香植物，其叶和种子均具有特殊的香味，嫩叶常作为蔬菜食用，而种子因具有温肾暖肝、行气止痛、和胃之功效而被用作药材、调味品和香料。

茴香在我国是"药食同源"的经济作物，在我国各省区均有种植，茴香的果实是调味品，其经过提取而成的茴香油既可以炒菜使用，同时也可以作为药物使用；在现在越来越多的化妆品也加入了茴香作为香料增加其香气。

茴香原产于地中海地区，适应性强而被暖温带地区广泛引种，在世界各地均有分布。茴香在我国已有 1000 年以上的栽培历史，我国从北到南大部分省（区）均有栽培，主要分布在西北、华北及东北地区。适宜在沙壤和轻沙壤土上种植，主产地在内蒙古、山西、宁夏、甘肃、辽宁、吉林、黑龙江、河北、陕西、山东、湖北、广西、四川、贵州等地也有栽培。

中医药认为茴香辛，温。归肝、肾、脾、胃经，具有散寒止痛、理气和胃等功效。蒙医药认为茴香味涩、辛，性温。效腻、轻、燥。维医药中，不仅茴香的果实可入药，其根皮也是一味药材。茴香药材中主要含茴香醚、爱草脑、小茴香酮、洋芫荽子酸、油酸等脂肪油、挥发油、甾醇及糖苷、生物碱等。茴香具有抗菌和抗氧化能力，茴香籽含有的挥发油具有良好的杀菌作用，含有的黄酮类、苯酚类、皂苷类、鞣质类、生物碱类和多糖类具有抗氧化能力。

二、植株形态特征

一或二年生草本植物。高 0.5~2.0m。茎直立，光滑无毛，灰绿色或苍白色，中空，上部分枝。下部的茎生叶柄长 5~15cm，中部或上部的叶柄部分或全部呈鞘状，叶鞘边缘膜质；叶片轮廓为阔三角形，长 4~30cm，宽 5~40cm，四至五回羽状全裂，末回裂片线形，长 1~6cm，宽约 1mm。复伞形无限花序，顶生或侧生，花序梗长 2~25cm；伞辐 6~29，不等长，长 1.5~10cm；小伞形花序有花 14~39 朵；花柄纤细，不等长；无萼齿；花瓣黄色，倒卵形或近倒卵圆形，长约 1mm，先端有内折的小舌片，中脉 1 条；自花授粉，花丝略长于花瓣，花药卵圆形，淡黄色；花柱基圆锥形，花柱极短，向外叉开或者贴伏在花柱基上。果实为双悬果，呈圆柱形，有的稍弯曲，两端略尖，长 4~8mm，直径 1.5~2.5mm。果实成熟时分裂为二。表面黄绿或淡黄色，顶端残留有黄棕色突起的柱基，基部有时有细小的果梗。果梗呈长椭圆形，背面有纵棱 5 条，接合面平坦而较宽；横切面略呈五边形，背面的四边约等长。见图 3-5。

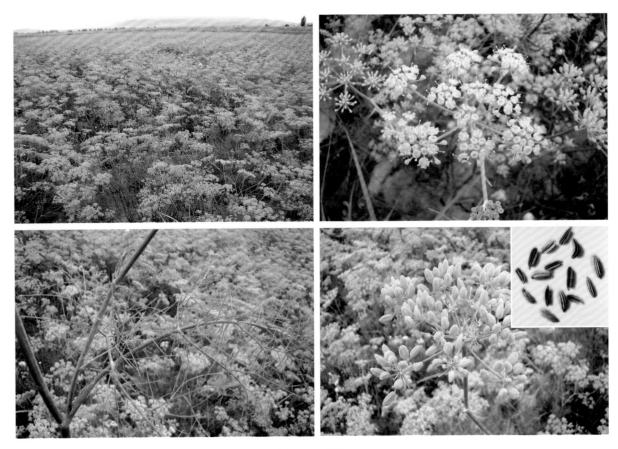

图 3-5　茴香

三、生物学特性

（一）生长发育

茴香为直根系喜钾植物，根系发达，入土深。叶细丝状。喜冷凉气候，耐寒也耐热，适应性强，具有耐瘠薄、耐盐碱、抗干旱、省水、省肥、省工、宜连作、病害少、种植简单、成本低、经济效益高等优点，适于沙壤土生长，忌在黏土及过湿之地栽种。种子发芽适温为16~23℃，生长发育适温为15~18℃，可耐短时间−2℃的低温，温度>24℃时生长稍有不良反应。春秋均可播种，或春季分株繁殖，在河西地区主要是春季播种。春播4月上旬播种，5月中下旬收获嫩茎嫩叶；秋播7~8月播种，9月收获嫩茎嫩叶。春播花期5~6月，花蜜丰富，是重要的蜜源植物；果期7~9月，有特异茴香气，味微甜、辛。

（二）繁殖特性

茴香的繁殖有种子繁殖和分株繁殖。春秋均可播种，或春季分株繁殖。茴香虽然在我国各地均有栽培，但在气候凉爽的地区生长较好、结果率高，在北方以及南方海拔1000m以上的山区、丘陵生长健硕、病虫害少、结果率高，因此，我国以生产果实为目的的栽培主要分布在内蒙古、山西、甘肃等北方各省。在海拔较低的高温地区栽培，茴香茎叶易徒长，结果较差，适合作蔬菜栽培。因此，在选择栽培地点时，应根据栽培目的而定。

（三）对环境条件的要求

1. 温度要求

茴香有较强的耐寒性、耐热性，可广泛种植。冬季即便是在无法种植喜温蔬菜的日光温室，也能种植。在大棚中，茴香可同蔬菜进行套种。其生长期温度适宜保持在15~25℃。

2. 土质要求

茴香对于土壤的要求不高，土壤疏松，氮、磷、钾处于平衡状态即可。

3. 水分充足

人们常常食用茴香柔嫩多汁的叶片，种植时需保证水分充足，土壤始终处于湿润状态。

4. 光照充足

茴香对于光照的要求不高，但是充足的光照可加快其生长。在低温长日照条件下，茴香幼苗极易提前抽薹，所以播种过早的茴香抽薹早，产量相对较低。冬季与早春日光温室由于无法满足茴香长时间的日照要求，种植出的产品不仅不鲜嫩，而且极易抽薹。

四、采种茴香栽培技术

（一）播前准备

1. 地块选择

选择土地肥沃，土层深厚，杂草少，有机质丰富，保水、保肥力较强，盐轻，前茬作物为小麦或豆类的地块。为防病害不可选用重茬或前茬作物为大白菜的地块。

2. 平整土地

茴香的种子比较小，出土力弱，要精细整地，做到地平土绵，以利播种。

3. 土壤处理

茴香苗期生长缓慢，生长势弱，常受杂草危害，在播前用氟乐灵进行土壤封闭处理。用氟乐灵

1.2kg/hm²，兑水 450kg，喷雾地表，随后进行耙磨，7d 后播种。

（二）施肥

茴香的生育期短，其生育期内一般较少浇水，不宜追肥。为满足生长期对养分的需求，必须施足底肥，一般施磷酸二铵 75kg/hm²、尿素 150kg/hm²。

（三）适时早播

采取种子繁殖方法，播种前将种子放入磷酸二氢钾 8000 倍液中浸泡 10h 左右。之后采取穴播、条播方式进行播种。穴播株行距控制在 30cm×30cm，种植穴深度大约为 6cm，每个种植穴撒入 10~15 粒种子，用细土覆盖种子，再覆盖稻草，做好保湿与防风工作，确保种子整齐出苗。条播行距控制在 30cm，均匀地将种子撒入沟中，同样覆盖细土与稻草。穴播用种量为 10.5~12.0kg/hm²，条播用种量为 18.0~22.5kg/hm²。

（四）田间管理

1. 间苗

秋季播种时，气温相对较低，播种后 15d 才会出苗；春季播种时，7d 便可出苗。采取穴播的方式，茴香苗高 5~6cm 时，可开展第 1 次间苗；茴香苗高 12cm 时，可开展第 2 次间苗，每穴留下 2~3 株；茴香苗高 25cm 时，可开始定苗，每穴留下 1 株强壮苗。对于条播，每隔 10cm 定苗 1 株，如果缺苗，应带土移栽，及时补苗。

2. 中耕除草

在整个生育期，杂草对茴香生长的影响较为严重。根据田间杂草的生长情况及时拔除。中耕时应适当增加地温，以加快茴香生长。幼苗期其茎较为细嫩，以实施浅松土为宜，后期可渐渐加深。

3. 肥水管理

茴香具有较强的耐寒特性，对水较为敏感，大水漫灌会造成其根系变黑腐烂。因此，在茴香生长过程中，水分管理较为关键。苗期应尽量少浇水，当表层土壤较为干旱时，可浇少量水；营养生长阶段应适量浇水；生殖生长后期应勤浇水，并注重防涝。为实现茴香优质高产，应注重各生育阶段的施肥工作。施肥应坚持"前期控、后期促"的理念，即蹲小苗、促大苗、形成壮苗。茴香生长前期的重点在于长叶，应追加氮肥来满足其生长所需的营养；中后期，茴香正处于生殖生长的重要时期，应增施磷钾肥，可施磷酸二铵或三元复合肥；开花现蕾期，根外追施 2% 过磷酸钙 2~3 次，确保果实产量稳定增长。

4. 植株调控

茴香主枝具有较强的生长优势，分枝较多，主侧枝花序质量差异较大，开花间隔时间较长，易造成田间郁蔽、植株倒伏、花期延长、种子成熟度不同以及籽粒小等，影响产量。对此，应及时整枝打杈，促生大花序，增加茴香产量。采用摘心整枝的方式，薹高 20~25cm 时将主枝摘心，留 4~5 个侧枝，每个枝头留 1 个花序，并将侧枝全部摘除。用手掐断或用剪刀剪掉枝条，不得影响植株正常生长。茴香出现疯长情况时，可在抽薹开花期喷洒 1~2 次矮壮素，用量为 150ml/hm²。

（五）病虫害防治

防治原则：按照"预防为主，综合防治"的植保方针，坚持以"农业防治、物理防治、生物防治为主，化学防治为辅"的无害化防治原则。

1. 根腐病

根腐病是茴香较为常见病害，易出现局部烂根或死苗现象，严重时会成片死亡，造成严重的经济损失。根腐病的防治，首先应尽量选择同百合科、十字花科类作物进行轮作；其次，采取深沟高垄地膜覆盖栽培方法，有条件的可采取滴灌节水栽培技术；再次，施加充分腐熟的有机肥，带土移栽，避免损伤根系，勤浇小水，浇水后迅速浅中耕培土；第四，播种或移栽前，将 50%多菌灵可湿性粉剂或 50%利克菌可湿性粉剂同细土均匀混合，进行沟施或穴施；第五，可在发病初期使用上述药剂 500 倍液进行灌根处理。

2. 白粉病

茴香整个生育期均可感染白粉病，苗期发病率最高，易造成茴香产量降低。白粉病防治，应迅速清理病残组织，予以无害化处理，抑制越冬菌源。对于病情严重的地块，最好同非伞形花科作物进行轮作。发病时，应及时喷洒 43%戊唑醇悬浮剂 8000 倍液、10%苯醚甲环唑水分散粒剂 8000 倍液、40%氟菌唑乳油 8000 倍液、2%阿司米星水剂 200 倍液进行防治，每隔 15d 喷洒 1 次，连续喷洒 3 次。

3. 茴香猝倒病

预防茴香猝倒病，可采取营养钵育苗，移栽时使用 15%绿亨 1 号 450 倍液灌穴。采取直播方式时，应将 20%甲基立枯磷乳油 1000 倍液 300g 同细干土进行混合，然后撒在种子上，再覆土。发病时，应喷洒 72.2%普力克水剂 400 倍液或 58%甲霜灵锰锌可湿性粉剂 800 倍液、64%杀毒矾可湿性粉剂 500 倍液或 72%克露可湿性粉剂 800~1000 倍液进行防治。

4. 茴香病毒病

茴香病毒病，蚜虫是其主要的传播途径，一旦发现蚜虫，应选取兼具触杀、内吸、熏蒸功效的药剂进行防治，如国产 50%抗蚜威，也可使用 40%氰戊菊酯 6000 倍液、4.5%高效顺反氯氰菊酯乳油 3000 倍液等。发病初期，喷洒 0.1%芸薹内酯可溶性粉剂 9000 倍液、1.5%植病灵乳剂 800~1000 倍液、高锰酸钾 1000 倍液进行防治。

5. 茴香凤蝶

在茴香凤蝶 3 龄前，喷洒 20%虫酰肼悬浮剂 1500 倍液、2.5%功夫水剂 3000 倍液进行防治。

6. 大造桥虫

大造桥虫幼虫孵化盛期至 3 龄期为防治适期，可喷 50%辛硫磷乳油 1000~2000 倍液、1.8%阿维菌素乳油 2500~3000 倍液进行防治。

7. 种蝇

在成虫发生期，用 21%灭杀毙乳油 6000~8000 倍液、2.5%溴氰菊酯 3000 倍液、20%氟·杀乳油 2000 倍液喷雾防治，每隔 7d 喷洒 1 次，连续喷洒 2~3 次；或用 25%喹硫磷乳油 1000 倍液、50%辛硫磷 8000 倍液灌根。

五、采收

茴香以果实入药，商品用茴香以淡绿色为宜。当果皮渐渐从绿色变为黄绿色，且出现淡黑色纵线时，可着手收割，时间不得超过 10d。茴香花果期较长，一边开花、一边结果、一边成熟，因此，需分批次采收。秋季播种的可在次年 2~3 月采收，春季播种的可在同年 9~10 月采收，过早或过迟采收均不利于保证产品质量。收获期间若遇到降雨天气，采收的茴香会发霉变色，因此，尽量选择在晴朗的天气进行采收，并及时风干采收的茴香。

六、留种与包装销售

收获留种的种子后，需在晴朗的天气及时打碾，并将其保存于干燥、安全的地方。打碾后，认真清选、合理分级、定量包装，保存于干燥通风处，避免被雨水淋湿，适时销售。

参考文献

[1] 刘德军.常用调料类中药材栽培与加工[M].北京:中国农业科技出版社,2001.

[2] 徐昭玺.百种调料香料类药用植物栽培[M].北京:中国农业出版社,2003.

[3] 官喜臣.北方主要药用植物种植技术[M].北京:金盾出版社,2001.

[4] 李晓微,郭文场,周淑荣,等.北方地区小茴香标准化栽培技术[J].特种经济动植物,2019(12):25-26.

[5] 崔建宗.海原县小茴香丰产栽培技术研究与示范[J].农村经济与科技,2014,25(10):42-43.

[6] 国家药典委员会.中华人民共和国药典:2020版 一部[M].北京:中国医药科技出版社,2020.

[7] 李天银.河西地区茴香地膜覆盖栽培技术[J].甘肃农业科技,2012(11):63-64.

[8] 王海仝.海原县小茴香高产栽培技术[J].宁夏农林科技,2007(1):3.

[9] 李天银.茴香栽培技术[J].中国农业信息,2005(2):29.

[10] 王晓敏,李军,高艳明,等.茴香的研究进展河[J].河北农业科学,2013,17(5):37-40,46.

[11] 高方胜,王明友.茴香无公害栽培技术规程[J].山东农业科学,2011(10):104-106.

[12] 柯永建.小茴香的药物现代研究[J].海峡药学,2009,21(11):101-103.

[13] 高鸿飞,李成虎,姜海刚.海原县小茴香标准化栽培技术[J].农业科技与信息,2011(4):13-14.

[14] 帕提古丽·阿卜力米提,塔依尔·伯克日.疏勒县小茴香高产栽培技术[J].农村科技,2016(7):6-7.

[15] 王婷,苗明三,苗艳艳.小茴香的化学、药理及临床应用[J].中医学报,2015,30(6):856-858.

[16] 吕云熙,于蓉,冯志红.小茴香点播栽培技术[J].宁夏农林科技,2014,55(4):5-8.

[17] 李金霞,师海忠.河西冷凉灌区小茴香覆膜栽培管理[J].特种经济动植物,2020(10):51-52.

[18] 郭永忠,李浩霞,杜建民,等.不同种植方式对小茴香生产性能的影响[J].宁夏农林科技,2017(9):10-11.

[19] 李蜀眉,王丽荣,陈永青,等.小茴香中黄酮类化合物提取及抗氧化性研究[J].中国调味品,2016,41(12):29-32.

第六节　孜　　然

一、概述

孜然 *Cuminum cyminum* L.也叫孜然芹、安息茴香，是伞形科 Umbelliferae 孜然芹属 *Cuminum* L. 植物。孜然原产于北非和地中海沿岸地区，在俄罗斯、印度及部分中东国家广泛栽培。在国内，主要引种于新疆、甘肃和内蒙古等地。

孜然的果实入药，具有强烈特征香气。味辛，性温。治疗胃寒、消化不良、腹痛等病症。现代药理研究表明，孜然果实中含有精油、黄酮、多酚类、油脂、蛋白质和氨基酸、香豆素、邻苯二甲酸、多炔、类萜等多种活性成分，具有抗菌、抗过敏、抗氧化、抗血小板聚集、降血糖和抗癌等作用。孜然含有的挥发油具有特殊辛香味，为传统食用辛香调味香料，是除了胡椒以外的世界第二大调味品。孜然可以加工成孜然粉和孜然精油使用。孜然粉多用于肉类加工，是阿拉伯地区、东南亚等地食品中不可缺少的调味料，也是印度咖喱粉的主要原料，是我国新疆烤羊肉添加的香辛粉。孜然精油用于香料工业，是作为调配日用香精的重要原料，广泛用于雪茄、软饮料、冷饮、糖果、熔烤食品、肉类及腌制食品的调香。

新疆是我国孜然的最大种植区，历史悠久，已有千余年的历史。新疆孜然种植区主要分布在吐鲁番、喀什、阿克苏、和田等地区。甘肃河西地区部分县、区近年来也开始种植孜然，并形成一定规模。新疆、甘肃孜然产量占据了我国孜然总产量的90%以上。

二、植株形态特征

一年生或二年生草本，高40~80cm。叶柄长1~2cm或近无柄，有狭披针形的鞘；叶片三出式二回羽状全裂，末回裂片狭线形，长1.5~5cm，宽0.3~0.5mm。复伞形花序多数，多呈二歧式分枝，伞形花序直径2~3cm；总苞片3~6，线形或线状披针形，边缘膜质，白色，顶端有长芒状的刺，有时3深裂，不等长，长1~5cm，反折；伞辐3~5，不等长。小伞形花序通常有7花，小总苞片3~5，与总苞片相似，顶端针芒状，反折，较小，长3.5~5mm，宽0.5mm；花瓣粉红或白色，长圆形，顶端微缺，有内折的小舌片；萼齿钻形，长超过花柱；花柱基圆锥状，花柱短，叉开，柱头头状。分生果长圆形，两端狭窄，长约6mm，宽1.5mm，密被白色刚毛；每棱槽内油管1，合生面油管2，胚乳腹面微凹。花期5~6月，果期6~7月。见图3-6。

三、生物学特性

（一）生长发育

孜然成熟的果实为黄绿色或淡黄色的双悬果，圆柱形，较纵直而不弯曲，两端稍尖，胚为直立型。发芽的开始阶段，两条或一条初生根突破种皮从顶部快速伸长，与此同时下胚轴伸长，并推出两片子叶和果壳上升，子叶迅速脱离果壳伸展，开始光合作用。子叶间的顶芽不易看见，发芽形成的幼苗为子叶出土型。

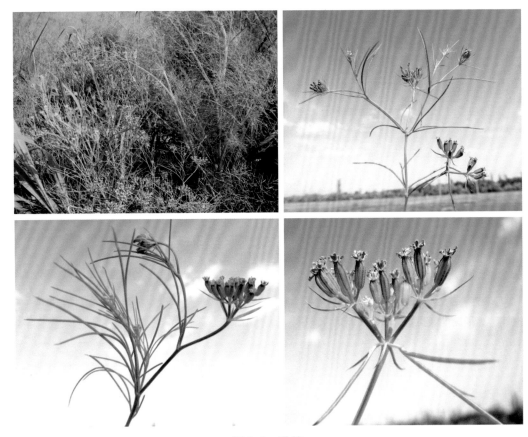

图 3-6　孜然

（二）繁殖特性

孜然繁殖通常用种子直播繁殖。

（三）对环境条件的要求

1. 降水

孜然比较耐旱，在年均降水量 200~400mm 的地区均能生长，孜然种子发芽期内要求土壤湿度以最大持水量的 80% 左右最适宜。降水正常年份，灌溉一次就能有收成，需要在播种前灌溉 1 次安苗水，若遇干旱天气，再进行一次灌溉。

2. 光照

孜然属长日照作物，光照充足对植物生长有利。孜然各生长发育阶段对光照条件要求较高，若幼苗长时间处于低温长日照条件下，会缩短抽薹时间，降低产量。

3. 温度

孜然喜欢温和、冷凉的气候环境，整个生长发育过程中要求外界气温为 15~25℃，温度过高或过低都会阻碍孜然正常生长，影响品质。孜然种子发芽适温在 25℃ 左右，平均气温 >5℃ 时种子可发芽；幼苗期可抵抗 -2℃ 低温天气，生长发育期可耐 35℃ 高温天气。孜然整个生长发育期需 ≥5℃ 积温 >2400℃，≥10℃ 有效积温 >1800℃。若夏季平均气温 >30℃，空气中相对湿度约 30%，风速达 3m/s，会影响孜然开花授粉，因而孜然生长发育过程中温度应 ≤30℃。

4. 土壤

孜然适应性较强，耐旱怕涝，对土壤要求不严，一般选择通透性、排水性良好的沙壤土种植。

前茬作物以小麦、玉米、豆茬、绿肥地或蔬菜地为宜，要求肥力较高、土层深厚、地势平坦、排灌方便的地块。

四、栽培技术

（一）种质资源

孜然良种多产于新疆巴州，著名优良品种有"新孜然 1 号""新孜然 2 号""新孜然 3 号""新孜然 4 号""新孜然 5 号"5 个品种。甘肃河西地区则主要采购以上品种进行栽培。

（二）栽培模式

孜然种植主要为单种和套种两种模式。河西地区多采用单种。套种主要和玉米、棉花、大豆、甜菜、油葵、甘草、红花、番茄等农作物进行套种，一般同一土地连续轮作 3~4 年。

（三）繁殖方法

1. 孜然种子生产技术

（1）选地与整地

孜然宜选择在通风良好、土层深厚、土质疏松、肥力中等以上、盐碱含量低的沙壤土或壤土种植，前茬以小麦、玉米、番茄、棉花为宜，忌胡麻和瓜类茬。前茬作物收后，深翻土地，秋季结合耕耙保墒，进行秋翻冬灌。第 2 年早春土壤解冻时平整地块，要求地块大小以 1 亩地左右为宜，超过 1.3 亩的地块加活埂，成"田"字形，面积过大易染病枯死；同时，要地面平整，土壤细绵、无土块。

（2）科学施肥

结合秋翻整地，亩施农家肥 3~4m³。播种前结合春季整地，一次性每亩施磷酸二铵 10~20kg，或过磷酸钙 40kg，同时进行 25cm 深耙地。杂草多的地块，在播种前 7~10d 每亩用 48%地乐胺乳油 0.2kg，兑水 30kg 喷洒在地表，及时耙入土中，以杀灭杂草。

为预防病害，在播种前 2~3d，每亩用绿亨 1 号 0.05kg 兑水 30kg 喷施地表，深耙 10~20cm，进行土壤处理。土内施药也可以将药液喷在细沙上，制成药沙，沙的干湿以手捏撒开不结团为宜，均匀撒于地表并耙糖。切忌施药不匀或用药过量，以免造成药害而伤苗。

2. 选种与播种

（1）品种选择

要选购颜色暗绿、籽粒饱满、成熟度好、发芽率 80%以上、无杂质、无病虫害的孜然种子。为杀灭部分种传病菌和促进早出苗，播种前用 50~55℃的水浸泡种子 15min，并不停搅拌，除去浮出水面的秕粒和杂质，然后在常温下浸泡 8~12h，将沉底的种子捞出，晾干表面水分后用沙子拌匀后播种。

（2）适期播种

河西地区孜然一般在 4 月上中旬播种。有 3 种播种方法，根据条件任选一种即可。一是撒播：方法是在无风天，将孜然种子人工均匀撒于地表，然后盖沙 1~1.2cm。种前墒情较差者，可在覆沙后灌水 1 次，待表皮发白时疏松土表，以利全苗。二是条播：方法是先把孜然种子和沙子充分混匀，放入种子箱，然后用播种机按行播种。为了保证播种质量，播种深度控制在 2.0~2.5cm，行距 10~15cm，播后耢平地表。三是地膜种植：方法是用 1.45m 的地膜，播前 5~7d 铺好地膜，使地墒充足，地膜贴地，用人工辊桶穴播，种植规格为穴深 1.3~2.5cm，穴距 10cm。有效膜面控制在 1.3m。以上几种方法下种量均控制在1.5kg/亩。为适当遮阴、提高土地利用率、增加效益,孜然还可和玉米、茴香、柴胡等套种。

3. 田间管理

(1) 适时适量灌水

播种后,如果是秋沙地,应及时灌上安种水。如果是冬水地,墒情充足,可以不灌水。出苗后2叶期灌头水,灌水要足量,以灌后2~3h田间无积水为宜。开花盛期灌二水,灌水量较头水少,以灌后1~2h田间无积水为宜。全生育期共灌2~3次水,避免久旱猛灌大水和雨前灌水,夏季高温时严禁大水漫灌和灌后长时间积水。以多水口、小地块、小水浅灌、早晚低温灌水为原则,切忌田间低洼积水和灌跑马水。

(2) 合理追肥

根据孜然长势,适当进行叶面追肥。在苗后花前,用1000倍植物动力"2003"或高美施750倍等液肥进行茎叶喷雾,促进植株生长健壮,增强抗逆性,连喷2~3次,每次间隔7~10d。若植株发黄,长势弱,也可以结合灌水,亩追施硝酸铵10~12kg。

(3) 除草疏苗

在孜然出苗显绿后,如果田间杂草多,要及时人工除草,一般全生育期要除2次草。结合除草,拔除全部黄苗、病苗、弱苗和生长稠密处的部分幼苗,促使孜然健株均匀分布,田间通风透光、个体发育良好,保证群体产量。以亩保苗30万~40万株较好。当密度超过50万株/亩,随着密度的增加,产量呈下降趋势。

(4) 病害防治

在多雨和排水不良时应及时开沟排水,以防根系腐烂。发现有根腐病出现时,亩用绿亨2号可湿性粉剂0.05kg兑水30kg,或亩用甲基托布津可湿性粉剂0.15kg兑水30kg进行茎叶喷雾,每次间隔7~10d喷1次,连喷2~3次。采收前7~10d禁止使用任何农药,整个生长季节严禁使用高毒剧毒农药。

4. 适时收获

6月下旬至7月上旬,待孜然植株针叶发黄,茎秆转白,籽粒饱满,成熟良好时及早收获。收获时应分批进行,随熟随收,收获时人工连根拔起整个植株,抖净泥土,扎成小捆,然后集中拉运到晒场晾晒1~3d至七到八成干时,即可打碾收获,扬筛干净入库、销售。

参考文献

[1]田西京.南疆孜然种质资源生态适应性研究与评价[D].阿拉尔:塔里木大学,2017.

[2]雷钧杰,陈兴武,曾卫东,等.新疆孜然芹新品种及高产栽培技术[J].新疆农业科技,2012,202(1):54-55.

[3]马艳明,王浩,刘志勇,等.新疆孜然地方品种的农艺性状分析[J].西北农业学报,2008(3):195-198.

[4]宋涛.巴州孜然良种繁育现状调研[J].农业与技术,2021,41(6):117-119.

[5]肖占文,金自学,陈广泉,等.河西走廊孜然高效种植模式及配套技术[J].中国农学通报,2003,19(4):89-90.

[6]苏来曼·哈力克,沈晓丽,沙拉麦提·艾力.维吾尔药材孜然的生药学研究[J].中药材,2022,45

（1）：63-66.

［7］王建,罗晓萍,颜秀芝,等.孜然新品种——新孜然 3 号的选育[J].农村科技,2010(6):15-16.

［8］雷钧杰,陈兴武,曾卫东,等.新疆孜然芹新品种及高产栽培技术[J].新疆农业科技,2012(1):54-55.

［9］雷钧杰,高永红,周皓,等.南疆地区孜然套种玉米高产栽培技术[J].农业技术,2012(4):14-15.

［10］张锋伦,吴素玲,张卫明,等.我国孜然种植模式调查及产品质量初步评价[J].食品工业,2015,36(1):171-173.

［11］马艳明,王浩,刘志勇,等.新疆孜然地方品种的农艺性状分析[J].西北农业学报,2008,17(3):195-198.

［12］赵秀玲.孜然的生理活性成分的最新研究进展[J].中国调味品,2012,37(11):1-5.

［13］温小卫,王进,肖占文,等.孜然芹种子形态特性及播种条件研究[J].中国种业,2009(12):35-37.

［14］田西京,胡守林.孜然种质资源研究与利用进展[J].塔里木大学学报,2013,2(4):115-118.

［15］王进,陈叶,肖占文,等.孜然种子发芽特性研究[J].种子,2006,25(12):76-78.

第七节　中国沙棘

一、概述

沙棘 *Hippophae rhamnoides* Linn. subsp. *sinensis* Rous 为胡颓子科 Elaeagnaceae 沙棘属 *Hippophae* L. 的灌木或小乔木。中国是世界上沙棘医用记载最早的国家，公元 8 世纪上半叶的藏医古典名著《月王药诊》对沙棘药用价值有如下记述："医治培根、增强体阳、开胃舒胸、饮食爽口、容易消化。"《本草纲目》记载："实，气味酸、温、无毒，主治久痢不瘥及心腹胀满黄瘦等。"1977 年沙棘被正式列入《中华人民共和国药典》作为药食同源植物，并对沙棘药用功能记载如下："止咳祛痰，消食化滞，活血散瘀；用于咳嗽痰多，消化不良，食积腹痛，瘀血经闭，跌仆瘀肿。"现代药学研究表明，沙棘果实富含多种化学成分及生物活性物质，主要有黄酮类、萜类、甾体类、脂肪酸、维生素、多糖、微量元素、苦木素、香豆素、白花青素、白果素、儿茶素、甜菜碱、5-羟色胺等，对心脑血管、免疫系统、抗炎、抗溃疡、抗辐射均有良好的药理作用。

中国沙棘种类多，多样性丰富，广泛分布于陕西、山西、甘肃等 20 个省区。其中西北、华北和东北地区面积最大。按廉永善、陈学林等对沙棘属的分类，该属有 6 个种 12 个亚种，我国产 6 个种及 6 个亚种，是世界上沙棘资源最多的国家。沙棘 *Hippophae rhamnoides* 的中国沙棘亚种 *Hippophae rhamnoides* ssp. *sinensis* 面积最大，占我国沙棘资源面积的 80% 以上，主要分布在黄河中游地区，产河北、内蒙古、山西、陕西、甘肃等地。蒙古沙棘亚种 *Hippophae rhamnoides* ssp. *mongolica* 主要分布在中国新疆天山以北地区，俄罗斯以这种沙棘为材料，培育出了大果沙棘优良品种。甘肃省目前天然沙棘生物种主要有 3 个。中国沙棘 *Hippophae rhamnoides* subsp. *sinensis* 在全省广为分布，近年来栽植的人工林基本为此亚种；肋果沙棘 *Hippophae neurocarpa* 分布在甘肃天祝县、肃南县的祁连山海拔

2500m 以上的河滩或阶地；西藏沙棘 *Hippophae tibetana* 分布于祁连山地和甘南高原海拔 2800m 以上的高原草地河滩及岸边。

二、植株形态特征

中国沙棘 *Hippophae rhamnoides* L. ssp. *sinensis* Rous，别名：醋柳、黄酸刺、酸刺柳、黑刺。落叶灌木或乔木，高 1~5m，生于山地沟谷的可达 10m 以上，甚至 18m。老枝灰黑色，顶生或侧生许多粗壮直伸的棘刺，幼枝密被银白色带褐锈色的鳞片，呈绿褐色，有时具白色星状毛。单叶，狭披针形或条形，先端略钝，基部近圆形，上面绿色，初期被白色盾状毛或柔毛，下面密被银白色鳞片而呈淡白色，叶柄长 1~1.5mm。雌雄异株。花序生于上一年小枝上，雄株的花序轴脱落，雌株花序轴不脱落而变为小枝或棘刺。花先叶开放，淡黄色，雄花先开，无花梗，花萼 2 裂，雄蕊 4，雌花后开，单生于叶腋，具短梗，花萼筒囊状，2 齿裂。果实为肉质化的花萼筒所包围，圆球形，橙黄或橘红色。种子小，卵形，有时稍压扁，黑色或黑褐色，种皮坚硬，有光泽。见图 3-7。

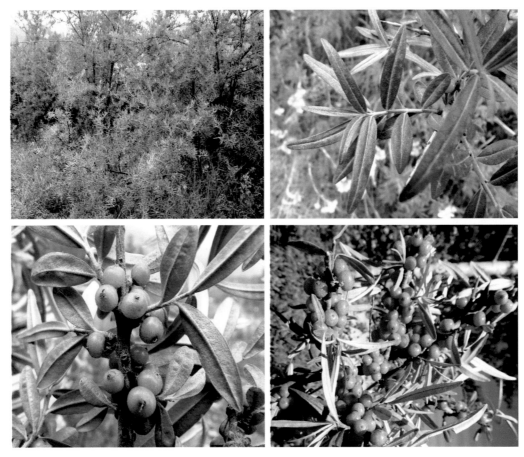

图 3-7　中国沙棘

三、生物学特性

（一）生长发育

沙棘再生性强，4~6 年生沙棘林平茬后可促进其营养生长。沙棘根系上着生根瘤，是放线菌 *Frankia* sp. 与沙棘所形成的一种非豆科根瘤共生体，具有很强的固氮能力。沙棘为极喜光的阳性树种，不耐遮阴，在上层乔木林郁闭度大于 0.5~0.6 时，沙棘生长不良和逐渐枯死。适应性强，在 -40~40℃的气温下均能正常生长。沙棘为偏湿生的中生植物，生长茂密的沙棘林大都分布在河谷两岸。沙棘喜季节性流水，不耐水淹，在沙棘生长地区强烈日照和极度干旱的条件下，经长期自然选择，具有一定的耐旱性，在黄土地区梁峁顶部和坡面上有其生长，在年降水量 300mm 左右、相对湿度不到 60%的地区仍有天然沙棘林分布。

（二）繁殖特性

沙棘以播种育苗为主。但建立以产果为目的的沙棘园，需采用无性繁殖方法。沙棘无性繁殖主要采用硬枝扦插、嫩枝扦插和根蘖分株法。

（三）对环境条件的要求

中国沙棘是生长在暖温带及温带南部边缘半湿润气候条件下的中生至旱中生植物。多分布在海拔 800~3600m 的森林草原和草原地带，有时也见于内蒙古东部草原区的沙地及西部半荒漠区的河谷和山地。沙棘喜生于向阳山脊、谷地、干涸河床或山坡地，有时也在沙壤质、多砾石的黄土丘陵、山地形成单优势群落。

中国沙棘适应性较广泛，抗寒，并能一定程度地耐大气高温和干旱，能抗风沙，能忍耐石质、砾石质土壤基质，甚至能在红胶土上生长，能耐土壤贫瘠和轻度盐碱化，在土壤 pH 9.0、含盐量达 1.1%时也能生长，但最适宜生长的土壤为强砾石性的黑垆土、山地灰褐土或褐色土，在黏重土壤上生长不良。

四、栽培技术

（一）种质资源

天然中国沙棘种质资源处于野生和半野生状态，分布广泛，类型繁多，性状变异复杂，主要性状变异与地理纬度、经度和海拔高度密切相关，呈地理倾群变异模式。中国沙棘果实性状呈由西南向东北走向的地理变异，果实由小变大、由轻变重、由不稳定转向稳定。

我国沙棘品种有 3 个来源，一是引进品种，主要是从俄罗斯、蒙古国等引进；二是从引进品种中选育的；三是由我国天然沙棘林中选育。由于沙棘用途多，可将沙棘品种按用途分为果用型、牧用型（饲料林）、观赏型、生态型（防护木）、能源型（薪炭林）以及各种兼用型。

（二）沙棘种子播种育苗

1. 种子处理

果实采收后揉搓或捣烂，浸泡 24h，搓去果肉，漂洗干净后晾干。沙棘种子相对容易发芽，用 40~60℃温水浸泡 1~2d，在 2~4℃下层积 15~30d，当种子露白时播种。

2. 播种

育苗地应选择有灌溉条件的轻质土壤，育苗前要施足底肥，细翻碎土，灌足底水，春秋皆可播种，以春播为佳，当 4 月中旬前后，土层 5cm 深处温度达 10℃左右时播种。采用条播法，行距 20~30cm，覆土厚度 2~3cm，播种量 70~90kg/hm²。

3. 苗期管理

幼苗出土后应间苗 2 次，第 1 次在第 1 对真叶出现时，保留株距 3cm；第 2 次是在第 4 对真叶出现时，保留株距 8cm。并及时灌水以防高温日灼，一般 1 年生幼苗应灌水 4~5 次，在 6~7 月追施速效氮肥 1 次，施肥量 100~150kg/hm²。

（三）硬枝扦插育苗

1. 采条和剪穗

采条时间为 2~3 月，选择生长健壮、无病虫害，芽密集饱满的 2~3 年生、直径 1~2cm 的枝条为种条。要按品种和雌雄株分开采集。剪去种条上的细枝和枝刺，有选择地截成 15m 左右的插穗，然后每 100 根扎成 1 捆，放在室内，用湿沙埋藏，湿沙用 0.1% 的高锰酸钾消毒。

2. 扦插技术

扦插最好在塑料大棚或小拱棚中进行。插前细致整地，施足底肥。农家肥 30kg/hm²。扦插时间以地表以下 10cm 处的地温达 10℃ 以上时为佳，约在 4 月中间。扦插前插穗用流水浸泡 24h，然后用浓度为 150~200mg/kg 的 ABT 生根粉或吲哚丁酸处理 2h。株行距一般为 10cm×20cm，用锹开沟或打孔扦插，上露 1~2 个芽，踩实后浇透水。

3. 扦插后管理

设施育苗扦插后进行遮阴，无须过多浇水，保持地面湿润即可，当发出枝叶后逐渐减少遮阴，并减少浇水量。露地育苗在扦插后 10d 内灌大水 2 次，以后不旱不灌水，加强松土除草即可。

（四）嫩枝扦插育苗

1. 采插穗

每年 6 月底至 7 月初即可采条。选用当年生的半木质化插条，将插条剪成 8~15cm 长的插穗。剪刀一定要锋利，剪口要平滑，上口平剪，下口马耳状，除去下部叶片，保留上部 4~6 片叶片。要随采、随运、随剪、随做生根处理、随扦插。

2. 插穗处理

将插穗放入 50% 多菌灵 1000 倍液中浸泡 2h 消毒，将消毒处理的插穗捞出后置于清水中浸泡，每天换水 1~2 次，最好在流水中浸泡 5~6d，采用 ABT 1 号生根粉 0.02% 浓度浸泡插穗基部 2~3h。

3. 土壤处理

插前整地，主要是翻耕、耙地、平整、镇压，清除草根、石块，做到深耕细整、地平土碎。然后应用化学药剂"撒净"，杀灭土壤中的病菌和地下害虫。做好垄后浇灌大水，自然晾干。

4. 扦插技术

采用垄插，垄高 15~20cm，垄宽 20~25cm。每垄插 2 行，行距 20~40cm，株距 10~20cm，扦插深度以插穗上芽基部刚好露出地面为宜，竖直扦插。用铁锹撬缝后扦插，可有效防止撕裂插穗下端树皮，然后用单脚顺行间踏实。可采用地膜覆盖，或改在日光温室或塑料大棚内扦插。每天扦插结束，对完成扦插的圃地浇 1 次透水。

5. 水分管理

深层井水因水温较低，不利于插穗生根成活，可通过修建晒水池实现对水温的自然调节。

6. 肥药管理

插后可叶面喷施营养液（0.3% 尿素+0.2% 磷酸二氢钾混合液），用量 25g/m²。全面喷洒多菌灵或波尔多液 1~2 次。发生虫害时可用杀虫药剂敌敌畏、氧化乐果防治。扦插 7d 后出现愈伤组织，10d 后可见生根。在棚内扦插时，地上部分生长至 10cm 左右，应降低棚内温度和湿度（温度 25℃，相对湿度 85% 左右），增加光照和通风，使幼苗逐渐适应棚外环境。不移植的苗木当根系变黄老化时，可直接向盘面撒施磷酸二铵等复合肥，并及时喷透水。需要移植的沙棘嫩枝扦插育苗时间截止于 7 月上中旬，过晚则苗木不能充分木质化，容易造成冻害，影响越冬。对于 8~9 月移栽的苗木，需要覆盖保湿或平茬越冬。

7. 移植技术

扦插苗经过 10~15d 即可将幼苗移植于苗圃地继续培育，移植宜在早晨或阴雨天进行，避免伤根。采用塑料拱棚育苗时，移植前应先行逐渐揭棚炼苗。苗木根长在 4cm 左右、根系颜色由乳白色变成浅黄色时是移植的最佳时期。移植苗时要随起、随运、随栽植，起苗后要将苗木放入移植桶内，移植桶要放一定量的水浸根，确保苗木不失水。

栽植方法：大垄双行，垄距 65cm，株行距为 7cm×20cm，可用锹或镐起沟或挖坑栽植，栽后盖好土，不要用脚踩，要用水沉实。栽好后及时灌透水，此后要及时喷水。

喷水标准：地表经常保持湿润而地里无积水。雨天不喷，阴天少喷。喷水 3~5d 即可缓苗，再用大水灌溉 1 次。以后按常规育苗灌水、松土和除草，不施氮肥，尽可能使幼苗根系木质化。

（五）沙棘规范化栽培技术

1. 品种选择

根据当地的气候和品种适应性等因素，拟定主栽品种。主栽品种应抗旱、抗寒，具有较强的适应性，且具有果大、柄少、少刺、易采摘的特性，并配以一定数量的雄株。

2. 园地选择

一般选择在地势较平、透气性好、pH 7~9 的中性微碱性土壤，并以有灌溉条件的肥沃沙质土壤最为适宜。

3. 定植前的准备

（1）土地准备

为节约用水，提高苗木成活率，一般在园地开沟定植，沟底宽 40~60cm、深 50cm，施腐熟有机肥 6~8m³/亩，将肥料与原土混合后填入定植沟。沿定植沟中央行向固定布设滴灌管（滴头流量2.0L/h，滴头间距 50cm）。定植前往定植沟内滴水，保证土壤墒情在田间持水量 60% 左右（手握成团、一触即散）。沙棘苗木较小，但根系非常发达，定植穴一般以 30cm×30cm×30cm 为宜。

（2）苗木准备

沙棘苗不宜过大，以 1~2 年生、高 30cm~50cm 为宜。定植前对沙棘破损根系进行修剪，保留根系长 15cm 左右，用生根粉和硫酸铜溶液混合液浸根 1h 以上，防止细菌侵染，提高栽植成活率。

4. 定植

（1）定植时间

可以秋栽，也可以春栽。秋栽一般在秋季沙棘落叶后（定植后根际处埋土防寒）进行；春栽在 3 月中下旬土壤解冻 20~30cm 时栽植。

（2）定植方法

冬季干旱、多风，沙棘苗要适当深栽，埋土一般要比原土印深 5cm 左右。栽后定干高度 30~40cm，并立即滴水。用于采果的沙棘，栽植株行距为(2~3)m×4m(适合机械化除草、喷药和采收)，每亩 55~83 株；用作采穗圃的，株行距可以为 1m×(2~3)m，每亩 222~333 株。雌雄株比例设计：以采果为主的，雌雄比例为(8~10):1。

5. 定植后管理

（1）培土及补栽

栽植后 2~3d 少量培土。栽后 20d 左右，检查成活情况，并及时进行补栽。

（2）水肥管理

虽然沙棘抗旱能力较强，但关键时期补充一定量的水分是促进沙棘早产、丰产的重要技术手段。充足的水分不仅可以提高沙棘成活率，还可以促进沙棘植株生长发育。沙棘在定植后滴水，栽后7d再滴水1次。沙棘定植后很长一段时间根系并未展开，需要小水勤滴，维持沙棘生长所需的水分。一般栽植后的第1年需要灌水6~8次，每次灌水量6~8m³/亩，全年灌水量为50~60m³/亩。对已结果的沙棘园应根据果实生长情况和天气状况适时灌水，一般每年灌水7~9次，每次灌水量8~10m³/亩，全年灌水量为70~80m³/亩。

一般在4~5月追施以氮、磷肥为主的全水溶肥，亩施全水溶肥(N25–P25–K10+TE)3kg、尿素5kg，将肥料随滴灌分2~3次施入；7~8月追施以钾肥为主的全水溶肥，亩施全水溶肥(N16–P8–K34+TE)5kg，将肥料随滴灌分2~3次施入。

（3）整形修剪

冬季干旱风多，为避免冬季抽干枝条带来结果枝条减少的风险，一般选择在早春萌芽前进行修剪。采用水肥一体化技术种植的沙棘，植株生长旺盛，此时秋梢多数已木质化，修剪以轻剪为主，不能疏大枝、剪大梢，以免减少结果总量。另外，还可以进行冬季修剪，目的是协调各主枝的生长，均衡树势，通风透光。树形采用纺锤形较好，该树形一般树高2.0~2.5m，树冠丛直径1.5~2.0m，从主干上直接分侧生枝，主枝在中央干上呈3层分布，各层间有一定的间隔，比其他树形能更好地利用空间，产量高。春季修剪时还要剪除树穴周围有影响的萌蘖苗，以便透光、减少养分消耗。目前，结合秋季采摘果实进行修剪是主要的修剪方法，可以减少修剪用工。

（4）病虫草害防治

沙棘枝干的主要病害是沙棘干缩病。该病会使枝条变硬、凹陷，有干缩状条斑，第1年感染不易显现病症，第2年开始发病，第4年发病严重，是为害沙棘较为严重的病害。主要防治措施：加强田间管理，促进沙棘的生长发育，增强植株的抗病能力；防止沙棘的根和地上部分受到严重的机械损伤；适时喷施或滴施杀菌剂，防止病原菌的侵入。

果实的主要害虫是食心虫、沙棘果蝇、沙棘毒蛾、介壳虫等，鸟类也会造成果实腐烂。虫害防治以预防为主、防治结合，主要措施是：结合早春修剪进行清园，将修剪的枯枝落叶集中进行消毒杀菌，然后粉碎进行堆肥处理，再结合施肥深埋；清园后、萌芽前，用3波美度石硫合剂对全园进行喷洒消毒；花前花后使用菊酯类药剂防治食心虫和果蝇，间隔7d1次，连续2~3次。在必要的区域可安装驱鸟装置防止鸟害。

在沙棘园中，各种杂草影响沙棘的生长并增加病虫害的发生，须及时进行防治。方法是在定植沟铺设防草地布（膜），宽度为1.2m；行间采用旋耕机在5~8月每月旋耕1次，进行松土除草。

6. 采收

沙棘的主产区东北、新疆和青海部分地区，通常在冬季平均气温低于−15℃果实冻硬后，直接剪枝采收。在沙棘果实成熟后，采用手工剪取结果枝条，将带果枝条剪成长10cm左右的短枝后装入盛果筐，一般每筐10kg左右。采收后，运至冷冻分选包装车间，先用清水冲洗，人工将坏果僵果摘除，然后进入−30℃的冷冻传送带，将冻透的带果枝沙棘进行振荡、分离，并按照大小对沙棘冻果进行筛选，之后包装，放入冷库等待加工。

参考文献

[1] 廉永善.沙棘属植物生物学和化学[M].兰州:甘肃科学技术出版社,2000.

[2] 陈学林,马瑞君,孙坤,等.中国沙棘属种质资源及其生境类型的研究[J].西北植物学报,2003,23(3):451-455.

[3] 廉永善,陈学林,于倬德,等.沙棘属植物起源的研究[J].沙棘,1997,10(2):1-7.

[4] 廉永善.沙棘属植物的系统分类[J].沙棘,1996,19(1):15-24.

[5] 李根前,唐德瑞,赵一庆.沙棘属植物资源与开发利用[J].沙棘,2000,13(2):22-26.

[6] 何士敏,袁小娟,汪建华.中国沙棘属植物资源及其开发利用现状[J].现代农业科学,2008,15(11):87-92.

[7] 孟凡林,张宝奇,吕荣森,等.沙棘属植物的种质资源及其利用[J].辽宁林业科技,2006(4):41-43.

[8] 熊丙全,余东,袁军,等.中国沙棘属植物资源及其开发利用现状[J].中国野生植物资源,2004,23(2):25-26.

[9] 兰士波.中国沙棘良种选育及遗传改良研究进展与展望[J].经济林研究,2011,29(3):102-106.

[10] 张建国.沙棘新品种适应性研究[M].北京:科学出版社,2009.

[11] 张建国,黄铨,罗红梅.沙棘优良杂种选育研究[J].林业科学研究,2005,18(4):381-386.

[12] 王永成.中国沙棘地膜扦插育苗研究[J].绿色科技,2013(9):137-139.

[13] 张育红,山海.中国沙棘雌株硬枝扦插育苗试验研究[J].青海农林科技,2009(3):14-16.

[14] 黄铨.沙棘育苗与栽培[M].北京:科学出版社,2007.

[15] 连雪斌.沙棘硬枝扦插育苗技术[J].林业科技通讯,1990(6):27-30.

[16] 李红秀,张雪莲.中国沙棘不同扦插方法对比试验[J].青海农林科技,2012(2):61-62.

[17] 王宏昊,孙欣,花圣卓,等.我国沙棘药用历史记载及药品开发现状[J].国际沙棘研究与开发,2012,10(4):25-28.

[18] 中华人民共和国药典委员会.中华人民共和国药典[M].北京:化学工业出版社,2005.

[19] 嘉曲顿珠.沙棘在藏医药中的应用[J].沙棘,1996,9(1):35-37.

[20] 王晓琴,徐僮,刘悦,等.沙棘属药用植物亲缘学研究进展[J].世界中医药,2021,16(15):2217-2227.

[21] 国家中医药管理局.中华草本:蒙药卷[M].上海:上海科学技术出版社,2004.

[22] 王光侠.沙棘嫩枝扦插育苗技术[J].农村科技,2013(11):73.

[23] 哈斯其米格,高本旺.沙棘开发利用研究进展[J].湖北林业科技,2012(6):42-44.

[24] 刘洪章,郝瑞.沙棘属植物资源研究进展[J].中国林副特产,1995(32):39-42.

[25] 卢顺光,胡建忠,闫晓玲,等.青甘川滇四省开展沙棘资源建设与开发利用工作的调研与建议[J].中国水土保持,2021(9):7-11.

[26] 王昊,靳韦,马文礼,等.宁夏回族自治区沙棘集约化栽培技术[J].中国农技推广,2020,36(7):49-50.

[27] 白长财,韩璐,李晓军.甘青宁沙棘植物资源及其综合利用[J].中医临床研究,2011,3(23):5-6.

[28] 李晓花,孔令学,刘洪章.沙棘有效成分研究进展[J].吉林农业大学学报,2007,29(2):162-167.

［29］杨志刚,卢顺光,赵梅霞.沙棘属植物的生物化学和药理学研究综述［J］.国际沙棘研究与开发,2005,3(4):1-8.

［30］王铁伟.大果沙棘苗木繁育技术［J］.特种经济动植物,2014(10):48-50.

［31］王洪江.3个中国沙棘优良品种扦插技术研究［J］.辽宁林业科技,2019(4):16-19.

［32］黄铨.沙棘育种与栽培［M］.北京:科学出版社,2007.

［33］林赫杰,陈钰.沙棘研究现状、开发利用及发展前景［J］.天津农业科学,2010,16(2):128-130.

［34］杨培华,宋西德,姚支春,等.沙棘育苗及造林技术［J］.陕西林业科技,2004(2):83-85.

［35］任淑霞,刘万军.沙棘硬枝扦插技术试验［J］.内蒙古林业科技,2012,38(4):62-64.

［36］孙妙,杨周婷,张存莉,等.中国沙棘种子的水引发技术及其抗性生理效应［J］.林业科学,2014,50(12):32-39.

［37］黄铨.中国沙棘育种研究进展［J］.国际沙棘研究与开发,2006,4(4):25-29.

第四章 花 类

第一节 红 花

一、概述

红花 *Carthamus tinctorius* L.为菊科红花属 *Carthamus* 一年生草本植物，又名黄蓝、红蓝、红蓝花、草红花、刺红花及红花草等。

目前，世界上有 60 多个国家和地区栽培红花，栽培面积较大的有西班牙、澳大利亚、日本、朝鲜、印度、墨西哥等国。我国在河南、新疆、甘肃、山东、浙江、四川、西藏等省区有较大面积栽培。

红花花冠和种子（白平子）可作药用。红花种子提取的红花油富含亚油酸，被誉为世界上三大保健功能营养油之一。红花带壳饼粕中蛋白质含量为 19%，去壳饼粕蛋白质含量为 38%，是优质蛋白饲料，红花还可作为染料，提取黄色素和红色素，可以用作清凉饮料、果酒、点心等食品的着色剂。

红花可以预防和治疗心脑血管疾病，同时具有镇痛、镇静、抗炎等作用。将红花长期泡水服用，能够活血化瘀、舒筋活络，同时提高人体免疫力。

甘肃省红花栽培区域主要分布在河西走廊的山丹县、民乐县、甘州区、玉门市，栽培面积约 8 万亩，栽培面积最大的地区为玉门市，面积在 5 万亩左右；山丹、民乐及甘州区在 3 万亩左右，平均亩产干花在 30kg 左右，亩产红花籽在 250kg 左右，亩纯收入在 1000 元左右，年产干红花 240 万千克，红花籽 2000 万千克。

二、植株形态特征

红花是一年生草本。高 50~100cm。茎直立，上部分枝，全部茎枝淡白色，光滑，无毛。中下部茎叶披针形、卵状披针形或长椭圆形，长 7~15cm，宽 2.5~6cm，边缘大锯齿、重锯齿、小锯齿以至无锯齿而全缘，极少有羽状深裂的，齿顶有针刺，针刺长 1~1.5mm，向上的叶渐小，披针形，边缘有锯齿，齿顶针刺较长，长达 3mm。全部叶质地坚硬，革质，两面无毛，无腺点，有光泽，基部无柄，半抱茎。头状花序多数，在茎枝顶端排成伞房花序，为苞叶所围绕，苞片椭圆形或卵状披针形，包括顶端针刺长 2.5~3cm，边缘有针刺，针刺长 1~3mm，或无针刺，顶端渐长，有篦齿状针刺，针刺长 2mm。总苞卵形，直径 2.5cm。总苞片 4 层，外层竖琴状，中部或下部有收缢，收缢以上叶质绿色，边缘无针刺或有篦齿状针刺，针刺长达 3mm，顶端渐尖，收缢以下黄白色；中内层硬膜质，倒披针状椭圆形至长倒披针形，长达2.3cm，顶端渐尖。全部苞片无毛，无腺点。小花红色、橘红色，全部为两性，花冠长2.8cm，细管部长2cm，花冠裂片几达檐部基部。瘦果倒卵形，长5.5mm，宽5mm，乳白色，有4棱，棱在果顶伸出，侧生着生面。花果期6~8月。见图4-1。

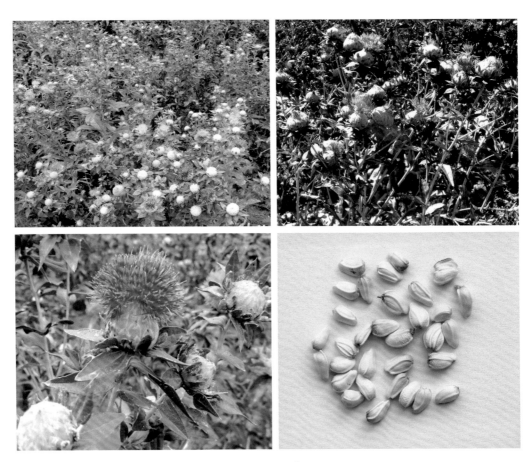

图4-1　红花

三、生物学特性

（一）生长发育特性

根据红花根、茎、叶、分枝的生长及干物质累积动态与生长中心的转移规律，可将红花的生育时期划分为5个时期。

1. 莲座期

莲座期是红花出苗后茎略为伸长，叶片紧贴于地面，状如荷花的时期，它是红花适应低温、短日照的一种特性。温度高、日照长，则莲座期短，甚至消失；温度低、日照短莲座期延长，一般为10~25d。生长中心为叶片和根，叶子占全株干物质重量的90%以上。

2. 伸长期

此期分枝开始形成。茎秆急剧伸长，植株高度达1m左右，生长中心为茎、叶和根，叶片大量形成。

3. 分枝期

叶片全部形成，叶面积达最大值，其生长中心转移到分枝和花蕾。

4. 开花期

当有10%的植株主茎上的花球开放时，植株即进入开花期。此期持续20d左右，生长中心为花蕾，植株高度不再增加，绿叶数逐渐减少，叶面积下降。

5. 种子成熟期

此期持续1个月左右。生长中心为种子，干物质由分枝和花蕾转移至种子中，种子不断充实，直至种子成熟，叶片变黄脱落，最后全株枯死。

（二）对环境条件的要求

1. 生长习性

红花喜温暖、干燥气候，抗寒性强，耐贫瘠。抗旱怕涝，适宜在排水良好、中等肥沃的沙土壤上种植，以油沙土、夹沙土最为适宜。种子5℃以上就能萌发，但发芽适温为15~25℃，发芽率为80%左右。适应性较强，生活周期120d。

（1）水分

红花根系较发达，能吸收土壤深层的水分，空气湿度过高，土壤湿度过大，会导致各种病害大发生。苗期温度在15℃以下时，田间短暂积水，不会引起死苗；在高温季节，即使短期积水，也会使红花死亡。开花期遇雨水，花粉发育不良。果实成熟阶段，遭遇连续阴雨，会使种子发芽，影响种子和油的产量。红花虽然耐旱，但在干旱的气候环境中，进行适量的灌溉，是获得高产的必要措施。

（2）温度

红花对温度的适应范围较宽，在4~35℃的范围内均能萌发和生长。种子发芽的最适温度为15~25℃，植株生长最适温度为20~25℃，孕蕾开花期遇10℃左右低温，花器官发育不良，严重时头状花序不能正常开放，开放的小花也不能结实。

（3）光照

红花属于长日照植物，短日照有利于营养生长，长日照有利于生殖生长。对于大多数红花品种来说，在一定范围内，不论生长时间的长短和植株的高矮，只要植株处于长日照条件下，就会开花。因此，生产上往往通过调整播种期，延长红花处于低温、短日照条件下的时间，以延长红花的营养生长期，有效地增加红花的一次分枝数和花球数这两个最重要的产量构成因素，从而获取高产。

（4）营养

红花在不同肥力的土壤上均可生长，合理施肥是获得高产的措施之一，土壤肥力充足，养分含量全面，获得的产量就高。

（5）土壤

红花虽然能生长在各种类型土壤上，但仍以土层深厚，排渗水良好的肥沃中性壤土为最好。

2. 开花习性

红花通常于早晨开花授粉，以上午9~12时开花最盛，花粉最多。温度较高、空气干燥时开花较早较多；低温、空气潮湿时则开花较晚较少。开花时，主茎顶端的花球先开放，而后是一级分枝顶端的花球沿主茎由上而下逐渐开放，即为下降花序。每一个分枝的开放也是由接近分枝顶端的二级分枝先开放，由外向内逐渐开放，即同为下降花序。主茎顶花与由上向下的两个分枝顶端花球开放的时间稍长，主茎顶花开放时间为3d，主茎顶部下部的两个分枝顶端的花球开放时间为2d，其他分枝和二级分枝顶端花球开放时间一般为1d。

在盛花期一天内可有 4~5 个相邻分枝不同位置的花球同时开放。每一个花球内的小花开花顺序是由边缘向中央依次开放，是向心顺序。

四、栽培技术

（一）选地播种

1. 选地

红花对土壤要求不严，但要获得高产，必须选择地势平坦，土层深厚，土壤肥力均匀，排灌水良好的中、上等土壤。前茬以大豆、玉米为好。

2. 种子准备

选择适合本地栽培的红花品种。红花种子播种前需要处理，对种子进行处理既可以提高发芽率和发芽势，也可达到预防病害的效果。处理方法：首先将种子放在强太阳光下暴晒 2~3h，再将种子中的烂粒、破粒、秕粒、虫蛀粒全部挑选出去。将经过挑选后的饱满健康种子，使用 30%精甲·噁霉灵稀释 500~800 倍后，均匀喷洒在种子表面。

3. 施肥

前茬作物收获后应立即进行耕翻、施肥、灌溉。亩施 1~1.5t 农家肥、8~10kg 尿素、8~10kg 磷肥、1kg 锌肥，速效钾低于 350mg/kg 以下的地块亩施 3~5kg 钾肥。在翻地前全部作基肥均匀撒施地面，然后深翻入土，耕地应深浅一致，翻扣严密，无犁沟犁梁，可采用秋灌、冬翻、春耙的整地方式。整地质量应达到"齐、平、松、碎、净、墒"六字标准。

4. 化学除草

耙地前亩用氟乐灵 80~100g 兑水 30kg 进行土壤处理，用机力喷雾器均匀喷雾，做到不重喷、不漏喷，喷后立即用轻型圆盘耙耙糖使药土混匀，耙糖深度 4~5cm。

5. 播种

（1）播种期的确定

在 5cm 地温稳定通过 5℃以上时即可播种，适当早播可以提高产量。河西地区红花的适宜播种期一般在 3 月下旬至 4 月初。

（2）播种方法和播种量

选用整齐度好、发芽率 95%以上的优质种子。播前将种子放在 30℃温水中浸泡 1~2h，用 0.3%~0.7%的灵丹粉拌种可防治苗期地下害虫。尽量早播，西北地区早播比迟播的提高产量 10%~15%，因此，开春后应尽量早播。一般当旬平均气温在 3℃、5cm 地温达 5℃即可播种。地膜覆盖可以适当提早播期，增加产量。

红花采用条播或穴播皆可。根据播种时的土壤墒情，播深在 3~8cm 之间变动，墒情不理想时，应适当播得深一些。行距 25~50cm，一般控制播种量在 45~60kg/hm²。

（二）田间管理

1. 苗期田间管理

间苗：红花出齐苗后就可以开始间苗，苗间距 1~2cm，这样有利于促进幼苗生长均匀一致。

定苗：当幼苗长出 5~6 片真叶时开始定苗，株距 5~7cm，去小留大、去弱留强。

留苗密度：高肥力土壤红花分枝能力强，亩留苗密度较稀，平均株距 7cm，亩留苗密度 2.1 万株；中肥力土壤平均株距 6cm，亩留苗密度 2.4 万株；低肥力土壤红花分枝能力弱，亩留苗密度较密，平均株距 5cm，亩留苗密度 2.9 万株。

及时中耕、除草：播后遇雨及时破除板结，拔除幼苗旁边杂草。第一次中耕要浅，深度 3~4cm，以后中耕逐渐加深到 10cm，中耕时防止压苗、伤苗。灌头水前中耕、锄草 2~3 次。

2. 分枝期至开花期田间管理

施肥：红花是耐瘠薄作物，但要获得高产除了播期施用基肥以外，还要在分枝初期追施一次尿素，增加植株花球数和种子千粒重。结合最后一次中耕开沟追肥，沟深 15cm 左右，每亩追施尿素 8~10kg，追后立即培土。

灌水：第 1 水应适当晚灌，在红花分枝后中午植株出现暂时性萎蔫时灌头水。灌水方法采用小水慢灌，灌水要均匀，灌水后田内无积水。一般情况下在红花出苗后 60d 左右灌头水，亩灌量 60~70m³。从分枝期开始灌头水，开花期和盛花期各灌 1 次水。以后根据土壤墒情控制灌水，不干不灌。特别是肥力高的地块控制灌水是防止分枝过多、田间郁蔽、预防后期发病的关键措施。红花全生育期一般需灌水 3~4 次，灌水应达到不淹、不旱。灌水方法可采取小畦慢灌，严禁大水漫灌。

（三）病虫防治

1. 锈病

（1）危害情况及症状

土壤和种子带菌、连作栽培、高湿等是导致该病害发生的主要原因。其危害是锈病孢子侵入幼苗的根部、根茎和嫩茎，形成束带，使幼苗缺水或折断，造成严重缺苗。随风传播的孢子常侵染红花的子叶、叶片及苞叶，形成栗褐色的小疱疹，破裂后散出大量锈褐色粉末，发病严重时，造成红花减产。

（2）防治措施

一是选择地势高燥、排水良好的地块种植；二是进行轮作栽培，使用不带菌的种子；三是控制灌水，雨后及时排水，适当增施磷、钾肥，促使植株生长健壮；四是红花收获后及时清园，集中处理有病残株；五是在发病初期用 0.2~0.3 波美度石硫合剂，或 20%三唑酮乳油 1500 倍液，或 15%三唑酮可湿性粉剂 800~1000 倍液防治。

2. 根腐病

（1）危害情况及症状

由根腐病菌侵染，整个生育阶段均可发生，尤其是幼苗期、开花期发病严重。发病后植株萎蔫，呈浅黄色，最后死亡。

（2）防治方法

发现病株要及时拔除烧掉，防止传染给周围植株，在病株穴中撒一些生石灰或呋喃丹，杀死根际线虫，用 50%的托布津 1000 倍液浇灌病株。

3. 黑斑病

（1）危害情况及症状

病原菌为半知菌，在 4~5 月发生，受害后叶片上呈椭圆形病斑，具同心轮纹。

（2）防治方法

清除病枝残叶，集中销毁；与禾本科作物轮作；雨后及时开沟排水，降低土壤湿度。发病时可用 70%代森锰锌 600~800 倍液喷雾，每隔 7d 1 次，连续 2~3 次。

4. 炭疽病

（1）危害情况及症状

为红花生产后期的病害，主要为害枝茎、花蕾茎部和总苞。

（2）防治方法

选用抗病品种；与禾本科作物轮作；用 30% 菲醌 25g 拌种 5kg，拌后播种；用 70% 代森锰锌 600~800 倍液进行喷洒，每隔 10d 1 次，连续 2~3 次。要注意排除积水，降低土壤湿度，抑制病原菌的传播。

5. 钻心虫

（1）危害情况及症状

对花序危害极大，一旦有虫钻进花序中，花朵死亡，严重影响产量。

（2）防治方法

在现蕾期应用甲胺磷叶面喷雾 2~3 次，把钻心虫杀死。在蚜虫发生期，可用乐果 1000 倍喷雾 2~3 次，可杀死蚜虫。

6. 猝倒病

（1）危害情况及症状

猝倒病是红花重要病害，各种植区普遍发生，严重影响红花产量和品质。主要危害幼苗的茎或茎基部，初生水渍状病斑，后病斑组织腐烂或缢缩，幼苗猝倒。病菌侵入后，在皮层薄壁细胞中扩展，菌丝蔓延于细胞间或细胞内，后在病组织内形成卵孢子越冬。该病多发生在土壤潮湿和连阴雨多的地方，与其他根腐病共同为害。

（2）防治方法

农业防治：重病田实行统一育苗，无病新土育苗。加强苗床管理，增施磷钾肥，培育壮苗，适时浇水，避免低温、高湿条件出现。

药剂防治：

①采用营养钵育苗的，移栽时用 15% 绿亨 1 号 450 倍液灌穴。采用直播的可用 20% 甲基立枯磷乳油 1000 倍液或 50% 拌种双粉剂 300g 兑细干土 100kg 制成药土撒在种子上覆盖一层，然后再覆土。

②出苗后发病的可喷洒 72.2% 普力克水剂 400 倍液或 58% 甲霜灵锰锌可湿性粉剂 800 倍液、64% 杀毒矾可湿性粉剂 500 倍液、72% 克露可湿性粉剂 800~1000 倍液、69% 安克·锰锌可湿性粉剂或水分散粒剂 800~900 倍液。

常用药剂绿亨 1 号、甲基立枯磷、拌种双、普力克、甲霜灵锰锌、杀毒矾、克露、安克·锰锌。

五、留种技术

开完花的红花花序进入种子灌浆成熟期，待红花大部分叶片发黄枯萎，种子变硬，呈固有色泽，花球只有少量绿色苞叶时即可收获红花籽。小面积种植的地块，可以用镰刀割下全株，晒干，脱粒；大面积种植的地块，最好用收获小麦的联合收割机，适当调整后即可收获，收获的花籽干净、无破碎、不霉变、质量好，晒干即可出售或备用。

六、采收与加工

红花采收时间较紧迫，不宜过早采摘，过早会严重影响产量和质量，花朵色泽暗淡、重量轻、油分含量少或无油分；采收过晚，花序粘在一起，花朵色黑无光泽，跑油严重，质量差。

（一）收花

以花冠裂片开放、雄蕊开始枯黄、花色鲜红、油润时开始收获，最好是每天清晨采摘，此时花冠不易破裂，苞片不刺手。特别注意的是：红花收花不能过早或过晚；若采收过早，花朵尚未授粉，颜色发黄；采收过晚，花变为紫黑色。过早或过晚收花，均影响花的质量，花不宜药用。

（二）收籽

选择生育健壮、无刺、多分枝、花大抗病、产量较高、不易倒伏的植株留种，单收单贮。种子收获要及时，防止遇雨霉变。收获后及时运送到晒场摊晒，干后脱粒，大面积可用联合收割机收获。红花种子可以在太阳下暴晒，去除杂物，做到晒干扬净，将水分降低到12%以下，在低温、干燥的条件下贮藏。

（三）药材质量标准

药用红花分两等。一等：筒状花冠皱缩弯曲，成团或散乱，表面深红、鲜红，微带黄色，无枝叶、杂质；二等：表面浅红、暗红或淡黄色，余同一等，霉变及生虫的不可入药。

七、包装贮藏与运输

（一）包装

通常用细麻袋或布袋包装。在盛红花的布袋中视数量多少放入木炭包或小石灰包，以利保持干燥，起防潮作用，只有做好防潮才能保持红花颜色鲜艳。

（二）贮藏

红花在多雨季节及高温季节容易霉变及生虫，每年6~8月更为严重。为防止这种现象，可采取如下办法：把明矾碾碎后装入布袋内，每只纱布袋装入100g，把袋口扎紧。在一个可容纳5kg红花的大坛内，每放入1kg红花放入1袋明矾，把坛口盖好即可。在4月中旬至6月中旬，室内温度在15~25℃；6月中旬至8月中旬，室内温度在25~31℃，检查坛内的红花，未发现霉变和生虫，而且红花色红黄鲜艳、质柔软。不具备明矾贮藏条件，则必须置阴凉、干燥、避光处密闭保存。

（三）运输

红花不得与其他有毒、有害的物质混装；运输车辆和运载工具应清洁消毒、干燥、无异味、无污染；运输途中应有防晒、防潮等措施。

参考文献

［1］方蕊.河西地区红花高产栽培技术［J］.甘肃农业科技,2012（2）:58-59.

［2］李雨沁.阿克苏地区红花栽培技术［J］.农村科技,2016（5）:67-68.

［3］范仲学,王志芬,闫树林,等.多用途经济植物红花及其高产栽培技术［J］.山东农业科学,2004（1）:40-41.

［4］杨红旗,许兰杰,董薇,等.河南红花高产高效栽培技术［J］.园艺与种苗,2016（10）:37-38,44.

［5］杨承乾.红花的高产优质栽培技术［J］.农机服务,2016（16）:29-31,124.

［6］方其仙.红花的栽培技术及有效成分积累研究进展［J］.农业与技术,2013（10）:144-145.

［7］古哈尔巴奴·亚生.红花高产栽培技术［J］.农村科技,2015（7）:65-66.

［8］宋静.红花高产栽培技术［J］.山西农业大学学报,2006（5）:9-10.

[9] 姬正玲,柳文彦.红花高产栽培技术措施[J].新疆农垦科技,2012(5):10-11.

[10] 胡喜巧,杨文平,陈红芝,等.红花新品种百农红花1号选育及高产栽培技术[J].耕作与栽培,2021,41(1):72-73.

[11] 彭云承,加力肯,李杜娟,等.红花新品种伊红2号选育及栽培技术规程[J].现代农业科技,2020(2):80.

[12] 赵玉新,杨莹光,王静华,等.红花优质高产栽培技术[J].河北农业科学,2007,11(2):91-92.

[13] 赵卫芳,李泽会,王维新.红花栽培技术[J].新疆农业科技,2008(4):56.

[14] 刘福中.金塔县红花全膜覆盖种植栽培技术[J].农业科技通讯,2017.9:241-243.

[15] 韩建峰,高析,魏野畴,等.酒泉市移民区甘草—红花—油葵高产高效立体栽培技术[J].现代农业科技,2013(23):129,135.

[16] 张新学,李明,张建虎.宁夏中部干旱带红花栽培技术研究[J].宁夏农林科技,2020(7):22-24.

[17] 郑东方,陈新伟,吕树立,等.商丘地区中药材红花优质高产栽培技术简介[J].南方农业,2021(22):65-67.

[18] 董巨河.新疆红花栽培技术要点[J].新疆农业科技,1999(3):10.

[19] 董彦琪,马晓红,张玉红,等.新乡市红花高产栽培技术[J].现代农业科技,2018(16):78-79.

[20] 伊力亚斯·谢力甫,李荫秀,彭云承.伊犁河谷红花高产栽培技术[J].作物栽培,2022(3):17-18.

[21] 韩晓梅.玉门市红花地膜覆盖高产栽培技术[J].农业科技通讯,2022(1):267-268.

[22] 倪世曼.玉门市红花栽培技术要点[J].甘肃农业科技,2013(11):42-43.

[23] 王丽.裕民县河灌区红花膜下滴管栽培技术[J].新疆农业科技,2011(1):26.

[24] 王艳红.中草药红花栽培技术[J].北京农业,2009(9):17.

[25] 怀彦东.红花栽培、采摘、贮藏研究[J].黑龙江医药,2007(5):508.

第二节　昆　仑　雪　菊

一、概述

昆仑雪菊,即两色金鸡菊 *Coreopsis tinctoria*,简称雪菊,为菊科金鸡菊属 *Coreopsis* 一年生草本植物,原产北美洲,中国西北部广为引种栽培。在我国新疆尤其是和田地区有较大规模栽培,因其能够生长在海拔3000m以上的昆仑山积雪高山区域而得名"昆仑雪菊"。

昆仑雪菊多在无污染环境种植,纯手工采摘和制作,富含多种对人体有益成分,其茶色泽红艳,香气扑鼻,口感极佳,现已逐渐作为一种茶饮普及,是菊花茶中的珍品。

昆仑雪菊具较好的药用功能,对人类的健康有一定作用。雪菊富含挥发油、总皂苷、氨基酸、黄酮类、芳香类、醇类、酚类、萜类、烯烃类、烷烃类及多种微量元素。雪菊的药用功能主要有以下几个方面:①可降血压、血脂。②抗衰老、提高机体免疫力:昆仑雪菊黄酮具有抗衰老、延缓动物脑及脏器萎缩退化、促进机体代谢的作用。③昆仑雪菊干花水提物及醇提物对 α-葡糖糖苷酶活性有较高抑制作用，可以抑制血糖的升高。

　　河西地区自然条件优越，适合昆仑雪菊种植，近年来，在酒泉、张掖等地已有一定量的昆仑雪菊种植。

二、植株形态特征

　　一年生草本，高达 100cm，茎直立或斜升。叶对生，中、下部叶有长柄，二回羽状全裂，裂片线形或线状披针形，全缘；上部叶无柄或下延成翅状柄，线形。头状花序排列成伞房或疏圆锥花序状。头状花序直径 2~4cm；总苞片 2 层，内层长于外层。舌状花单轮，雌性，10~12 个，黄色或橙黄色，基部或中下部红褐色，顶端具 3 齿。管状花紫褐色，两性；托片膜质，长圆状披针形，麦秆黄色。雌花瘦果扁压，三棱形，顶端具 3 芒刺；两性花瘦果三棱形至扁，长 2.5~3mm，暗褐色，顶端有 2 刺芒或无刺芒，边缘有狭翅，外面有白色瘤状突起或无小瘤而成细纵肋。花期 5~9 月，果期 8~10 月。见图 4-2。

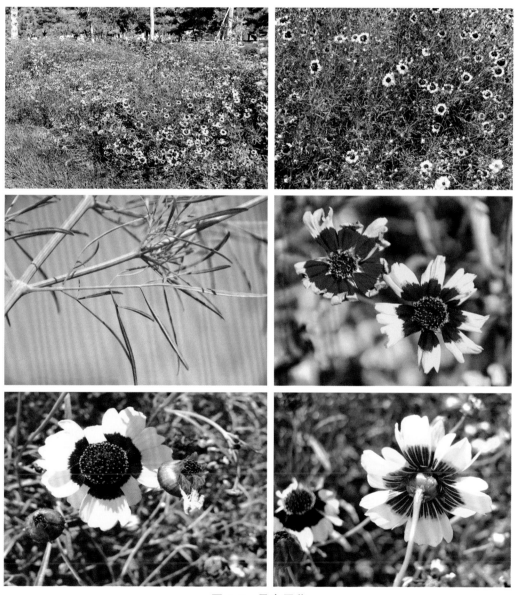

图 4-2　昆仑雪菊

三、生物学特性

（一）种子特性

雪菊主要繁殖方式为种子繁殖，瘦果纺锤形，千粒重0.259g，种子寿命3~4年。雪菊种子播种后，在水分充足和温度适宜的条件下，10~20d内即可萌发出苗，随着温度的逐渐升高，进入旺盛生长期、花期和果期，秋末随着温度降低，植株地上部分枯萎、生长停滞。

河西地区4月温度开始回升，较适合雪菊种子萌发，适宜萌发温度为15~25℃，温度高于35℃或低于10℃，萌发率均显著下降，低于5℃不能萌发。雪菊种子在光照和黑暗中均能萌发，对光不敏感，播种时不需要特殊处理。

（二）生长生育

雪菊播种后随着气温的逐渐升高生长高峰也随即出现，从10月开始，随着温度的下降，雪菊生长逐渐停滞，从全年湿度变化情况来观测，温度是限制雪菊生长的主要因素。

雪菊的生长发育期约为270d，可大致划分为出苗期、生长期、花期、果期和枯萎期，花期和果期有明显的重叠。

1. 出苗期

雪菊种子4月中下旬进行播种，播种后10d陆续出苗，出苗不整齐，前后大约有1个月的时间。

2. 生长期

从种子出苗后长出第1对真叶到叶片停止生长，前后约140d，此期植株生长较为迅速。

3. 花期

当雪菊植株高度达到40cm左右时，开始开花。各植株开始开花时间不一致，花期约60d，主要集中在7~8月。

4. 果期

雪菊植株从8月底开始结果，果期约35d。

5. 枯萎期

从10月下旬开始至12月，植株生长减慢，上部叶片由边缘向中心呈现发黄、干枯、掉落等变化。

（三）对环境条件的要求

雪菊喜光照，忌荫蔽，怕风害；喜湿润，过于干旱则分枝较少，植株发育缓慢；花期如缺水，会影响花的数量和质量；喜肥，喜排水良好的沙质壤土，中性或微碱性。根系发达，根部入土较深，细根多，吸肥力强，移栽易活。花能经受微霜，但幼苗生长和分枝期需要较高的气温，最适生长温度为20℃左右。雪菊耐寒、耐旱、耐瘠薄，在肥沃土壤中栽培易徒长倒伏，凉爽季节生长较佳。盐碱地不能种植雪菊。

四、栽培技术

（一）播前准备

土壤选择：土层深厚、地势平坦、肥力中等以上的壤土、沙壤土为宜。

春灌：春季若土壤墒情较好不需再灌；跑墒严重、墒情较差时仍需春灌；春灌地播前灌水量100~120m³/亩。

基肥施用：亩施优质农家肥 2~3t，不施化肥，以防菊秆倒伏和雪菊花品质受到影响。

种子准备：选用发芽率 85% 以上的合格雪菊种子，每亩地约需 500g。

（二）整地做畦

整地可以改善土壤的耕层结构和地面状况，协调土壤中水、气、肥、热等，为播种出苗、根系生长创造条件。在整地时，要做到"细、松、净、平、碎、墒"六字标准，整地时要达到地无小坑，无 3cm 以上的土块，无残膜、杂草、茎秆，土松、地平、墒足，以提高播种质量。

整地包括土壤翻耕、地面平整、做畦、铺设滴管带等多项作业，整地好坏直接影响到雪菊的播种质量及生长发育，同时结合整地施足底肥，及时镇压，达到待播状态，为雪菊生长发育创造良好的土壤环境。整地完后开沟，沟宽 50cm，深度 30cm，亩施有机肥 2000kg，然后亩施磷酸二铵约 20kg，畦做成高畦或平畦，并在畦间铺设滴灌带。

（三）播种、移栽

雪菊播种时间为 4 月上旬至 5 月上旬，播种方式为条播。由于雪菊种子小而轻，播种时将雪菊种子与细沙均匀搅拌后条播。播种深度控制在 1~1.5cm，行距控制在 20~30cm，播种后进行滴灌使土壤保持湿润。

雪菊种子适宜萌发温度为 15~25℃，温度高于 35℃ 或低于 10℃，萌发率均显著下降，低于 5℃ 不能萌发。因此，引种栽培时，应选择温凉气候环境地区种植，播种时期为 4 月中下旬较适宜。雪菊种子最适的萌发湿度为 65%~75%。雪菊种子对光不敏感，播种时不需要特殊处理。

雪菊出苗后约 1 个半月长至 7~8 片真叶时可以进行间苗移栽。苗密集处进行间苗，未出苗处需进行人工补种，把有病的、生长不健康的幼苗间掉，使留下的幼苗相互之间有一定的空间。移栽的深度 8~10cm，栽后压实，立即浇水，栽后进行正常的田间管理与肥水管理工作。

（四）田间管理

1. 中耕除草

锄草松土结合，以锄草为主。第 1 次、第 2 次要浅锄；第 3 次、第 4 次中耕时，在植株根部培土，保护植株不倒伏。每次中耕，应注意勿伤植株。中耕次数应视杂草而定。

2. 打顶摘心

间苗或移栽株距较大（30cm 左右）的雪菊在开花前要进行 2 次摘心，一次促生更多的开花枝条。一般情况下，当雪菊生长到 10~15cm 时进行第 1 次摘心，以此促进侧枝的生长。当侧枝生长至 10~15cm，进行第 2 次摘心并开始塑造合理株型增加雪菊产量。

3. 肥水管理

雪菊对肥水要求较多，但要遵循"量少次多、营养齐全"的施肥水原则，根据土壤湿度情况进行雪菊栽培区的滴灌浇水。

雪菊喜欢较高的空气湿度，空气湿度过低，会加快单花凋谢。雪菊又是怕雨淋、忌酷热、不耐霜寒的植物。一般大田灌 3~4 次水：第 1 次雪菊间苗结束后，根据土壤墒情灌第 1 次水，水量要小，可不追施肥，称为起身水。第 2 次在第 1 次打顶后，灌 2 次水，水量要较大，可以结合雪菊苗的长势每亩追施 3~5kg 尿素。根据雪菊长势和土壤湿度情况，可以将第 1 次、第 2 次灌水合为一次浇灌。第 3 次灌水在第 2 次打顶后，水量要大些，可以结合雪菊苗的长势每亩追施 5kg 尿素。第 4 次在开花后根据土壤湿度情况浇 1 次水。

（五）病虫害防治

雪菊种植要贯彻预防先行、综合防护的绿色发展理念，依据雪菊病虫害特点合理用药。要定期修剪雪菊，提前防治雪菊病虫害；发现伤口及时处理，防患于未然；保证生长环境良好，定期松土；旱季浇水雨季排涝，保障水分充足以及养分供应。药品在使用时要严格遵守安全使用间隔，减少对环境产生不良影响。首选毒素少、残留量低的药品。

雪菊的虫害较多，可以将其分为两大类，一类为危害雪菊幼芽稚嫩部分的虫害，常见的有叶螟、卷叶蛾、蝗虫等；另一类为伤害花蕾的虫害，具有代表性的是花螟。

叶螟和卷叶蛾幼虫咬食雪菊的幼芽稚嫩部分，该虫会吐丝结网，影响雪菊幼芽稚嫩部分的生长以及最后花蕾的发育。

花螟的幼虫会在花萼或花瓣上钻孔后蛀入花蕾心内取食，这类害虫暴发时可危害50%以上的花蕾。

这些害虫的常用防治药物有：阿维菌素、氯氰菊酯、敌杀死、农地乐等。具体的使用方法以及相应的配比浓度都需要按说明进行。对于花螟要重点防治，可选用完胜、多虫清、农地乐、快胜和辛灭利等农药进行有效控制。

五、留种技术

1. 选留良种

选择无病、粗壮、花头大、分枝力强及无病花朵的植株作为种株。

2. 种子收集

雪菊7月进入花期开始采摘，雪菊花采收晾晒阴干并待花败、干透后即可收集种子，每3~4d收集种子1次，最终选留成熟度一致、饱满、无杂质的作为种子备用。

六、采收与加工

雪菊一般从播种到采收60~90d，随海拔高度增加，采收时间延后。前期花大，后期花小。采收期一般7~9月，采花时间选择在每天早晨露水已干时进行，选择花朵大部开放、花瓣平直、花心展开时用食指和中指夹住花柄，向上折断。这样采摘的雪菊水分少、干燥快、质量好。每隔2~3d大采摘1次。

七、包装储藏与运输

采下的鲜花立即干制，切忌堆放。采摘的鲜花最好烘干或阴干，不能淋雨，否则花的色泽不好。采用阴干的雪菊应及时放置在房间中竹帘或其他晾具上，疏松铺开，只能铺1层，每天进行手翻，切忌剧烈翻动，以免影响品质，7~12d后收起。放置数天后再晒1~2d，花心完全变硬即可根据雪菊质量进行分级贮藏。一般5kg湿花可晾晒1kg干花，每亩可产干菊花30~50kg。

雪菊真空保存最佳，若容器保存以锡瓶、瓷坛、有色玻璃瓶为最佳；其次宜用铁听、木盒、竹盒等，其中竹盒不宜在干燥的北方使用；塑料袋、纸盒最次。

参考文献

[1]古宁宁,秦勇,梁恒博,等.不同采收时期对雪菊品质的影响分析[J].时珍国医国药,2015,26(9):2247-2250.

[2]顾承星,翟德武.和田县平原昆仑雪菊栽培技术[J].新疆农业科技,2011(6):39-40.

[3]梁巧玲.昆仑雪菊的研究进展[J].安徽农业科学,2014,42(8):2305-2306.

[4]顾承星,翟德武.和田县平原昆仑雪菊栽培技术[J].新疆农业科技,2011(6):39-40.

[5]杜兰丽,张艳霞.昆仑雪菊栽培技术[J].园艺特产,2016(8):45.

[6]郭岩松,高美林.昆仑雪菊栽种植技术[J].农村科技,2013(2):61.

[7]刘长卓.洛浦县平原昆仑雪菊栽种植技术总结[J].新疆农业科技,2012(6):22.

[8]许红军,迪丽努尔·艾斯凯尔,秦勇.平原雪菊的生物学特性及高产栽培技术[J].农业科技通讯,2014(9):221-223.

[9]方瑞萍,唐辉,黄剑,等.雪菊的药理作用及营养成分的分析方法研究进展[J].材料导报A:综述篇,2014,28(10):143-146.

[10]吐尔德古丽.克坦.雪菊高产栽培技术[J].世界热带农业信息,2020(3):15.

[11]先杰.雪菊高产栽培技术要点[J].农业与技术.2012,32(5):95.

[12]高雅.雪菊黄酮粗提物提取纯化及其抗衰老作用研究[D].济南:山东中医药大学,2021.

[13]奚梦茜.昆仑雪菊主要活性成分及其功能活性成分研究[D].南京:南京农业大学,2021.

[14]江虹.栽培措施对雪菊产量和品质的影响[D].乌鲁木齐:新疆农业大学,2017.

[15]刘沁.影响雪菊品质的一些因素分析[D].乌鲁木齐:新疆农业大学,2017.

[16]王亮.昆仑雪菊化学成分及品质分析[D].南京:南京农业大学,2015.

[17]王琪琪.雪菊生物学特性及染色体核型分析[D].乌鲁木齐:新疆农业大学,2017.

[18]朱军,李晓瑾,王果平,等.昆仑雪菊种子萌发特性研究[J].种子.2012,31(11):77-78,86.

[19]毛新民,卢伟,李琳琳,等.两色金鸡菊化学成分和药理作用研究进展[J].中国药物应用与监测.2014,11(4):235-239.

[20]朱军.昆仑雪菊种子萌发特性研究[J].种子.2012(11):81-82,90.

第三节 万 寿 菊

一、概述

万寿菊 *Tagetes erecta* L.为菊科万寿菊属 *Tagetes* 一年生草本植物,别名臭芙蓉、万寿灯、蜂窝菊、臭菊花、蝎子菊。

万寿菊河西地区广泛栽培,其主要价值:一是观赏价值。万寿菊是一种常见的园林绿化观赏花卉,其花大、花期长,常用来点缀花坛、布置花丛和培植花篱。二是食用价值。万寿菊花可以食用,是花卉食谱中的名菜,将新鲜的万寿菊花瓣洗净晾干,裹上面粉油炸,美味可口。三是环保价值。万寿菊植株对氟化氢、二氧化硫等气体有较强的抗性和吸收作用。四是药用价值。万寿菊花富含叶黄素，叶黄素对眼底黄斑退化和白内障等视力疾病有防护作用，可以缓解视疲劳，对眼胀、眼痛、畏光、视物模糊、眼干涩等视疲劳症状有改善作用。万寿菊茎叶中提取分离得到的黄酮类化合物具有体外抗肝癌和胃癌活性，可抑制人肝癌细胞 SMMC7721 和胃癌细胞 SGC7901 的增殖。万寿菊花提取物具有较强镇咳作用。万寿菊提取物添加到肉鸡饲粮中可以提高肉鸡机体的免疫性能，还可以调节机体的脂代谢。万寿菊各器官均可入药。根：性凉，味苦。解毒消肿。用于上呼吸道感染，支气管炎，眼角膜炎，口腔炎，牙痛；外用治腮腺炎，乳腺炎，痈疮肿毒。叶：性寒，味甘。用于痈、疮、疖、疔、无名肿毒治疗。花序：性凉，味苦。平肝解热，祛风化痰。用于头晕目眩，头风眼痛，小儿惊风，感冒咳嗽，顿咳，乳痈，痄腮。花：清热解毒，化痰止咳。万寿菊花提取的叶黄素可以作为食品添加剂、饲料添加剂、药品添加剂以及天然着色剂使用，在国际市场销路很好。

我国土地资源适宜万寿菊的种植，中国万寿菊产业由 20 世纪 80 年代初发展到今天已达到 3 万公顷以上，产量占全球的 85% 左右，种植涉及 13 个省份 10 万多农户，是全球最主要的万寿菊生产国，形成了包括原料种植、颗粒加工、浸膏提纯、出口贸易的链条式产业结构，已经取代了墨西哥、秘鲁、印度等国家成为世界万寿菊产品的主要出口国，而且产品的价格远远低于国外同类产品，有极强的市场竞争力，创造了良好的经济效益。

万寿菊在河西走廊各地均有栽培，可生长在海拔 1150~1600m 的地区，因其花大、花期长，现今已经广泛人工栽培应用于城市绿化、花坛布景及色素提取。

二、植株形态特征

一年生草本，高 50~150cm。茎直立，粗壮，具纵细条棱，分枝向上平展。叶羽状分裂，长 5~10cm，宽 4~8cm，裂片长椭圆形或披针形，边缘具锐锯齿，上部叶裂片的齿端有长细芒；沿叶缘有少数腺体。头状花序单生，径 5~8cm，花序梗顶端棍棒状膨大；总苞长 1.8~2cm，宽 1~1.5cm，杯状，顶端具齿尖；舌状花黄色或暗橙色；长 2.9cm，舌片倒卵形，长 1.4cm，宽 1.2cm，基部收缩成长爪，顶端微弯缺；管状花花冠黄色，长约 9mm，顶端具 5 齿裂。瘦果线形，基部缩小，黑色或褐色，长 8~11mm，被短微毛；冠毛有 1~2 个长芒和 2~3 个短而钝的鳞片。花期 7~9 月，果期 8~10 月。见图 4-3。

三、生物学特性

（一）生长发育特性

万寿菊的生长发育可分为营养生长和生殖生长，一般以花芽分化为界限。

营养生长是以分化、形成营养器官（根、茎、叶）为主的生长。生殖生长是以分化、形成生殖器官（花、种子、果实）为主的生长。营养生长和生殖生长具有密切关系，营养生长是转向生殖生长的必要准备。二者也存在矛盾，即如果营养生长过旺，必然影响生殖生长，造成植株生长不协调，开花延迟；反之，营养生长不良也会影响生殖生长，造成花朵小、数量少。只有营养生长和生殖生长协调，植株生长发育才最理想。

万寿菊属于持续型开花作物，一般可将万寿菊的生长发育划分为播种出苗期、幼苗期、现蕾期、开花期、盛花期、成熟期等 6 个发育时期。

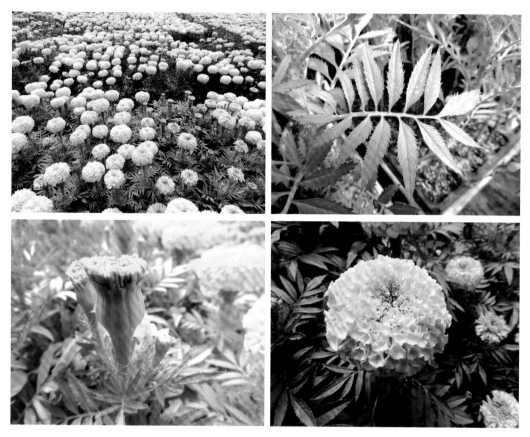

图 4-3　万寿菊

1. 播种出苗期

万寿菊从播种到出苗（子叶展开）需要 6~7d。用 25℃ 温水浸泡种子 6~8h，使种子充分吸胀后播种，播种后覆盖一层薄膜，增温保墒，2d 后，种子开始萌芽，露出白嫩的根尖。种子萌动后，胚根伸长扎入土中形成根，胚轴伸长将胚芽推出地面，形成幼茎和子叶，当子叶完全展开时，达到出苗，及时揭掉薄膜。

2. 幼苗期

从出苗到主花序开始现蕾的阶段称之为幼苗期。该期经历 65~70d，主要是长根、茎、叶，以营养生长为主。出苗后 7d 左右第 1 对真叶展开，15d 左右植株根系长至 4cm，苗高 4~5cm，第 2~3 对真叶出现，21d 左右第 4 对真叶展开，根系已完好地形成。

3. 现蕾期

主花序开始现蕾至主花序开始开花的时期。主花序现蕾期经历 8~10d，是营养生长和生殖生长并进时期，主花序伸长，雌雄花含苞待放，一级分枝已经形成，个别已经现蕾，植株进入快速生长时期。

4. 开花期

主花序开始开花到花朵完全展开的时期。主花序 50% 以上花朵完全开放，进入开花期，此期为 5~6d，此时一级分枝已经现蕾，进入初花期，二级分枝已经形成，个别已经现蕾。应适时采收鲜花，当花瓣全部展开形成花球即可采摘，花朵开放达八九成时采摘产量最高。

5. 盛花期

主花序花完全展开到三级分枝现蕾，主花序花 90% 以上花瓣完全展开。此期可持续 30~35d。此时一级分枝达盛花期，二级分枝进入初花期，三级分枝已经现蕾。

6. 成熟期

主花序落花到四级分枝现蕾，主花序 80% 以上花球内瘦果变黑（对于不采摘的花来说）。主花序花落，二、三级分枝盛花，四级分枝现蕾时期，直至霜冻来临，此期昼夜温差较大，开花速度慢，可延长采花时间。

（二）对环境条件的要求

我国北方地区（包括河西地区）万寿菊栽培均采用春季设施育苗，露地移栽定植的方式进行园林应用或大田生产，播种繁殖是万寿菊规模化育苗生产主要途径，环境因素对种子萌发及幼苗生长起着关键作用。

万寿菊生长适宜温度为 15~25℃，花期适宜温度为 18~20℃，要求生长环境空气相对湿度 60%~70%，温度不低于 10℃。夏季高温 30℃ 以上，植株徒长，茎叶松散，开花少；10℃ 以下，生长减慢。万寿菊为喜光性植物，充足阳光对万寿菊生长有利，不耐寒，不耐高温酷暑和阴雨多湿的天气，稍耐早霜，病虫害较少。阳光不足，茎叶柔软细长，开花少而小，在酷暑和多湿的气候条件下生长不良，虽然在半阴处也能开花，但植株生长势弱、花小，如果花期遇干旱少雨，则会造成花势弱、花期短、早衰。

万寿菊对土壤要求不严，以肥沃、排水良好的沙质壤土为好。土壤基肥和初花期追肥是延缓植株衰老、增加花朵的重要管理措施。一株健康植株一个生长期平均开花 120 多朵，开花消耗了大量营养，体内营养积累少，抗病力脆弱，若追肥和防治不力，常会发病。缺磷影响花朵增大，降低抗病能力，及时补磷可促进开花。缺钾使光合作用受抑制，钾充足时可提高抗寒和抗病能力。补锌促进对磷的吸收。补肥应在开花期（最好在 7 月中旬进行）进行，叶面喷施以磷肥为主，植株下部叶片不发黄，茎秆青红色，说明肥力适中。

（三）繁殖方式

1. 种子直播

春播：河西地区 4 月上中旬在露地苗床播种，播后覆土、浇水。种子发芽适温为 20~25℃，播后 1 周出苗，发芽率约 50%。待苗长到 5cm 高时，进行移栽，再待苗长出 7~8 片真叶时，进行定植。

夏播：为了控制植株高度，还可以在夏季播种，夏播出苗后 60d 可以开花。

2. 嫩枝扦插

万寿菊可以在夏季进行扦插，容易发根，成苗快。从母株剪取 8~12cm 嫩枝作插穗，去掉下部叶片，插入土中，浇足水，略加遮阴，2 周后可生根。移至有阳光处进行日常管理，约 1 个月后可开花。

3. 家庭盆栽

由于万寿菊的植株不是很高，所以很适合家庭盆栽，家庭盆栽需苗较少，一般不需要育苗播种。可以在花盆里直接播种。把花盆里的土弄蹾实，用水浇透，待到水渗透后，把种子撒播到上面，同样覆上一层薄土，如果温度不高也要保暖，苗期不需要施肥。

四、栽培技术

（一）育苗技术

万寿菊需在移栽前 30d 开始育苗，育苗时间一般在清明节前后，育苗地首选土地肥沃、有良好排水设施及背风向阳的地块。每移栽 1 亩万寿菊需苗床 10~12m²，种子用量约 20g。育苗过程中重点要做好起垄施肥、种子播前处理以及出苗后田间管理三个环节。

1. 起垄施肥

万寿菊育苗前需施腐熟农家肥 2500kg/亩，深翻土壤 25cm 左右，同时在 10~15cm 土层施入 30~40kg 复合肥（氮磷钾比例为 15:15:8），整平耙细后起宽 1~1.1m 垄面，垄面要求成梯形状，以便斜面播种和早期保温。

2. 种子处理

播种前每 1kg 种子需用多菌灵或敌克松 20g 加少量水拌种，消毒浸泡取出晾干处理后，配 0.5kg 的沙土、草木灰均匀混合后立即播种。主要目的为杀灭病菌，增强种子活力，提高发芽率。

3. 播种

播前要使育苗地土壤水分充足且不易板结，播种时应在无风、晴天进行。播种前要将经杀菌处理的种子充分搅拌均匀，均匀撒于苗床（需 2~3 遍），播种后覆 1cm 左右细土并立即覆膜。

4. 苗期管理

在万寿菊播种后 6~7d 即可出苗，出苗后为预防冻害和提高地温，先不要揭去薄膜，待万寿菊苗子快顶住薄膜时再划开薄膜进行放苗。为有效防止烧苗烂苗情况发生，万寿菊出苗后，温度不能超过 28℃，苗床内的温度在 13~25℃为最佳。

（二）选地整地

万寿菊适宜在土层深厚、肥沃的土壤中生长，通常选择保肥和保水能力较强，土层厚度大于 30cm，有机质含量超过 1%，土壤湿度 60%~70%，pH 6~8，排灌便利、没有内涝的地势平坦的川地或山地梯田沙壤土地块种植。前茬作物是玉米、高粱、小麦、大豆及番茄等的地块更适合栽培万寿菊，切勿选择前茬作物是菊科花卉的地块栽培。不可选择有除草剂残留的地块。

整地阶段，注意将前茬作物的残枝败叶、农田杂草和残留地膜逐一清除。如果种植在"一膜两年用"的地块中，需在万寿菊移栽之前，向地表喷 50%多菌灵 1500 倍液，或 40%辛硫磷 2000 倍液，或 80%代森锰锌 5000 倍液，或 45%毒死蜱 2000 倍液，将地表或者残枝落叶上方存在的病原菌、害虫等消灭。在土壤春翻、秋翻过程中，可施加有机肥 30t/hm²、配施钾肥 150kg/hm²、磷酸二铵 450kg/hm²。注意不可大量使用氮肥，在施肥过程还可掺加土壤菌虫必杀、辛硫磷等杀虫剂，通过旋耕入土的方式，消灭地下害虫。整地时需按照整齐、平整、松散、干净等原则进行。

（三）苗床管理

春播万寿菊于播种后 6~7d 出齐苗，齐苗后应注意苗床内的温度不可超过 30℃，以免造成烧苗和烂根。苗长到 3cm 左右、第 1 对真叶展开后，应注意通风，防止徒长。苗床内温度保持在 25~27℃，通风时间应在上午 8~9 点，不可在中午高温时通风，以免造成烧苗。当室外平均气温稳定在 12℃以上时，应选晴朗无风天，揭开薄膜，除掉苗床内的杂草。如缺水应喷一遍透水，以保持床土湿润为宜。当室外气温稳定在 15℃时应揭膜炼苗，移栽前 7d 左右停止浇水，进行移栽前的炼苗，以备移栽。

水分环节主要集中在播种前的浇水阶段和后期的补水阶段，如果通过前期的浇水阶段或者是全灌溉阶段，万寿菊的幼苗不需要进行补水，如果万寿菊的幼苗出现了缺水，应当适当补充水分，促进幼苗的苗壮成长。

（四）移栽

万寿菊移栽时，要从地块选择、土壤处理、移栽方法三方面进行技术控制。

1. 地块选择

最好选择土壤肥力中等，具有较好保水保肥能力地势平坦的地块，具有良好的排灌条件。小麦和玉米岔口地最适宜。

2. 土壤处理

一般开春后要及时进行耙地保墒，对地块进行整平处理的同时，要合理施肥，每亩可以施用油渣 50kg、磷肥 15kg、尿素 5kg、硫酸锌 1kg。每亩喷施 100~120g 48%的氟乐灵可以有效防止田间杂草生长。

3. 移栽方法

在万寿菊移栽过程中，使用幅宽 90cm 黑色薄膜，膜下预先铺设滴管，使用专用的打孔器，按照 35cm 的距离打孔，方便移栽。移栽时间一般在 4 月 20 日至 5 月 8 日，要保持万寿菊株行距 25cm×50cm 左右，每亩万寿菊的植株数应为 5500 余株。在移栽过程中，要保证每一植株有 2~3 对真叶，没有病虫害，植株高度在 10~12cm，茎粗 0.25cm 以上。

（五）田间管理

1. 中耕培土

在万寿菊苗高 20cm 时中耕除草，苗高 50cm 以上时要进行大培土工作，这样才能够保证植株产生两层根须，促进万寿菊生长以及深扎根，有效增强万寿菊自身的抗旱抗倒伏性能。培土高度要以不埋第 1 对分支顶为标准进行。

2. 适时打顶

当万寿菊植株主茎顶长出的第 1 个花蕾如玉米粒大小时，就要及时对其摘顶，这样能够促进万寿菊植株分枝，提高万寿菊单株花的产量。

3. 水肥管理

灌溉时，要坚持不旱不灌、少量勤滴的原则。万寿菊全生育期的灌水次数要控制在 16 次左右，每亩万寿菊的总灌水量保证在 400m³ 左右，在移栽前要滴好栽苗水，定植后要滴缓苗水，每采摘 1 次就要滴水 1 次，同时还要根据土壤的肥力以及万寿菊生长的需求对其进行适量施肥。要注意不能单一过量使用氮肥，全生育期每亩万寿菊要投肥 60kg，要注意控制氮、磷、钾的比例保证在 1:1:0.2。要根据万寿菊花蕾期以及开花期进行适量施肥，以喷施为主。可以喷施磷酸二氢钾、氨基酸、硫酸钾、硫酸锌等叶面肥。在万寿菊采摘期间，要保证采摘 1 次喷施 1 次叶面肥，这样能够有效提高单花重量。

五、病虫害防治

（一）主要病害

1. 黑斑病

主要侵害叶片、叶柄和嫩梢，叶片初发病时，正面出现紫褐色至褐色小点，扩大后多为圆形或不定形的黑褐色病斑。可喷施多菌灵、甲基托布津、达可宁等药物。

2. 白粉病

侵害嫩叶，两面出现白色粉状物，早期病状不明显，白粉层出现 3~5d 后，叶片呈水渍状，渐失绿变黄，严重时则造成叶片脱落。发病期喷施多菌灵、三唑酮即可，但以国光英纳效果最佳。

3. 叶枯病

叶尖或叶缘侵入，初为黄色小点，以后迅速向内扩展为不规则形大斑，严重受害的全叶枯达 2/3，病部褪绿黄化，褐色干枯脱落。防治时除加强肥水管理外，冬天应剪掉病枝病叶，清除地下落叶，减少初侵来源，发病时应采取综合防治，并喷洒多菌灵、甲基托布津等杀菌剂。

（二）主要虫害

1. 刺蛾

主要为黄刺蛾、褐边绿刺蛾、丽褐刺蛾、桑褐刺蛾、扁刺蛾的幼虫，于高温季节大量啃食叶片。

防治方法：一旦发现，应立即用 90% 的敌百虫晶体 800 倍液喷杀，或用 2.5% 的杀灭菊酯乳油 1500 倍液喷杀。

2. 介壳虫

主要有白轮蚧、日本龟蜡蚧、红蜡蚧、褐软蜡蚧、吹绵蚧、糠片盾蚧、蛇眼蚧等，其危害特点是刺吸万寿菊嫩茎、幼叶的汁液，导致植株生长不良，主要是高温高湿、通风不良、光线欠佳所诱发。

防治方法：可于其若虫孵化盛期，用 25% 的扑虱灵可湿性粉剂 2000 倍液喷杀。

3. 蚜虫

主要为万寿菊管蚜、桃蚜等，它们刺吸植株幼嫩器官的汁液，为害嫩茎、幼叶、花蕾等，严重影响植株的生长和开花。

防治方法：及时用 10% 的吡虫啉可湿性能粉剂 2000 倍液喷杀。

4. 蔷薇三节叶蜂

多在幼虫期，数十条或百余条群集危害，短时间内可将植株的嫩叶吃光，仅剩下几条主叶脉，严重危害植株的正常生长。

防治方法：75% 的辛硫磷乳油 4000 倍液喷杀。

5. 朱砂叶螨

一年可发生 10~15 代，以成螨、幼螨、若螨群集于叶背刺吸危害，卵多产于叶背叶脉的两侧或聚集的细丝网下。每一雌螨可产卵 50~150 粒，最多时达 500 粒，完成一代的时间在 23~25℃的气温条件下只需 10~13d，在 28℃时需 7~8d。高温干旱季节发生猖獗，常导致叶片正面出现大量密集的小白点，叶背泛黄偶带枯斑。

防治方法：及时用 25% 的倍乐霸可湿性粉剂 2000 倍液喷杀。

6. 金龟子

主要为铜绿金龟子、黑绒金龟子、白星花金龟子、小青花金龟子等，常以成虫啃食新叶、嫩梢和花苞，严重影响植株的生长和开花。

防治方法：利用成虫的假死性，于傍晚振落捕杀。利用成虫的趋光性，用黑光灯诱杀。在成虫取食危害时，用 50% 的马拉硫磷乳油 1000 倍液喷杀。

此外，还有灯蛾、夜蛾、造桥虫、袋蛾、叶蝉、蜡象等危害，可根据不同害虫种类的危害特点，采取相应的防治对策。

六、留种技术

万寿菊喜阳光，适宜排水良好而肥沃的土壤，留种技术相对容易。

（一）去杂

去杂去劣工作在幼苗期、生长期、花期分别进行，根据品种特征、株型、叶片颜色、叶脉透明度、花色进行比较，认真辨别，做到及时去杂、去异、去病弱植株。

（二）种子采收

种子须在果实成熟期采收，并及时选优去劣、除杂，晒干贮存，才能保证种子的发芽率。万寿菊果实不开裂，果皮致密，只含有1粒种，成熟期不齐，应分批及时采收。

（三）晾晒

种子采收后置于通风阴凉处晾干，忌暴晒，减弱种子的呼吸作用，保持种子的发芽力。

（四）贮藏

种子晾晒后可以用纸袋、木盒、玻璃瓶、塑料袋贮藏，纸袋、木盒对保存不十分干燥的种子较有利。

七、鲜花采收加工

万寿菊鲜花采收的时间与品种有关，通常有4~6片花瓣已松开花蕾时，即可采收，采收应遵循三不采原则，即：阴雨天不采、带露水不采、不成熟不采。一般在6月下旬至9月底为采收期，花瓣全部展开，雄蕊部分开放或不开放，达到80%~90%成熟时，产量比较高，每采1次花要喷施1次杀菌剂和磷酸二氢钾混合液，有利于防治病菌感染伤口，提高产量。采收后应及时晾干，交售。

参考文献

[1]史金宝,安晓芹,孙佳明,等.2类万寿菊品种种子萌发及幼苗生长特性分析[J].福建农业科技,2022(2):26-31.

[2]任春华.北方万寿菊高效栽培技术[J].园艺与种苗,2018(7):13.

[3]章志红,蒋联芳.不同肥分管理对万寿菊生长和开花的影响[J].北方园艺,2017(2):80-82.

[4]唐丰彦.浅析河西地区万寿菊的栽培技术[J].农业与技术,2018,38(22):133.

[5]辛平,胡建军,周玉燕.秦安县高寒冷凉区万寿菊高产栽培技术[J].甘肃科技,2020,36(23):152-154.

[6]潘春.山区万寿菊高产栽培技术要点[J].南方农业,2019(13):36.

[7]谢培.万寿菊标准化生产技术[J].农村科技,2017(4):52.

[8]谭美微,李国玉,吕鑫宇,等.万寿菊的化学成分和药理作用研究进展[J].中医药信息,2017,34(6):138-141.

[9]曹渝云,杜红莲,杨霖霞,等.万寿菊规范化栽培技术[J].农业科技通讯,2012(9):244-245.

[10]李春飞.万寿菊栽培技术[J].乡村科技,2022(1):90-92.

[11]程英,周宇航,赵玳琳,等.万寿菊主要虫害发生特征及绿色防控技术[J].南方农业,2021,15(8):32-33.

［12］柴洁.武威市凉州区万寿菊标准化生产栽培技术［J］.甘肃农业,2015(23):40.

［13］陈帆,曹久才,王娟,等.镇原县万寿菊生产期气候条件评析［J］.黑龙江气象,2021,38(3):40-43.

［14］杨振华.河西走廊色素万寿菊产业发展现状及存在的问题［J］.北方园艺,2007(6):79-80.

［15］刘皓,安晓芹,史宗源,等.不同基质对色素万寿菊播种出苗及幼苗生长的影响［J］.黑龙江农业科学,2022(7):74-81.

［16］王博.浅析镇原县万寿菊种植常见问题［J］.农业科技与信息,2021(21):73-74.

［17］刘林峰.秦岭浅山区万寿菊高产栽培技术［J］.农业工程技术,2017,37(20):66.

［18］尹文亮.万寿菊栽培基质配比筛选试验［J］.安徽农学通报,2017,23(9):119-123.

［19］蔡春梅.浅谈万寿菊栽培管理技术［J］.农民致富之友,2017(6):157-158.

［20］王静.环境因素对花卉生长的影响及调控效应研究［D］.咸阳:西北农林科技大学:2006.

［21］何春美.万寿菊应用价值与栽培技术［J］.现代农业,2008(10):10.

［22］赵玳琳,何海永,谭清群,等.种植密度对万寿菊主要病害、农艺性状的影响及田间药剂筛选［J］.北方园艺,2021(21):78-85.

［23］朱亚.不同栽培密度对万寿菊产量及产量构成的影响［J］.安徽农学通报,2015(21):49-50.

［24］俞春花.古浪县万寿菊栽培技术［J］.甘肃农业科技,2006(12):44.

［25］王洪成.北方万寿菊高效栽培技术［J］.黑龙江生态工程职业学院学报,2007(2):29-30.

［26］庞捷.酒泉常见菊科花卉制种管理技术［J］.现代农村科技,2012(11):36-37.

［27］张春华,文峰,黄前晶,等.色素万寿菊高产高效栽培模型研究［J］.内蒙古农业科技,2009(6):64-65,100.

第四节　金　银　花

一、概述

金银花 *Lonicera japonica* 又名忍冬,忍冬科忍冬属 *Lonicera* 多年生藤本植物。药材金银花为忍冬科忍冬属植物忍冬干燥花蕾或初开的花。

"金银花"一名出自《本草纲目》,因其花初开为白色,经一二日则色黄,故名金银花。又因为一蒂二花,成双成对,形影不离,状如雄雌相伴,又似鸳鸯对舞,故有鸳鸯藤之称。

金银花中国各省均有分布,种植区域主要集中在山东、陕西、河南、河北、湖北、江西、广东、甘肃等地。山东省临沂市平邑县是金银花的重要产区,种植面积大,历史悠久,约有 50 万亩。河南省封丘县金银花有 1500 多年的种植历史,梁代著名医学家陶弘景所著《名医别录》中即有记载。1984 年封丘县金银花栽培面积已达 10 028 亩,年最高金银花收购量为 25 万余千克,被国家确定为金银花生产基地。封丘金银花的品种优良,花蕾粗长肥厚,色艳质佳,香气扑鼻,药用效力高。甘肃近年来大力发展金银花种植产业,在定西市通渭县 2022 年种植面积达 14 万亩。河西走廊各地均有金银花的栽培,但栽培面积不大,没有集中规模化种植,有很大发展空间。

金银花是一种名贵的中草药,自古被誉为清热解毒的良药。金银花性寒、味甘,入肺、胃、心经。甘寒清热而不伤胃，芳香透达又可祛邪，既能宣散风热，还善清解血毒。用于各种热性病，如身热、发疹、发斑、热毒疮痈、咽喉肿痛等症，效果显著。已生产的金银花制剂有"银翘解毒片""银黄片""银黄注射液"等。"金银花露"是金银花用蒸馏法提取的芳香性挥发油及水溶性馏出物，为清火解毒的良品，可治小儿胎毒、疮疖、发热口渴等症；金银花暑季用以代茶，能治温热痧痘、血痢等。金银花茎藤称"忍冬藤"，也供药用。

1984 年，国家中医药管理局将金银花确定为名贵中草药，并且是药食同源的品种。现代临床医学研究结果表明，金银花的有效成分主要为绿原酸和异绿原酸，还含有丰富的营养物质，氨基酸含量达 8%左右，并且种类齐全，水溶性糖含量在 18%，还包含了锰、铬、锌、铜、硒、硅、铁等人体必需的微量元素，具有良好的保健功能。

近年来，河西地区依托当地的气候优势和资源优势，积极发展金银花种植产业。与其他物种相比，金银花适应能力较强，对土壤要求较为宽松，能够在贫瘠的环境当中健康生长，适合在各地广泛种植，因此河西地区发展金银花种植前途光明。

二、植株形态特征

金银花为多年生半常绿缠绕灌木。藤为褐色至赤褐色。幼枝淡红褐色，中空，密被黄褐色、开展的硬直糙毛、腺毛和短柔毛。叶对生，纸质，卵形至矩圆状卵形，长 3~5cm，宽 1.5~3cm，全缘，有糙缘毛，顶端尖或渐尖，少钝、圆或微凹缺，基部圆或近心形，上面深绿色，下面淡绿色，小枝上部叶通常两面均密被短糙毛，下部叶常平滑无毛而下面多少带青灰色；叶柄长 4~8mm，密被短柔毛。总花梗通常单生于小枝上部叶腋，与叶柄等长或稍较短，下方者则长达 2~4cm，密被短柔毛，并夹杂腺毛；苞片大，叶状，卵形至椭圆形，长达 2~3cm，两面均有短柔毛或有时近无毛；小苞片顶端圆形或截形，长约 1mm，为萼筒的 1/2~4/5，有短糙毛和腺毛；花蕾呈棒状，上粗下细；萼筒长约 2mm，无毛，萼齿卵状三角形或长三角形，顶端尖而有长毛，外面和边缘都有密毛；花冠白色，有时基部向阳面呈微红，后变黄色，长 2~4.5cm，唇形，筒稍长于唇瓣，很少近等长，外被多少倒生的开展或半开展糙毛和长腺毛，上唇裂片顶端钝形，下唇带状而反曲；雄蕊和花柱均高出花冠。果实圆形，直径 6~7mm，熟时蓝黑色，有光泽；种子卵圆形或椭圆形，褐色，长约 3mm，中部有 1 凸起的脊，两侧有浅的横沟纹。花期 4~9 月，果熟期 9~11 月。见图 4-4。

三、生物学特性

（一）物候变化

金银花按生长发育时期，一般分为为幼蕾期、青蕾期、白蕾期、银花期、金花期 5 个时期，不同生育期器官特征及生物量详见表 4-1、2。

（二）对环境条件的要求

金银花适应性强，对光、热、湿度条件没有很高的要求。喜阳、耐阴，耐干旱和水湿，对土壤要求不严，但以湿润、肥沃的深厚沙质壤土生长最佳，每年春、夏两次发梢。根系繁密发达，萌蘖性强，茎蔓着地即能生根。生于山坡灌丛或疏林中，海拔最高可达 1700m。

金银花具有很强的抗旱能力，在一般树种呈现出萎蔫状态的缺水环境，金银花植株可以生存。但水分的多少在一定程度上会影响其产量，只有在水分相对充足时，才能达到高产；土壤中含水量过多，也不利于生长，可能会出现叶子颜色变黄，并有部分叶子脱落的现象。

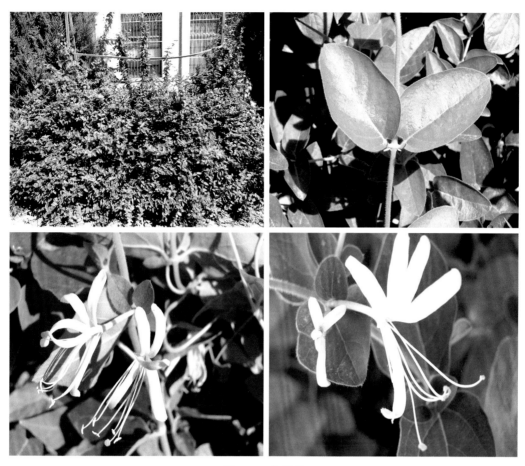

图 4-4　金银花

表 4-1　金银花不同生育期器官特征

生育时期	器官特征
幼蕾期	花蕾长 0.5~2cm,花蕾直立,绿色
青蕾期	花蕾长 2~4cm,花蕾直立,绿色
白蕾期	花蕾长 4~6cm,唇部明显膨大,内弯,绿白色
银花期	花蕾长 5~7cm,全花开放,花筒状,白色
金花期	花蕾长 5~8cm,全花开放,橘黄色至金黄色

表 4-2　金银花不同生育期生物量

mg/朵

生育时期	生物量
幼蕾期	8.33[d]
青蕾期	12.37[c]
白蕾期	20.58[a]
银花期	19.07[b]
金花期	8.83[b]

注：不同字母差异显著 $P<0.05$;相同字母差异不显著 $P>0.05$。

金银花对土壤和气候的选择不严格，以土层较厚的沙质壤土为佳。山坡、梯田、地堰、堤坝、瘠薄的丘陵都可栽培。繁殖可用播种、插条和分根等方法。当年生新枝上即可孕蕾开花。金银花对土壤要求不严，酸性、盐碱地均能生长。根系发达，生根力强，是一种很好的固土保水植物，农谚讲："涝死庄稼旱死草，冻死石榴晒伤瓜，不会影响金银花。"

四、栽培技术

（一）科学选择品种

金银花的适应能力较强，但品种多种多样，不同品种的生育周期适应能力存在很大差异性，所以要结合当地的气候环境和种植制度，妥善选择金银花品种。另外还应该从金银花的生产能力、花朵的个体大小等角度入手，确保金银花增产优势，产量较高。

（二）育苗地处理

金银花能够在多种土壤环境下健康生长，但为了保证金银花的产量和品质，应该妥善选择种植地和育苗地。通常情况下选择土壤疏松、肥沃、有机质含量丰富、排灌方便、灌溉条件较好的种植地，以壤土和沙壤土为宜。

（三）扦插育苗

金银花枝条的萌发能力较强，可以采用扦插育苗。扦插育苗能够大大缩短播种日期，并且培育出来的种苗抵抗能力较强，能够保持母木独特的生理特征。金银花扦插一般选择在雨季进行，夏、秋季节均可以进行扦插。选择生长健壮无病害的 1~2 年生完全木质化的枝条，将其截成 30~35cm 的插穗，将下部的叶片去除之后作为插条随剪随插，插入事先准备好的苗床上。在移栽之前应该对种植地进行灌溉处理，追施完全腐熟的有机肥 4000kg/亩，7~8 月按照行距 23~26cm 开沟，深度控制在16cm，株距控制在 5~10cm，将插条倾斜放入到定植沟当中，然后填平土壤，插穗埋入土壤之后露出地面 5~8cm，以促进新芽的萌发。栽插结束之后灌溉 1 次透水，如果天气干旱，每间隔 2d 灌溉 1次，保证土壤湿润，半个月之后插穗即可生根发芽，第 2 年春季插穗萌发之前或者秋季进入休眠期之后及时进行移栽。

金银花也可进行种子繁殖，具体方法见留种技术。

（四）整地移栽

金银花种植对耕地的占用量相对较少，可以在各个区域种植。在栽培管理过程中，应该对种植地区做出有效处理，保证土壤墒情适宜，有机质含量丰富。选地结束之后，对土地进行翻耕处理，以 1.3m 宽沟起畦，进行精细化整地，选择使用荒坡、山埂、果园周围、孔隙、房前屋后空地进行种植。一般株行距控制在 1.5m×1.5m，种植穴大小控制在 30cm×30cm，每个种植穴当中施入 10kg 的土杂肥、饼肥 50g、过磷酸钙 250g。春季枝条萌发或者秋季进入休眠期之前及时进行移栽，要做到带土移栽，提高成活率。将开挖的幼苗转移到定植穴当中回填定植土，用脚踏实，然后及时灌溉定根水。

（五）田间管理

1. 施肥灌溉

为了确保金银花快速进入生产阶段，在整个生育期内要多次进行追肥处理。第 1 次在开春前施入壮苗肥，加速吸收生长，促进金银花枝叶生长茂盛。第 2 次在金银花开花前，重施花前肥，加速花序生长，实现植株大量开花，一般追施人畜粪尿 300kg/亩，或者施入 100~500g/株的硫酸铵。以后在每次开花前后都要进行追肥，通过追肥能够保证植株迅速生长并且维持树势。最后一次施肥在冬至前追施，定植穴施入完全腐熟的堆肥 5~10kg/株、硫酸铵 100g/株、过磷酸钙 200g/株。在植株定植穴周边开挖环状沟施入肥料，然后用土壤掩盖住。移栽后 1~3 年每年中耕除草 3~4 次。

新梢生长出来后进行第 1 次中耕除草，7~8 月进行第 2 次中耕除草，秋末霜冻之前进行第 3 次中耕除草。从第 4 年起，只在早春秋末冬初后分别进行 1 次中耕除草。通过中耕除草能够疏松土壤，加速根系生长发育，但应该严格控制深度，避免伤害到金银花的根部，防止根系裸露。

冬春季节应该对根部进行大培土，确保金银花能够安全越冬。如果开花阶段遇到连续阴雨天气，或者降雨过多，要做好田间的排灌工作。当遇到干旱天气时，应结合金银花生长发育阶段及时进行灌溉。金银花耐严寒，能够在大部分地区自然越冬，但由于甘肃地区气候寒冷，种植金银花时，一定要注重做好冬季的防寒保暖工作，注意保护好老枝条。如果老枝条被冻死，第 2 年不能正常发枝，开花量相对较少，很容易造成减产。土壤封冻之前，可以将老枝平铺在地面上方，覆盖稻草 6~7cm，然后再覆盖一层泥土，确保其安全越冬，第 2 年春季萌发之前将覆盖物去除。

2. 整形修剪

剪枝是在秋季落叶后到春季发芽前进行，一般是旺枝轻剪、弱枝强剪、枝枝都剪，剪枝时要注意新枝长出后要有利通风透光。对细弱枝、枯老枝、基生枝等全部剪掉，对肥水条件差的地块剪枝要重些，株龄老化的剪去老枝，促发新枝。幼龄植株以培养株型为主，要轻剪，山岭地块栽植的一般留 4~5 个主干枝，平原地块要留 1~2 个主干枝，主干要剪去顶梢，使其增粗直立。

整形是结合剪枝进行的，原则上是以肥水管理为基础，整体促进，充分利用空间，增加枝叶量，使株型更加合理，并且能明显地增花高产。剪枝后的开花时间相对集中，便于采收加工，一般剪后能使枝条直立，去掉细弱枝与基生枝有利于新花的形成。摘花后再剪，剪后追施一次速效氮肥，浇一次水，促使下茬花早发，这样一年可收 4 次花，平均每亩可产干花 150~200kg。

具体修建方法可参照如下进行：定植 1~2 年的幼龄金银花主要以整形为主，春季萌发新梢之后，选用一只粗壮直立的枝梢作为主干进行培养，当生长到 25cm 后，及时进行摘心处理，加速侧枝生长。萌发侧枝之后，及时剪去下部生长的徒长枝，并做好疏通截枝处理，确保主干逐年增粗，在主干上选留 4~5 个生长健壮直立生长的枝条作为主枝，疏去徒长枝或者内膛生长较弱的枝条。采摘结束之后要及时做好枝条修剪工作，加速花枝的分化，一般 2~3 年能够形成健壮的树势，高度控制在 1.5m 以内。

当种植第 3 年之后，金银花逐渐进入到盛花期，此阶段主要以培养花朵为主，一般每年需要修剪 3 次。入冬到第 2 年春季进行第 1 次修剪，主要以修除徒长枝条为主，严格控制好修剪强度，及时剪去枯枝、病虫害枝条和徒长枝条。春季金银花萌芽之后，要及时去除下部和内部的徒长枝条，清明之前进行摘心处理。一般第 1 茬金银花占到全年产量的 40%。当第 1 茬花采摘结束之后，要及时进行打尖清膛，除去生长较弱的枝条，保留强壮枝条，做好树冠通风处理。由于夏季干旱少雨，树势生长较弱，应该轻剪，将老花枝条去除，培养新的开花枝条，避免枝条交叉重叠，确保内部通风良好。树体过于高大，应该疏上留下，如果树体矮小应该采用相反的原则进行修剪。

（六）病虫害防治

1. 褐斑病

叶部常见病害，造成植株长势衰弱。多在生长后期发病，8~9 月为发病盛期，在多雨潮湿的条件下发病重。发病初期在叶上形成褐色小点，后扩大成褐色圆病斑或不规则病斑。病斑背面生有灰黑色霉状物，发病重时，能使叶片脱落。防治方法：剪除病叶，然后用 1：1.5：200 比例的波尔多液喷洒，每 7~10d 1 次，连续 2~3 次；或用 65%代森锌 500 倍稀释液或托布津 1000~1500倍稀释液，每隔 7d 喷 1 次，连续 2~3 次。

2. 白粉病

在温暖干燥或植株荫蔽的条件下发病重；施氮过多，植株茂密，发病也重。发病初期，叶片上产生白色小点，后逐渐扩大成白色粉斑，继续扩展布满全叶，造成叶片发黄、皱缩变形，最后引起落花、落叶、枝条干枯。防治方法：清园处理病残株；发生期用 50%托布津 1000 倍液或 BO-10 生物制剂喷雾。

3. 蚜虫

危害叶片、嫩枝，引起叶片和花蕾卷曲，生长停止，产量锐减。4~6 月虫情较重，立夏前后，特别是阴雨天，蔓延更快。防治方法：用 40%乐果 1000~1500 倍稀释液或灭蚜松（灭蚜灵）1000~1500 倍稀释液喷杀，连续多次，直至杀灭。

4. 尺蠖

苲花后幼虫蚕食叶片，引起减产。防治方法：入春后，在植株周围 1m 内挖土灭蛹。幼虫发生初期，喷 2.5%鱼藤精乳油 400~600 倍液；或用敌敌畏、敌百虫等喷杀，但花期要停止喷药。

5. 炭疽病

叶片病斑近圆形，潮湿时叶片上着生橙红色点状黏状物。防治方法：清除残株病叶，集中烧毁；移栽前用 1：1：（150~200）波尔多液浸种 5~10min；发病期喷施 65%代森锌 500 倍液或 50%退菌特 800~1000 倍液。

6. 天牛

植株受害后，逐渐衰老枯萎乃至死亡。防治方法：成虫出土时，用 80%敌百虫 1000倍液灌注花墩。在产卵盛期，7~10d 喷 1 次 90%敌百虫晶体 800~1000 倍液；发现虫枝，剪下烧毁；如有虫孔，塞入 80%敌敌畏原液浸过的药棉，用泥土封住，毒杀幼虫。

五、留种技术

种子繁殖技术包括种子的采收、播种前种子的处理、播种前苗床的准备、播种、播种后的管理 5 个步骤。

种子采收时，注意采收时机，多在年底进行，选取黑色果实，此时采收的果实较为成熟，也容易成活，取出种子后阴干备用。

播种多在 5 月初进行，此时的主要目的是催芽，需要将种子先在水中浸泡，时间控制在 1d 左右，然后与较多的湿润沙土相混合，覆膜后等待发芽。播种时，灌满土壤，撒种覆沙，盖膜。

种植过程中最应该注意播种后的管理，因为这将直接决定着发芽率的多少和将来植株的健康状况。为了防止土地硬结，影响幼苗正常发芽，需要每天对缺水地块喷水。

出芽后定期松土、除草、施肥，才能有效保证金银花的健康生长。

六、采收与加工

（一）采收

金银花采收最佳时间是清晨和上午，此时采收花蕾不易开放，养分足、气味浓、颜色好。下午采收应在太阳落山前结束，因为金银花的开放受光照制约，太阳落后成熟花蕾就要开放，影响质量。不带幼蕾，不带叶子，采后放入条编或竹编的篮子内，集中的时候不可堆成大堆，应摊开放置，放置时间最长不要超过 4h。

（二）清杂及初加工

金银花商品以花蕾为佳，混入开放的花或梗叶杂质者质量较逊。花蕾以肥大、色青白、握之干净者为佳。5~6 月间采收，择晴天早晨露水刚干时摘取花蕾，置于芦席或场上铺开晾晒或通风阴干，以 1~2d 内晒干为好。晒花时切勿翻动，否则花色变黑而降低质量，至九成干，拣去枝叶杂质即可。忌在烈日下暴晒。阴天可微火烘干，但花色较暗，不如晒干或阴干为佳。

（三）药材质量标准

金银花药用价值和保健用途广泛，社会需求量大，金银花的成色不同，药用效果也不同。

金银花作药材用，从幼蕾到开花大体可分为幼蕾（绿色，花蕾约 1cm）、二青（绿色，花蕾 2.2~2.4cm）、二白（淡绿白色，花蕾 3.0~3.9cm）、大白（白色，花蕾 3.8~4.6cm）、银花（刚开放，白色花 4.2~4.8cm）、金花（黄色，4~4.5cm）、凋花（棕黄色）7 个阶段。药材以大白、二白和二青为佳，银花、金花次之。成色越好的金银花药效越好，价值也更高。

金银花商品国家标准分为四等。

一等：货干，花蕾呈棒状，上粗下细，略弯曲，表面绿白色，花冠厚，稍硬，握之有顶手感；气清香，味甘、微苦。开放花朵、破裂花蕾及黄条不超过 5%。无黑条、黑头、枝叶、杂质、虫蛀、霉变。

二等：与一等基本相同，唯开放花朵不超过 5%、破裂花蕾及黄条不超过 10%。

三等：货干，花蕾呈棒状，上粗下细，略弯曲，表面绿白色或黄白色，花冠厚质硬，握之有顶手感。气清香，味甘、微苦。开放花朵、黑头不超过 30%。无枝叶、杂质、虫蛀、霉变。

四等：货干，花蕾或开放花朵兼有，色泽不分。枝叶不超过 3%，无杂质、虫蛀、霉变。

七、包装、贮藏、运输

（一）包装

金银花晾干后，选用不易破损、干燥、清洁、无异味以及不影响品质的材料制成的专用袋包装，以保证药材的运输、贮藏、使用过程中的质量。若整箱包装则包装箱上应标明有品名、规格、产地、批号、包装日期、生产单位等内容。

（二）贮藏

金银花在贮藏养护的过程中容易出现变色、虫蛀，对药材的品质和治疗效果有较大的影响。

建议金银花的贮藏检测应该参考《中华人民共和国药典》，选择两种贮藏条件：恒温恒湿（温度 40℃±20℃，RH 75%±5%）和常温（温度 25℃±2℃，RH 60%±10%）分别进行贮藏。

（三）运输

金银花运输时尽量不要与其他的药材混装，不得与其他有毒、有害的物质混装；运输车辆和运载工具应清洁消毒、干燥、无异味、无污染；运输途中应有防晒、防潮等措施。

金银花作为中药中的瑰宝，无论是在药用、保健、香料，还是在化妆品等诸多领域都有着广阔的发展前景。加强金银花的产业化、规模化发展，加大金银花的综合利用，实现金银花的精加工和深加工，对金银花产业的发展有着巨大的促进作用。

参考文献

[1]葛菁华,曾令祥,朱国胜,等.贵州省金银花种植产业发展现状及存在的问题研究:以黔南州为例[J].安徽农业科学,2012.40(11):6826-6828.

[2]李建开.金银花的药用价值与种植技术[J].热带农业工程,2019.43(6):18-19.

[3]李萌.金银花的种植技术与药用价值探究[J].中药材,2017,34(24):67.

[4]崔旭盛,马召,田清存,等.金银花花器发育时期与有效成分含量的关系[J].中国农学通报,2018,34(4):71-75.

[5]王玲娜,张永清.金银花种植概况及存在问题[J].科技与创新,2017(13):70-71.

[6]丁强,吴健.金银花种植技术要点[J].基层农机推广,2019(2):101-102.

[7]侯贤德.金银花种植技术要点[J].湖北林业科技,2012(6):82-83.

[8]石岩.金银花种植中存在的问题和对策[J].科技与创新,2014(13):160.

[9]刘菁.金银花种植技术要点[J].粮经作物,2016(1):9-10.

[10]黄泽颖.贫困山区金银花产业可持续发展研究:以广东南雄市界址镇为例[J].湖南农业科学,2013(19):122-125.

[11]石彩虹.金银花的种植栽培技术[J].农家参谋,2013(7):63-64.

[12]李梦焕.金银花的包装与贮藏研究[D].开封:河南大学:2019.

[13]胡凯基.我国金银花研究进展浅析[J].河北北方学院学报(自然科学版),2022(7):43-47.

[14]魏春雷.定西市金银花栽培技术规程[J].甘肃农业科技,2018(8):91-93.

[15]姜小凤.甘肃旱地金银花绿色优质生态栽培技术[J].甘肃农业科技,2022,53(4):89-92.

[16]张芳.金银花高产高效栽培技术[J].农业科技与信息,2021(23):39-40.

[17]王学贵.浅谈无公害中药材金银花大田栽培技术[J].种子科技,2021,39(20):43-44.

[18]刘艳杰.金银花在园林绿化中的应用及栽培管理技术[J].现代园艺,2015(15):69-71.

[19]杨庆山.金银花栽培管理技术[J].现代农业科技,2009(10):48.

[20]李红,李永文,张义奇,等.金银花组培工厂化生产与栽培管理技术[J].安徽农业科学,2007,35(20):6074-6075.

[21]马如俊,马永华.临夏州金银花栽培技术[J].农业科技与信息,2021(1):27-29.

[22]陈美莲.金银花植物学特性及林下栽培技术要点[J].乡村科技,2020(12):85-86.

[23]李鑫鑫.探讨现代化技术在通渭县金银花种植中的应用[J].种子科技,2020,38(5):104,106.

[24]常永奇.金银花种植基地标准化建设的调查与展望[J].首都食品与医药,2019,26(12):107-108.

[25]文庆,舒毕琼,丁野,等.金银花与山银花的资源分布和种植技术发展概况[J].中国药业,2018,27(2):1-5.

[26]张增强,杜银川,魏军团,等.通渭县金银花试验种植及推广前景研究[J].中国水土保持,2017(8):30-32.

[27]邓鹏飞,吴刚,杨小明.金银花种植区气候条件分析[J].农业与技术,2014,34(11):124-125.

[28]曹佩剑.金银花种植技术[J].耕作与栽培,2007(4):53-54.

[29]徐永忠,李莲.高原寒旱条件下金银花种植技术[J].北方园艺,2012(19):173-175.

第五章 皮 类

第一节 唐古特瑞香

一、概述

唐古特瑞香 *Daphne tangutica* Maxim. 又名甘青瑞香、祖师麻，为瑞香科瑞香属 *Daphne* 植物，分布在陕西、山西、甘肃、青海、四川、贵州、云南等地，生长于海拔在 1200~3900m 范围内的灌丛和疏林，根植土壤多为淋溶土，pH 接近中性，空气相对湿润。其形态特征是常绿灌木，高 0.5~2.6m，分枝较多，幼小枝条黄灰色，分枝短，长得比较密集，老枝暗黄色，稍微带有光泽；单叶互生，条状披针形或者是倒披针形，长 3~8cm，宽 0.8~1.7cm，顶端钝形或有缺口。唐古特瑞香全株入药，中药名为祖师麻，藏药称"省相那玛"，其果、叶入药可治鼻炎及下疳，花入药可治肺脓肿，根皮、茎皮入药则具有祛风除湿、止痛散瘀等功效。

二、植株形态特征

见图 5-1。

（一）花器官外部形态特征

唐古特瑞香头状花序顶生，具有 9~17 朵花。雄蕊 8，2 轮，下轮着生于花萼筒的中部稍上，上轮着生于花萼筒的喉部稍下，花丝极短，花药呈黄色，长圆形。花期 4~5 月初。

（二）花部特征

唐古特瑞香的株高平均为 1m 左右，冠幅宽 50.95cm，平均每株分枝数大于 17，每分支开花数平均为 374.3 朵，因此盛花期整株开花数可达几百甚至上千，开花量大。唐古特瑞香的花较小，管状结构，花冠筒长度平均为 9.23mm。柱头内藏，位于花冠筒的下部，花药 2 轮，下轮着生于花冠筒的中部（高约 0.76mm，花药长 1.73mm），上轮着生于花冠筒的喉部稍下面（高约 4.41mm，花药长 1.75mm），花药顶端可与花冠筒顶部齐平或者略有伸出，花丝极短。现蕾期花朵颜色为绿色，花瓣略带紫色，花药饱满，略呈黄色。露冠期花朵颜色转变为紫色，花药饱满，呈黄色。开花期花朵颜色为紫色，花药变小、皱缩。衰败期花朵颜色为紫色，花朵开始萎蔫，花药变干。

（三）果实

果实的大小、形状随果实横纵径的增长而发生变化。果实横径、纵径的变化基本一致，以平缓的趋势逐渐增长。唐古特瑞香果实从开花到成熟大约需要 60d，其中从子房膨大到外果皮颜色变成橙红色大约需要 30d，果实的形状为椭圆形，体积逐渐变大；果实从橙红色变成大红色时，大约需要 8d，果实横纵径达到最大，等到完全成熟时果实的外果皮出现萎蔫皱缩情况，最终干燥脱落，露出褐色种子。在果实形态变化过程中，果实发育初期常进行旺盛的细胞分裂，主要是细胞数目的增加，以后的生长过程中主要以细胞体积增大为主，果实细胞的分裂和体积的增大还表现出极性分布、生长方向的改变，从而使果实长度与宽度的比值发生变化。

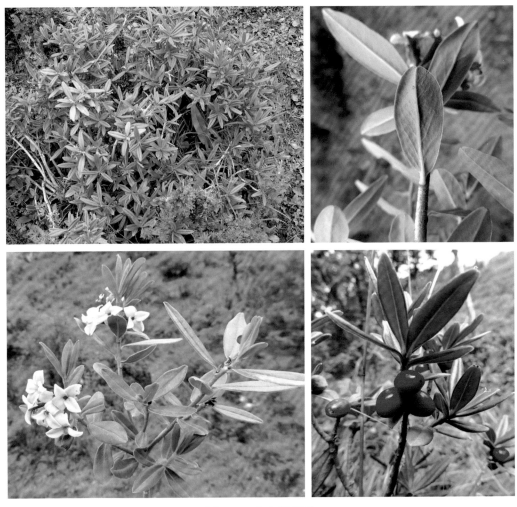

图 5-1　唐古特瑞香

三、生物学特性

唐古特瑞香 *Daphne tangutica* Maxim. 为瑞香科瑞香属植物。据统计，瑞香科我国有 9 属 90 多种。唐古特瑞香在祁连山主要分布于海拔 2600m 以上的山坡灌丛、林缘、沟谷地带。其茎皮有臭味，入药能祛风除湿、活血止痛。叶常绿，开花早，花期长。花具芳香，花、叶可防虫，是优良的园林绿化观赏树种和荒山造林的好材料，也是著名的药用植物。唐古特瑞香在甘肃省和青海省主要分布于甘肃省天祝县安远镇东直沟村（以下简称安远）、甘肃省天祝县朵什镇小龙沟村（以下简称朵什）、甘肃省天祝县哈溪镇孔家庄村（以下简称哈溪）、甘肃省陇南市武都区大阳山（以下简称大阳山）和青海省互助土族自治县（以下简称互助）5 个自然分布区。

不同产地气候状况随立地条件不同而改变（表 5-1）。大阳山产区位于陇南市武都区山区，年均温、1 月均温、7 月均温、年积温、年极高温度和年极低温度最高，年降水量最大、年日照时数最短，属于高温多雨少日照气候。安远、朵什、哈溪位于甘肃省天祝县山区，年均温、年极高温度、年极低温度最低，年降水量最大、年日照时数最长，属于低温多雨多日照气候。互助地区位于我国高寒区青海省，7 月均温最低，无霜期时间最短，其余各项指标相对中等，属于低温少雨气候。

表 5-1 唐古特瑞香分布地气候因子

项目	安远	朵什	哈溪	大阳山	互助
年均温 /℃	7.7	7	7	14.6	8
1 月均温 /℃	−7	−7	−7	4.5	−5
7 月均温 /℃	21	21	21	25.5	20
年积温 /℃	3285	3285	3285	4548.3	2920
年极高温 /℃	29	29	29	37	30
年极低温 /℃	−25	−25	−25	−4	−22
年均降水量 /mm	407	400	400	474	372
年日照数 /h	4434	4434	2600	1872	2354
无霜期 /d	130	122	120	230	114

注：表中显示数据为 2020 年 3 月至 2022 年 3 月观测结果平均值。

四、栽培技术

（一）选地整地

对育苗地首先进行灌水，3~5d 后，待圃地可以翻耕后，用硫酸亚铁 112.8kg/hm² 均匀撒入地表，进行翻耕，耕深 25cm，做成高床，床面宽 100cm，留步道宽 30cm，床高 20cm，床长视地形而定，再用 45t/hm² 农家肥、112.5kg/hm² 甲拌磷施入床内，用铁锹深翻 20cm，耙平开沟播种，做到上松下实。

（二）种子处理与播种

1. 种子采集

选择壮年唐古特瑞香（5 年生）植株的种子，8 月上旬，当果实成熟颜色由橙红色变为大红色时，从植株上采集。一般采种时间为 8 月上旬开始，也可根据气候条件不同、种子成熟情况，或前或后。选择比较健壮的唐古特瑞香母株进行采种，将采下的种子置于室内摊开，阴干、脱皮、净种后置通风干燥处备用，纯度 ≥95%，净度 ≥98%，发芽率 ≥95%，水分 ≤8%。

2. 种子生活力测定

采用氯化三苯基四氮唑（TTC）染色法测定种子生活力。随机数取新鲜唐古特瑞香种子 100 粒分 4 份，首先将种子在常温下浸种 24h，使其充分吸胀后除去种皮，放入浓度为 0.5% 的 2, 3, 5-氯化三苯基四唑（TTC）溶液中，于 35℃ 恒温箱内染色 6h 后取出，用蒸馏水冲洗干净，观察染色反应，有生活力的种子胚会被染成红色，无生活力的种子则不会被染色。最后根据染色的部位和染色程度，按照国际种子检验规程鉴定种子有无生活力。

3. 催芽

先浸种，用温度 30~40℃温水浸种 30min，不断搅拌，软化种皮；再常温下用种子量5~6倍清水浸泡种子 4~6h，捞出后置于室内通风处摊晾 2h。取浸泡过的瑞香种子与湿沙（含水量质量百分数为15%）以 1:3 的比例混合，用透气性和透水性良好的多层纱布将种子包裹起来，置于 5℃条件下层积 60d，定期通气和保持沙子湿润，其间翻动 2~3 次。当有 20%左右种子露白时，即停止催芽，等待播种。

4. 播种

秋播：0.5%高锰酸钾的水溶液浸种 15min 后，捞出冲洗 2~3 次。播种采用秋播，于当年 11 月土壤封冻前进行播种。播种前，用 40℃温水浸种 24h，然后用 0.1%高锰酸钾或 2%硫酸铜浸种 2h，用清水冲去药液后，即可播种。采用行距 15cm，开沟深 3cm，用森林腐殖土去渣覆盖，覆土厚 2cm，播后稍许镇压即可。播种量 4kg/亩。春播采用催过芽的种子。

（三）田间管理

唐古特瑞香种苗繁育以海拔 1500~3000m、年均降雨量 400mm 以上，相对湿度 65%为宜。土壤质地宜为沙壤土、壤土。地势平坦、地下水位低、土壤深厚肥沃的地段作育苗地，土壤最适pH 5.5~7.5。

播种后，采用渗灌灌足冬水，注意水面不可淹没床面，然后用遮阴网覆盖床面，以防野鸡、鼠兔类觅食，翌年种子埋藏在土壤中经过一个冬季的春化作用，到 5 月中旬，幼苗可出齐，根据天气情况和土壤墒情适当浇水，对杂草要及时清除，进入 7 月，采用磷酸二铵进行追肥，追肥量 37.5kg/hm²，8 月停止浇水、追肥等措施，以便促使苗木尽快木质化，有利于安全越冬，11 月可进行冬灌，即进入下一年的管理周期。

浇水：播种后每天可浇水 1~2 次，使接触种子的土壤和沙子保持湿润状态，每次浇水量不宜过大；4 月底播种的唐古特瑞香种子，5 月底开始出苗。从出齐苗后到 6 月末，最好是在每日的高温到来之前进行灌水。该阶段为速生期；7~8 月由于高温，唐古特瑞香生长会进入缓慢期，浇水应掌握多次少量的原则；10 月则应逐渐减少浇水次数，以促使苗茎木质化和顶芽的形成；11 月底再浇一次透水，以利苗木越冬。

松土除草：松土有利于促进土壤中微生物活动，除草是清除与唐古特瑞香竞争的各种植物。唐古特瑞香是以采收根茎为目的，因此每年均需松土除草，以使根茎的产量更高。除草一般 1 年 2 次，第 1 次在 6~7 月，第 2 次在 10~11 月，同时全面整地的进行松土。第 1 年，松土不宜太深，随树龄增大，可逐步加深。一般松土除草深度为 4~10cm，加深时可增大到 15~20cm。

间苗施肥：幼苗出现 4~6 片真叶，选择阴天进行间苗和补疏，留 2 万~2.5 万株/亩。从 6 月初开始，每隔 10d 左右追施化肥 1 次。追肥多以氮肥为主，最初每平方米施硫酸氨 5~10g，以后随苗木生长情况可酌情增加，但最多每平方米不得超过 15g，到 7 月末停止追肥。施肥方法是先将肥料用少量水溶化，兑水后均匀地浇到苗床上，最后用清水冲洗苗木。

五、采收与加工

（一）采收

选择 5~6 年生的唐古特瑞香植株即可剥取树皮和根皮，剥取时间一般在夏初，以不影响萌芽更新为宜。剥皮法采用砍树剥皮法，按照祖师麻原植物的规格要求长度，一般为 30cm，用刀在离地面

2cm 左右的树干上环割一圈，上部 30cm 处再环割一圈，在两个环状之间纵割一裂缝，用手将树皮慢慢撕开，使得内层与木质部分离干净。将剥下的树皮按照 6~8cm 的长度剪成段状。最后砍倒树干。注意抚育，砍伐后 2~3 个月树桩即萌芽长新枝，选留较为粗壮的新枝，将其余剪除，5 年后又可再次采收。唐古特瑞香的根皮宜在秋季采收，先挖掘根部，然后剥取根皮并剪成 6~8cm 的药材段。

（二）加工

剥除下来的唐古特瑞香的茎皮和根皮，置于阴凉处阴干后于干燥处贮藏。祖师麻药材不需要特殊炮制，用药时需清洗后切碎入药即可。

（三）祖师麻药材质量标准

本品根皮呈不规则长条状，卷曲，长 60cm，宽 0.5~2cm，厚度 0.1~0.3cm，外表面棕黄色或灰黄色，呈屑状剥落至粗糙感，具多数突起的横长皮孔，可见残留根须。内表面黄白色、浅棕色，略光滑，有细纵纹。质硬而韧，不易折断，断面呈绢毛状纤维性，灰白色。气特异，味微苦而后持久的麻舌感。茎皮呈不规则条状，厚 0.05~0.15cm。外表面灰褐色、灰黄棕色至灰棕色，表皮剥落，剥落处呈黄绿色，光滑或稍粗糙，具叶或小枝脱落的圆形或椭圆形疤痕及残留芽苞和幼枝。内表面浅灰绿色，有细纵纹。质柔韧，不易折断。

六、种子生产技术

（一）选地与整地

1. 选地

山坡地育苗要选半阴半阳的平缓地段，坡度不超过 25°。农耕地育苗，要选有排灌条件、肥力较好的土地。

2. 整地做床

育苗地浅耕 20~30cm，耙平做苗床，床宽 100~120cm，床高 20~30cm，两床之间设宽 30cm 步道。

3. 土壤消毒

每年 7 月上旬，圃地均匀撒施 20~60kg 石灰氮和 800kg 碎秸秆，用旋耕机翻耕后覆盖透明塑料薄膜，并将各条苗床灌水，直至畦面湿透为止。40d 后，可依靠太阳能有效杀灭土壤中的有害生物。消毒后，揭开地膜，翻耕土壤，晾晒 7d 以上即可播种。

（二）种子选择

选用 5 年生唐古特瑞香植株上收获的优良种子。

（三）播种

1. 播种期

根据种子是否完成后熟情况确定播种期。经过催芽处理的种子可春播，春季要适时早播，当土壤 5cm 深处的地温稳定在 10℃左右时，即可播种。未经过处理的种子可采用秋播方法，在土壤结冻前播完，土壤不结冻地区在树木落叶后播种。

2. 播种量

播种量 60~75kg/hm²。

3. 播种方法

采用条播法，行距为 20cm，每米播种沟放种子 50~60 粒，播种后用土覆盖，厚度 2~3cm。

4. 覆盖

播种后需覆盖 3~4cm 厚麦草防止降雨或浇水时冲掉覆土。当唐古特瑞香种子已有 40% 左右出土时，撤除麦草 1/2，到苗已出齐，可全部撤除。

（四）田间管理

1. 松土除草

除草一般 1 年 2 次，第 1 次在 6~7 月，第 2 次在 10~11 月；松土深度早期宜浅，2~3cm 为宜，后期稍深，3~4cm 为宜。

2. 间苗

幼苗出现 4~6 片真叶，选择阴天进行间苗和补疏，留 3.5 万~4.0 万株/hm²。

3. 施肥

春季幼苗叶片展开，气温达到 18~25℃时进行施肥，施肥宜在傍晚，结合浇水进行，用含有氮磷钾的混合肥料配成 1:200 的水溶液施用。秋季于 10 月下旬干施复合肥 600kg/hm²。

（五）主要病虫害防治

1. 根腐病

出苗后可用 30% 甲霜噁霉灵水剂 1000 倍稀释灌根预防。

2. 蚧壳虫

用 75% 吡蚜螺虫酯水分散粒剂加 70% 吡虫啉水分散粒剂稀释 6000 倍液喷雾。

（六）种子采收

1. 时间与方法

植株生长至第 5 年，7~8 月，采摘饱满、完全成熟的鲜红色果实。

2. 脱粒加工

将果实浸入少量清水中搓洗，去果皮果肉，取出种子，清除杂质，在干燥、阴凉通风处晾干备用。在常温条件下贮藏，贮藏时间不宜超过 2 年。

参考文献

[1] 甘肃省卫生局.甘肃省草药手册:第三册[M].兰州:甘肃人民出版社,1971.

[2] 全国中草药汇编编写组.全国中草药汇编[M].北京:人民卫生出版社,1975.

[3] 周志明,吕彪,闫芳,等.不同年限唐古特瑞香不同药用部位活性物质初探[J].中国农学通报,2022,38(14):53-59.

[4] 陈叶,闫芳,张彩丽,等.唐古特瑞香幼苗对干旱胁迫的生理响应[J].中药材,2020,43(6):1312-1315.

[5] 赵洁,晋小军,左贵平,等.赤霉素和层积处理对唐古特瑞香种子发芽的影响[J].西北农业学报,2013,22(5):136-139.

[6] 高宁.青海省海北州唐古特瑞香的药用价值及栽培技术[J].畜牧与饲料科学,2012,33(10):87-88.

[7] 李赛雷,邵峰,刘荣华,等.唐古特瑞香抗炎镇痛活性部位筛选研究[J].时珍国医国药,2011,22(7):1586-1587.

[8] 郑雨雨.野决明和唐古特瑞香化学成分及其生物活性研究[D].西安:西安理工大学,2019.

[9]王天学,刘亚蓉.药材唐古特瑞香中4种主要成分的含量测定与聚类分析[J].中南药学,2018,16（10）:1423-1427.

[10]刘淑娟,周华,杨爱红,等.3种瑞香花部性状的对比研究及对坐果的影响[J].江苏农业科学,2019,47(6):92-95.

[11]星全奎.甘青瑞香特征特性及其在城镇绿化中的应用[J].现代农业科技,2011(7):215.

[12]闫双虎,刘永庆,刘成寿.甘青瑞香扦插育苗技术[J].青海农林科技,2007(2):61-63.

第二节　紫斑牡丹

一、概述

药材牡丹皮为芍药科植物牡丹 *Paeonia suffruticosa* Andr. 的干燥根皮。又名鹿韭、鼠姑、花王、木芍药等。秋季采挖根部,除去细根和泥沙,剥取根皮,晒干;或刮去粗皮,除去木心,晒干。前者习称"原丹皮",后者习称"刮丹皮"。原丹皮呈筒状或半筒状,有纵剖开的裂缝,略向内卷曲或张开,外表面灰褐色或黄褐色,有多数横长皮孔样突起和细根痕,栓皮脱落处粉红色;内表面淡灰黄色或浅棕色,有明显的细纵纹,常见发亮的结晶。质硬而脆,易折断,断面较平坦,淡粉红色,粉性。气芳香,味微苦而涩。刮丹皮外表面有刮刀削痕,外表面红棕色或淡灰黄色,有时可见灰褐色斑点状残存外皮。味苦、辛,性微寒,归心、肝、肾经。具有清热凉血、活血化瘀之功效。主要用于热入营血,温毒发斑,吐血衄血,夜热早凉,无汗骨蒸,经闭痛经,跌仆伤痛,痈肿疮毒等症。经现代医学研究发现,牡丹皮的主要成分有丹皮酚、丹皮酚苷、芍药苷、丹皮酚原苷等,其药理作用主要有抗肿瘤作用、增强免疫力、抗菌作用、抗心律失常、抗动脉硬化症、改善机体微循环,丹皮酚还可用于降血糖、妇女月经不调、痛经、胃溃疡,牡丹皮还具有护肝保肝、抗惊厥、抗氧化等多方面的作用。

牡丹皮是主产于安徽的道地药材,主要分布在陕西、山西、四川、重庆等地区,其中安徽省南陵县所产的牡丹皮数量多、品质优,被称为瑶丹皮。安徽省铜陵县凤凰山所产牡丹皮同样闻名全国,被称为凤丹皮。目前市场上流通的药用牡丹皮多为栽培产品,其中以安徽亳州,以及南陵、铜陵地区的产量最大。另外,除了传统道地产区,亦有其他区域种植,比如四川、甘肃等地。

牡丹是著名的观赏花卉,牡丹皮是常用中药材,两者在中国均有着悠久的历史。但观赏牡丹是牡丹 *Paeonia suffruticosa* Andr.的各种选育品种,而药用牡丹是来源于牡丹 *Paeonia suffruticosa* Andr. 的单瓣类型,历代本草记载其特征一是花单瓣,二是种子能够发育成熟,三是花的颜色是红色或白色。观赏牡丹则侧重于重瓣、五颜六色且种子不能发育成熟,繁育方式主要是分株繁殖。因此观赏牡丹和药用牡丹是并行发展的两个种质。《中国植物志》所载药用牡丹除牡丹 *Paeonia suffruticosa* Andr.外还有其两个变种矮牡丹 *Paeonia suffruticosa* Andr. var. *spontanea* Rehd.和紫斑牡丹 *Paeonia suffruticosa* Andr. var. *papaveracea* (Andr.) Kerner,其中紫斑牡丹为甘肃广泛栽培类型,被称为"甘肃牡丹""西北牡丹",为中国特有植物品种,是我国的三级保护植物。

紫斑牡丹药用价值高,地域优势强,其药用价值与中原牡丹品种"凤丹"并驾齐驱,素有"东凤丹西紫斑"的美称。甘肃临夏、临洮、兰州、榆中及陇西等地广泛栽培。种植规模及品种数量及其在国内外的影响使之成为中国牡丹中仅次于中原牡丹的第二大品种群。兰州、临夏、定西为其起源中心。

紫斑牡丹除了有很高的观赏价值和药用价值外还有较高的油用价值，其种子含油丰富，且油中不饱和脂肪酸含量达 90% 以上，主要为亚麻酸、亚油酸及油酸。亚麻酸对降血脂、预防冠心病有显著疗效。2011 年牡丹种子油被批准为我国新食用油种类，明确可用于加工牡丹种子油的品种为凤丹和紫斑牡丹。2013 年甘肃推广种植 10 万亩油用紫斑牡丹，兰州新区建成"世界唯一的紫斑牡丹科研、生产基地"。原甘肃省林业厅已主持编制了《甘肃省油用牡丹产业发展规划》，标志着甘肃油用紫斑牡丹产业正在蓬勃兴起。

紫斑牡丹星散分布于中国陕西中部和南部、甘肃中部、河南西部、湖北西部；在甘肃省内野生紫斑牡丹主要分布在定西、临夏及子午岭林区，栽培种主要分布在临洮、榆中、兰州、临夏、永靖、文县等地。在兰州有中川牡丹园、榆中和平牡丹园，临夏现成立的振华牡丹有限公司，都在大力推广种植紫斑牡丹，其中临夏的紫斑牡丹十里长廊有小洛阳之称。

河西走廊也进行了紫斑牡丹的引种，在古浪县、张掖市甘州区都有栽培。甘州区国色花卉种植农民专业合作社黑河牡丹、芍药繁育基地进行了 30 多年的牡丹、芍药培育，已建成占地 60 多亩，培育出 20~30 年大规格牡丹苗 2000 余株，20 年以下牡丹、芍药苗 50 余万株的集苗木繁育、栽培、销售、旅游赏花为一体的综合性牡丹繁育基地。

本节内容重点就甘肃广泛种植的紫斑牡丹的栽培技术进行叙述。

二、植株形态特征

紫斑牡丹 *Paeonia suffruticosa* Andr. var. *papaveracea*（Andr.）Kerner：落叶灌木。根为肉质根，纯种紫斑牡丹根系的木质部较其他牡丹坚硬，韧皮部相对较薄，表皮灰暗。侧根和须根较其他牡丹品种多，其根系可深入地下 10 多米，因而在逆境中能正常生长。不同品种根的发育、数量和颜色也有区别。芽有叶芽和花芽之分。花芽是混合芽，先长出 5~7 枚复叶后顶部开花。叶芽瘦小，花芽饱满，紫斑牡丹实生苗生长 4~5 年后才形成花芽。紫斑牡丹芽的充实饱满程度，标志着内生雏梢的节数及花原始体的有无。充实饱满芽的数量，是衡量枝条与植株长势的重要指标之一。春芽大多为紫红色，开花时芽都是绿色，初夏、秋季的芽色是绿或褐色。芽形和芽色是冬季和早春识别品种的主要依据之一。主枝粗壮，直径可达 15cm，株高可达 3m。主枝木质坚硬髓心小，分枝角度大。紫斑牡丹为大型羽状复叶，卵圆形居多，长约 30cm，宽 25cm，总叶柄 15cm。小叶多为 15 枚，为 3~5 深裂，少数 7 裂或不裂；叶柄上面凹槽多为浅褐色，复叶分叉处色深。叶面深绿，有些边缘处暗褐色，个别叶深褐色，背面浅绿色。小叶多数向上微卷，叶柄与枝条的夹角多为 30°。叶脉下面突起，上有疏毛，毛越多的耐寒性越强。野生紫斑牡丹在自然条件下都是单瓣花（2~3 轮花瓣），人工栽培或生存环境变好时会出现花瓣增多的现象。其花的最大特点是在花瓣基部具有墨紫色或棕红色、紫红色斑，称腹斑。栽培品种除花瓣基部具腹斑外，有的花瓣背面也有色斑，称背斑，斑的色彩、形状、大小各不相同，是分辨品种的主要特征之一。紫斑牡丹的单瓣型品种结实正常，荷花型、蔷薇型品种多数可正常结实。其他类型花及部分晚花品种、雌雄发育不健全的品种结实率低或不能结实。白色花的果实，表面黄白色，缝合线呈褐色，深色花的果实大多果实面皱缩不平，色较灰暗。紫斑牡丹的果实一般呈五角星状平伸，饱满种子的千粒重 270g 左右，1kg 3600~4000 粒。见图 5-2。

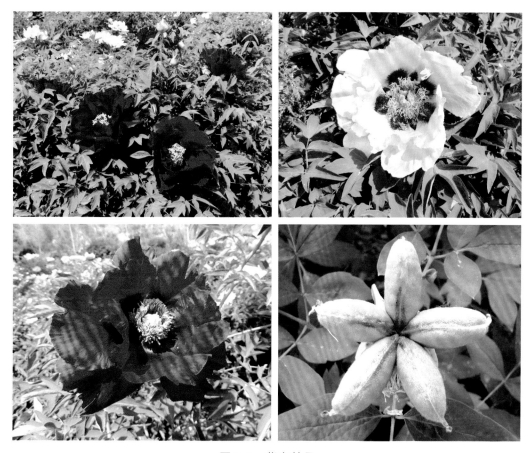

图 5-2　紫斑牡丹

三、生物学特性

紫斑牡丹喜凉恶热，宜燥惧湿，具有一定的耐寒性；喜向阳，惧烈风，怕酷暑；喜干燥，畏炎热，怕水浸渍，宜微酸性松软肥沃的土壤，忌黏性土壤。其抗逆性强，适应范围较广。紫斑牡丹的花芽须满足一定的低温要求，次年才能开花正常，花大色艳，花型丰满。其喜肥，施用腐熟的堆肥、厩肥、油饼等最为适宜。

（一）紫斑牡丹物候变化

1. 年生长周期

影响紫斑牡丹萌芽、开花迟早的主要因素是日平均温度。

（1）萌芽期

芽萌动到开始展叶这段时期为萌芽期。芽萌发力的强弱常因品种、长势不同而有差异，芽萌发率很强的品种，一年生壮枝可萌发一个芽。

（2）新梢生长期

从开始展叶到新梢停止生长这段时期为新梢生长期。新梢的生长量因品种和栽培管理技术的不同而不同。

（3）开花期

紫斑牡丹的花芽是混合芽。其开花过程分为萌芽期、花蕾伸出期、风铃期、圆桃期、初花期、盛花期、末花期、结果期等 8 个时期。

萌芽期：芽逐渐变色，并慢慢膨大，芽鳞松动。此期约 10d。

花蕾伸出期：花蕾伸出鳞片，基部有卷曲状叶。若树体营养不足或受冻害，此时会出现败育花蕾，需进行疏蕾工作。此期约 7d。

风铃期：此期花蕾直径 1.2~1.5cm，叶片部分展开，幼茎节间伸长。是花蕾对外界温度较为敏感时期。此期约 10d。

圆桃期：花蕾迅速增大似棉桃。此期以后，依品种特点相继进入开花期。此期约 7d。

初花期：从第一朵开放，到全株约 25% 的花开放。此期 2~5d。

盛花期：全株 25%~80% 的花开放。此期为 5~10d。

末花期：全株约 80% 的花朵脱落，到全部落完。此期 3~5d。

结果期：紫斑牡丹在花朵初开的第 1d，雄蕊已成熟并开始散粉。盛开时柱头开始分泌黏液，此期保持 3~7d。

（4）落叶休眠期

紫斑牡丹自然落叶在北方地区为 10 月下旬至 11 月上旬。

（5）根系的生长

早春，北方高海拔地区气温较低，但地温已开始回升，春季移栽的牡丹开始产生愈伤组织和根毛，待地面枝条萌芽时，牡丹根已逐渐恢复了吸收营养和水分的能力，地上部分抽枝展叶时，根系停止生长。花落之后牡丹根系又开始生长，尤其果实成熟后，根系加速生长，待叶枯时根系已积累了大量的营养，为越冬和翌年生长做好了准备。

2. 生命周期

紫斑牡丹从种子萌芽开始历经幼年、成年、老年三个阶段。在不同的年龄阶段，有不同的栽培管理特点。

幼年期：紫斑牡丹实生苗从出土成苗到第 4~6 年开花，这一时期称为幼年期。在第 1~3 年内牡丹生长极为缓慢，以根系生长为主，地上部分仅高 4~15cm。到第 4~6 年，地上部分生长加快，株高可达 10~60cm，部分个体开始开花，但花型、花色尚不稳定。在这个时期，按需浇水，增施以氮肥为主的复合肥，将有助于幼年期的缩短。

成年期：紫斑牡丹实生苗和无性繁殖苗，从开始开花到开花逐渐减少的时期，称为成年期，一般可维持百年左右。在第 7~10 年，紫斑牡丹营养生长、生殖生长旺盛，新梢生长量可达 60cm。花色、花型基本稳定。无性繁殖苗无幼年期，它直接进入成年期。第 11~100 年是紫斑牡丹树高花繁的最佳观赏期。

老年期：作为长寿树种，百年以上的紫斑牡丹，只要没有人为的破坏，即使自然生长，也会自我更新。若通过扩穴、深翻，施用有机肥料，剪除细、弱枝及病虫害枝等，更能激发它旺盛生长。

（二）对环境条件的要求

由于紫斑牡丹分布区偏北，海拔较高，年降雨量少，气候冷凉干燥，因而，其对低温、干燥的气候适应幅度广，喜冷凉，耐寒、耐旱、耐瘠薄的土壤。紫斑牡丹属冷凉干燥生态型，耐寒及耐旱性能均超过中原牡丹。紫斑牡丹是长日照植物，喜干燥凉爽的气候。在炎热、潮湿、多雨的地方，尤其低海拔地区，叶部病害严重，容易枯叶而秋发。高寒阴湿的地区，以栽植在阳坡为好，过于干旱炎热的地方，花瓣、叶片易遭热害而降低花、叶的观赏价值，并影响长势和花芽分化。紫斑牡丹是深根性耐旱植物。年降水量 350mm、土层深厚的地方可自然生长。紫斑牡丹野生种生长于微酸性的森林腐殖质土壤，在土层瘠薄的险峰石缝中也表现出顽强的生命力。其栽培品种适应性很强，在pH 5.0~8.2的条件下，无论是在土层深厚的沙壤土还是排水良好的黏质土上都能生长良好。海拔高度对紫斑牡丹影响最显著的是花期，花期一般随海拔高度增加而推迟。

四、栽培技术

（一）种质资源

紫斑牡丹主要分布在陕西、河南西部、四川北部、甘肃等地，是甘肃省栽培牡丹的原始种。目前全国面积最大的野生紫斑牡丹居群地在甘肃子午岭林区，子午岭太白林区瓦川沟分布着大面积的天然紫斑牡丹种群。紫斑牡丹种群主要分布于温暖潮湿，pH为5.0~8.2的土层较厚的阴坡（东北坡）环境中。张掖市甘州区国色花卉种植农民专业合作社黑河牡丹、芍药繁育基地经过30多年的选育，选育出100余个品种，花色有红、黄、黑、白、粉、蓝、绿八大花色。花型有单瓣、托桂、菊花、皇冠、荷花、绣球、台阁等九大花型，杂交繁育的后代有黑色系列"黑河"5个品种、红色系列"大湾红"10个品种、白色系列"祁连雪"10个品种、粉色系列"粉中冠"5个品种、紫色系列"紫气东来"10个品种、黄色系列"黄河"3个品种、绿色系列"豆绿"2个品种、蓝色系列"蓝田玉"3个品种。已成为紫斑牡丹在河西乃至青海等地引种栽培的主要种质资源地。

（二）选地整地

紫斑牡丹喜土层深厚肥沃、疏松透气的沙质壤土，在栽培前，要对地块提前深耕翻晒，通过暴晒促进土壤熟化，杀灭病菌和虫卵。通过深耕加强土壤的透气性，从而提高土壤中的有效养分。在深耕的同时应配施有机肥。翻地时要清理园中的杂草及石块等杂物。在育苗前施入腐熟农家肥22 500kg/hm²，或复合肥375kg/hm²。由于地下害虫经常为害幼苗，在施底肥的同时施入0.3%辛硫磷颗粒剂150kg/hm²防治。

（三）繁殖方法

1. 有性繁殖

紫斑牡丹果实为蓇葖果，种子类圆形。外果皮始为绿色、有毛，成熟时为蟹黄色，种子为黄绿色；过熟时蓇葖果开裂，种子为黑褐色。根据当地物候及品种差异，可视情况在蓇葖果变黄变干、腹缝线即将开裂或开始开裂、内部种子从蟹黄色向棕褐色转变时采集。一般于8~9月对牡丹籽进行采收。利用牡丹种子进行有性繁殖，可以在短时间内获得大量的实生苗，对于单瓣花品种比较适用，但是重瓣花一般种子仅有部分成实，或完全不实，千瓣花类不结果和籽，所以不太适合种子繁殖。种子繁殖常用于药用牡丹、实生砧木等的培养及新品种的选育。

紫斑牡丹种子的胚芽和胚根都具有深度休眠特性，种子成熟当年秋季播种后只有下胚轴可以发育形成幼根，而上胚芽仍处于休眠状态，必须经过一定的低温时间和一定的低温环境以后，才可以打破上胚轴的休眠。研究发现，一般在牡丹种子胚根伸长2~4cm，用一定浓度赤霉素处理1d再放到低温（2~4℃）的环境下25d可以打破上胚轴休眠。

种子播种育苗时选用优质紫斑牡丹干燥种子，当年种子宜边采摘边播种，播前可用35~45℃的温水把干燥种子浸种1~2d，再用200mg/kg的赤霉素浸种12h。如果不立即播种，可将种子与细沙按1:3的比例拌匀后进行沙藏处理，沙藏时间不能超过20d，沙子湿度要求能手捏成团，松手即散为宜。从立秋后到秋分前适整垄播种，整地时结合耕翻土地将肥料一次性施入土壤，育苗地要求精耕细作，精细整地，施足基肥，边翻地边起垄，剔除石块和杂物，做到垄面平整，垄行端正，垄面高10~

15cm，垄宽 0.8~1m，采用条播方法进行播种，行距 20cm 左右。要求种子发芽率≥80%，种子用量 1125~1275kg/hm²，覆土厚度 3~5cm 为宜，播后稍加镇压，及时用黑色地膜覆盖，覆膜时地膜四周用细湿土压严压实，拉紧绷直，无皱褶且紧贴地面不留空隙，每隔 2~3m 横压一土腰带，以防地膜被风吹起，以免跑墒，影响增温保墒效果。所育牡丹苗当年不出苗，次年春风到谷雨出苗后，地温上升到 8~10℃时揭去地膜，进行浅表松土和人工除草，气温达 15~20℃时，结合中耕除草，可覆盖遮阳网遮阴保湿。

2. 无性繁殖

(1) 分株繁殖

牡丹繁殖的最简单方法是分株繁殖，一般在秋分、寒露之间进行分株。分株时间特别重要，如果在生长期分株，常导致生长不良，甚至死亡。如果分株过早则易秋发，分株过晚则长势弱、不发根，一般 4~5 年生的牡丹植株才可进行分株。先将植株（全株）挖起，因牡丹根比较深，所以在将植株挖起的时候要离根部远一些，50~60cm，挖深 60~90cm。选择生长健壮、分株较多的母株，沿从容易分株的地方剪下分成 2~3 株，分株后进行合理的修剪，对伤口消毒处理，然后移栽培土，栽前深翻土地，施足基肥。为了促使分株苗早生根可以用适量生根粉液蘸根处理，为了防止病菌侵入，可以在生根粉中加入 600~1000 倍液的多菌灵处理。

(2) 嫁接繁殖

牡丹实生苗容易发生变异，组培苗技术还不太成熟，现阶段嫁接已经成为牡丹最主要的繁殖方法，主要采用凤丹实生苗和芍药根作为砧木。以芍药为砧木，1 年生牡丹枝条上的芽为接穗进行嫁接，成活率可达 85% 以上。以牡丹根作砧木，选择适应性强的品种为接穗可大幅提高牡丹嫁接成活率。牡丹的嫁接具有季节性，嫁接时间直接影响嫁接的成活率，牡丹根接在白露前后，此时气温在 20~25℃，地温为 18~23℃，相对湿度较大，最容易产生愈伤组织，嫁接成活率最高。过早易于"秋发"，过晚发根少，接穗应该分品种选用无病虫害、生长健壮的当年生枝条。其次砧木和接穗的选择、嫁接的技术也直接影响嫁接的成活率。选择根砧一般粗度在 2cm、长度在 15cm 以上，以当年生健壮枝、芽为接穗。气温、地温以及土壤湿度均能影响嫁接的成活率。

根接方法用牡丹根嫁接，虽然寿命较长，但木质部较硬，嫁接比较困难，一般很少采用。通常采用芍药根作砧木，在立秋到霜降用根接法进行嫁接，秋分到寒露为最佳嫁接时间，因芍药根柔软无硬心，容易嫁接，根粗而短，养分充足，接活后生长旺盛。选择无病虫害生长健壮的芍药根作为砧木，要求主根长 25~30cm、直径 1.5~2cm 为宜，在阴凉处（15~25℃）放置软化 1~2d。选用长度 5~10cm 有 1~2 个饱满芽眼、无病虫害的当年生健壮紫斑牡丹枝条作接穗，采用边采边接的方法，可用切接法进行嫁接，嫁接后用细麻绳固定嫁接部位，要扎紧绑牢，并用 45~55℃石蜡液体封好嫁接接口。

枝接方法在秋分后到霜降前选择实生紫斑牡丹为砧木，在离地面 5cm 左右高度处截去上部。选择品种优良、植株健壮、无病虫害且有 2~3 个健壮芽的当年生新枝作接穗，将基部腋芽两侧削成楔形斜面，斜面长度以 2.5~3cm 为宜，砧木切口要削平，把砧木劈开深 2.5~3cm，将接穗插入砧木，木质部和韧皮部之间的形成层要对准接齐，使嫁接后两面都能充分接触到形成层组织，再用麻绳把嫁接部位固定好，绑牢扎紧，然后覆土越冬。

(3) 扦插繁殖

9~11 月是紫斑牡丹扦插的最佳时期，并且扦插的温度和湿度都能影响扦插的成活率。不同品种之间扦插成活率不同，有些品种的成活率较高，有些品种的成活率偏低。在9月选取当年生健壮的牡丹萌蘖枝并将其枝条剪成带 2~3 个芽的插穗，用 NAA（500mg/L）或 IBA（300mg/L）处理，扦插在沙质壤土上，在 18~25℃条件下 20~30d 产生不定根。

（4）压条繁殖

压条繁殖是指在 5 月底至 6 月初花期过后，选取健壮的 2~3 年生的牡丹枝条埋入土中用石块等重物或铁钩等加以固定，并保持土壤湿润促使其生根，等到第 2 年入冬前须根较多后再与其母株分离，挖出后移植形成独立新植株的方法。压条繁殖由于其繁殖系数较低，不适合大量生产苗木，目前有关牡丹的压条繁殖研究很少。但是压条繁殖法简单易行，经济可靠，为了保存种质以及一些稀有名贵品种的繁殖常用压条繁殖方法。

3. 组织培养技术

利用种子、鳞芽、单芽茎段、种胚和芽苗等作为外植体均能诱导出愈伤组织。种胚在 1/2 MS+BA 1.0mg/L+IAA 1.0mg/L 培养基上可以分化出不定芽。腋芽茎尖在 1/2 MS+IBA/IAA 0.1~2.0mg/L+2%蔗糖+0.5%活性炭的培养基可以诱导生根。芽在 MS 为最佳壮苗培养基。1/2 MS+IBA 0.8~1.2mg/L 培养基最适宜生根。花芽组织培养研究发现，牡丹花芽可以在 MS+VC+BA 的培养基上获得幼苗。

（四）田间管理

1. 定植

春季土壤解冻后在春风到清明挖苗，秋季在白露到立冬挖苗。挖苗前浇好挖苗水，挖苗时先在两个苗行间挖 25~30cm 深的沟，将苗取出，尽量减轻对植株根部的伤害，确保植株根系长度在 20cm 以上。按照相关标准对苗木进行定等分级，搞好包装和运输。运输苗木时要保持植株根部带土且土壤湿润，用草帘等包裹物将带土的根部包裹护理好，运输途中避免重压和日光暴晒，保持苗木通风透气。要轻装轻放避免将根部所带土块摔掉，为提高苗木成活率，苗木运送到栽植地块后要尽快移栽定植，以免长时间放置植株水分蒸发散失较多，影响苗木成活效果；如有不能立即栽植的苗木应尽早在阴凉处进行假植。定植一般在秋季进行，秋季是栽植牡丹的最佳时期，以白露到立冬定植为宜，最佳定植时间在白露后到霜降前，适期早栽时地温高，能促进植株早发新根，成活率高，利于植株越冬和翌年生长。栽植时宜选用质地疏松、肥沃，中性、微碱土壤，将所栽牡丹苗的断裂、病根剪掉，浸在盛有杀虫剂和杀菌剂的容器内进行蘸根处理。要求株距为 0.8~1m，行距为 1.2~1.5m，保持牡丹植株群体密度合理，通风透光。栽植时挖成直径40cm、深度 40cm 的坑，穴施经过充分腐熟达到无害化标准的优质农家肥 1.5~2kg/穴，并与穴内土壤搅拌均匀，填少许熟土护根，将苗木放入穴中央放端扶正，栽植覆土至多半坑后轻提晃动，缓慢向上提苗保持牡丹根系舒展，再二次覆土踏实封土，以根茎处土壤略低于地平面并有一个浅坑为宜，利于浇水灌溉。移栽时不可过深或过浅，尤忌过深，过深植株叶子发黄生长发育不良，根部容易霉烂；过浅时根部露出地面，不利于分枝，夏季高温暴晒容易死亡，同时生根也少。一般栽植时须根多者可浅些，只有少数几条粗根的宜深些。

2. 追肥浇水

栽植翻年后，每年应追肥 2 次，第 1 次在春分前后，第 2 次在开花后进行。追肥量为饼肥2.25~3t/hm² 加磷酸二铵 600~900kg/hm²。在行间开沟追施肥料并浇水灌溉，灌水量为 900~1200m³/hm²。

3. 松土锄草

及时进行松土锄草，每年要求中耕 4~6 次，谷雨后到立夏第 1 次中耕除草，牡丹花谢后第 2 次中耕除草，芒种到处暑进行第 3 次和第 4 次中耕除草。除草要浅锄，做到除早除小、不漏除，避免杂草与牡丹植株竞争水肥气热和空间，减少养分无谓消耗，促进牡丹植株健康生长。

4. 整形修剪

为了促进牡丹根部的生长，提高产量，对1~2年生和不留种的植株花蕾全部摘除，以减少养分的消耗。采摘花蕾应选在晴天露水干后进行，以防伤口感染病害。秋末对生长细弱单茎的植株，从基部将其剪去，翌年春即可发出3~5枚粗壮新枝，这样也能使牡丹枝壮根粗，提高产量。

5. 越冬管理

（1）培土

从植株行间起垄覆土。1~2年生牡丹将地上部枝条全部掩埋入土中，3年生以上的植株培土20cm左右。

（2）灌水

土壤封冻前灌溉冬水，灌水量为600~900m³/hm²。

（五）病虫害防治

1. 病害

（1）叶部病害及防治

①红斑病

一般在天气潮湿时发病并快速传播，在叶片发病初期的表现症状是新叶背面呈现出绿色针头状小点，逐渐扩展成紫褐色近圆形的小斑，如果继续扩大成为直径达7~12mm的不规则形大斑，中央呈淡黄褐色，边缘暗紫褐色，有时相连成片，严重时整叶焦枯。

防治方法：一旦发现及时摘除病叶，全面喷洒多菌灵可湿性粉剂500倍液。喷药时特别注意叶片背面，并且喷洒均匀、周到。如果是温室栽植，傍晚时喷撒粉尘剂（敌托粉尘剂、百菌清粉尘剂等）或释放烟雾剂防治叶霉病。在冬季整枝管护时必须将病枝清除，盆土表面挖去10cm左右，重新垫上新土。

②灰霉病

主要危害叶、叶柄、茎、花蕾及花。病菌以菌核随病残体或在土壤中越冬，翌年3月下旬至4月初萌发，产生分生孢子。分生孢子借助风雨传播进行侵染，高温和多雨的条件更有利于灰霉病大量形成和传播。

防治方法：选择地势开阔、排水良好、通风向阳的地方，为牡丹的生产提供良好的生长环境。栽培时施足基肥，以磷、钾肥为主；保持适当的栽培密度。及时中耕除草，以保持良好的通风透气环境。

③褐斑病

叶表面出现大小不同的苍白色直径为3~7mm的圆斑，病菌以菌丝体和分生孢子在发病组织和落叶中越冬，成为第2年的侵染来源。靠风雨传播，从伤口直接侵入，多在7~9月盆土过干或过湿时发病，台风季节发生严重时整个叶面全变为病斑而枯死。

防治方法：采收后彻底清除病残株及落叶，集中烧毁。发病前用600~800倍的百菌清预防效果较好。在高温多雨期间做好遮阴通风条件。

（2）茎部病害及防治
紫斑牡丹常见的茎部病害有以下两种：枯萎病和茎腐病。

①枯萎病

主要危害植物的茎、叶、芽。病菌随病株残体在土壤中存活，生长期遇有大雨之后，就能出现一个侵染及发病高峰，连阴雨多、降水量大的年份易发病，雨后高温或高湿环境下发病严重。

防治方法：选择高燥地块或起垄栽培，浇地时应开沟渗浇，防止茎基部淹水。发病初期可及时喷洒绿亨2号可湿性粉剂800倍液，或72%杜邦克露600倍液。

②茎腐病

病原菌以菌核侵染到死的有病植株上保留在土壤中，从夏到冬没有明显的休眠期，发病时先在茎基部产生水渍状褐色腐烂，进而植株灰白色枯萎，茎腐病较少侵染上部枝条。

防治方法：病株在菌核形成前即应除去，并注意清除落在土中的菌粒，收集后深埋；病原菌寄主广泛，注意不要与蔬菜地轮作。发病期可喷施70%甲基托布津或50%苯来特1000倍液进行防治。发病严重时要进行土壤消毒，排水不良或多雨季节要做好排水工作。

（3）根部病害及防治

①白绢病

主要发生在苗木近地面的茎基部。病菌一般以成熟菌核在土壤、被害杂草或病株残体上越冬，菌核在土壤中可存活4~5年，通过雨水进行传播。

防治方法：栽植前对土壤进行消毒处理，然后进行播种或扦插，可以很好地防治白绢病的产生和危害。树体地上部分出现症状后，将树干基部主根附近土扒开晾晒，可抑制病害的发展。调运苗木时，严格进行植物检疫，剔除病苗，并对健康苗木进行消毒处理。

②紫纹羽病

该病主要危害植株根系及根茎部位。首先幼嫩根受侵染，逐渐扩展至侧根、主根及根颈部，发病初期在病部出现黄褐色湿腐状，严重时变为深紫色或黑色，病根表层产生一层似棉絮状的菌丝体。后期病根表层完全腐烂，与木质部分离。

防治方法：严格进行苗木和土壤消毒。加强土壤水肥管理，施用充分腐熟发酵有机肥料。对发病严重的植株，可挖出烧毁，或切除病根经消毒后重新栽植。对发病初期或病情较轻的植株，可进行开沟灌根治疗。

③根腐病

主要危害根部。支根和须根染病根变黑腐烂。且向主根扩展。主根染病初在根皮上产生不规则黑斑，且不断扩展，致大部分根变黑，向木质部扩展，造成全部根腐烂，病株生长衰弱，叶小发黄，植株萎蔫直至枯死。

防治方法：播种前对种子和土壤进行消毒处理。发病初期若土壤湿度大、黏重、通透差，要及时改良并晾晒，再用药。对已经受损的根茎部位根据病情用国光根灵800倍液进行浇灌，每隔8d左右浇灌1次，可连浇灌2~3次。如果根系受损严重要配合使用促根调节剂，恢复效果更佳。种植基地周围栽植松树、柏树可以起到防止油用紫斑牡丹根腐病的蔓延和传染。

2. 虫害

（1）蛴螬

防治方法：发生初期用40%辛硫磷乳油1000~1500倍液或500亿孢子/g白僵菌母药2500~3000倍液灌根。由于这两种药剂都容易光解，因此灌根最好选择在阴天或晴天的早晨和傍晚进行，灌根后用土覆盖。

（2）地老虎

防治方法：清洁田园，及时铲除牡丹皮种植田周边的杂草。不得施用未完全腐熟的有机肥，在施用有机肥前将有机肥与1.8%阿维菌素乳油按500:1的比例混合均匀。毒饵诱杀。用40%辛硫磷乳油50g与炒香的麦麸5kg搅拌均匀后作为毒饵，在晴天的傍晚撒在牡丹皮幼苗四周。

五、留种技术

（一）种子的采集

选择4~5年生，生长健壮，表型突出，籽粒饱满、无病虫害的紫斑牡丹植株作种。7月下旬至8月初，当蓇葖果表面呈蟹黄色时摘下，放室内阴凉潮湿地上，使种子在果壳内成熟，要经常翻动，以避免堆积发热，使种子活力丧失。待大部分果壳裂开，剥下种子，置湿沙或细土中，层积堆放于阴凉处，或边采收边播种。按照药用牡丹种子质量分级标准（表5-2）进行分级包装并进行科学贮藏。

表5-2　药用牡丹种子质量分级标准

级别	生根率/%	发芽率/%	净度/%	生活力/%	千粒重/g	含水量/%
一级	≥80	≥80	≥90	≥80	≥250	≤10
二级	≥50	≥60	≥70	≥75	≥225	≤10
三级	≥20	≥45	≥60	≥45	≥205	≤10

（曹亚悦等，2015年）

（二）种子的贮藏

牡丹种子宜随采随播，如不能及时播种，可将种子用湿润沙土分层堆积于阴凉处，但贮藏时间不能超过9个月，一般贮藏条件下贮藏期限为1年。

牡丹种子为下胚轴休眠类型，收获时胚还未完全发育成熟，胚发育早期要求15~22℃较高温度30d，后期要求10~12℃的低温30~40d的。胚形态上发育完成后长根，又需要15~20d在0~5℃低温条件下打破下胚轴休眠，下胚轴休眠打破后，可在10~20℃温度下长茎出苗。一般秋季生根，春季发芽。

六、采收与加工

（一）采收

牡丹皮一般在移栽后3~5年即可采收，考虑年生物量和有效成分含量，以枝叶枯萎期即9~10月采收较佳，此时丹皮酚含量仅次于花盛期，也符合传统采收期。

（二）初加工

牡丹皮由于产地加工方法不同，可分为原丹皮和刮丹皮，原丹皮就是将收获的牡丹根堆放1~2d，待失水稍变软后，去掉须根，用手紧握鲜根，再用尖刀在侧面划一刀，深达木部，然后抽去中间木心（俗称抽筋）晒干即得。若趁鲜用竹刀或碗片刮去外表栓皮和抽掉木心晒干者则称刮丹皮。在晒干过程中不能淋雨或接触水分，因接触水分再晒干会使丹皮发红变质，影响药材质量。若根条较小，不易刮皮和抽心，可直接晒干，称为丹皮须。牡丹产量一般为250~350kg/亩，高产可达500kg/亩。每3kg鲜根能加工成1kg丹皮。

（三）药材质量标准

1. 质量标准

（1）外观性状

本品呈筒状或半圆状块片，有纵剖开的裂缝，向内卷曲或略外翻，长短不一，一般长 5~25cm，筒径 0.5~1.2cm，皮厚 2~4mm，外表面灰褐色，有多数横长略凹陷的皮孔痕及细根痕，内表面淡灰黄色或棕色，有明显细纵纹理，常见无色结晶体。常为针状、片状、柱状的牡丹酚结晶。质硬脆，折断面较平坦，粉性，灰白色至粉红色。有特殊香气，味苦而涩，有麻舌感。

（2）分级标准

根据原卫生部制订的药材商品规格标准，丹皮分"原丹皮"和"刮丹皮"两个品别，每个品别又分为 4 个等级。

①原丹皮

一等：圆筒形，均匀微弯，两端平，纵形刀口紧闭，皮细肉厚，表面褐色，质硬而脆，断面粉白色，粉质足，有亮银星，香气浓，味微苦涩。长 6cm 以上，中部粗 2.5cm 以上，无木心、青丹、杂质、霉变。

二等：圆筒形，均匀微弯，两端平，纵形刀口紧闭，皮细肉厚，表面褐色，质硬而脆，断面粉白色，粉质足，有亮银星，香气浓，味微苦涩。长 5cm 以上，中部粗 1.8cm 以上，无木心、青丹、杂质、霉变。

三等：圆筒形，均匀微弯，两端平，纵形刀口紧闭，皮细肉厚，表面褐色，质硬而脆，断面粉白色，粉质足，有亮银星，香气浓，味微苦涩。长 4cm 以上，中部粗 1cm 以上，无木心、杂质、霉变。

四等：不符合一、二、三等的细条及断枝碎片，但最小直径不低于 0.6cm，无木心、碎末、杂质、霉变。

②刮丹皮

一等：呈圆筒状，条均匀，刮去外皮。表面粉红色，在节疤、皮孔根痕处，偶有未去净的栓皮，形成棕褐色的花斑。质坚硬，断面粉白色，有粉性。气香浓，味微苦涩，长 6cm 以上，中部围粗 2.4cm 以上。皮刮净，色粉红，碎节不超过 5%，无木心、杂质、霉变。

二等：长 5cm 以上，中部围粗 1.7cm 以上。皮刮净，色粉红，碎节不超过 5%。无木心、杂质、无霉变。余同一等。

三等：长 4cm 以上，中部围粗 0.9cm 以上。皮刮净，色粉红，碎节不超过 5%。无木心、无杂质、无霉变。余同一等。

四等：凡不符合一、二、三等长度的断枝碎片均属此等。但应无木心、无碎末、无杂质、无霉变。

2. 检测指标

依据《中华人民共和国药典》（2020 年版一部）规定：水分不得超过 13.0%；总灰分不得超过 5.0%。浸出物不得少于 15.0%；按干燥品计算，含丹皮酚不得少于 1.20%。

3. 农药残留和重金属限度

农药 DDT、六六六（BHC）和五氯硝基苯（PCNB）分别不得超过 0.1mg/kg，艾氏剂（Aldrin）不得超过 0.02mg/kg，重金属总量≤20.0mg/kg，铅（Pb）≤5.0mg/kg，镉（Cd）≤0.3mg/kg，汞（Hg）≤0.2mg/kg，

砷（As）≤2.0mg/kg。

七、包装、贮藏与运输

（一）包装

丹皮晾干后，选用不易破损、干燥、清洁、无异味以及不影响品质的材料制成的专用袋包装，以保证药材的运输、贮藏、使用过程中的质量。包装箱上应标明有品名、规格、产地、批号、包装日期、生产单位等内容。出口牡丹皮还应标明出口标识。

（二）贮藏

丹皮含挥发油，如果贮藏不当，药材易变色，丹皮酚也会因贮藏时间延长而含量降低。丹皮贮藏一般用内衬防潮纸的瓦楞纸箱盛装，每件20kg左右，贮藏于阴凉干燥避光处，温度30℃以下，相对湿度70%~75%，商品安全水分10%~12%。

（三）运输

牡丹皮气味芳香，运输时尽量不要与其他的药材混装，不得与其他有毒、有害的物质混装；运输车辆和运载工具应清洁消毒、干燥、无异味、无污染；运输途中应有防晒、防潮等措施。

参考文献

[1] 国家药典委员会.中华人民共和国药典:2020年版 一部[M].北京:中国医药科技出版社,2020.

[2] 沈保安.中国芍药属牡丹组药用植物资源与分类鉴定[J].中草药,1997(11):688-690.

[3] 方前波,王德群,彭华胜.中国芍药属牡丹组的分类、分布与药用之间的关系研究[J].现代中药研究与实践,2004(2):20-22.

[4] 彭华胜,王德群,彭代银,等.药用牡丹基原的考证和调查[J].中国中药杂志,2017,42(9):1632-1636.

[5] 邓爱平,方文韬,谢冬梅,等.牡丹皮历代产地变迁及品质评价[J].中国现代中药,2017,19(6):880-885,890.

[6] 邓爱平,方文韬,谢冬梅,等.牡丹皮药材商品规格等级标准及质量评价[J].中国现代中药,2019,21(6):739-752.

[7] 张洪坤,路丽,黄玉瑶,等.牡丹皮不同采收期质量综合评价研究[J].世界科学技术:中医药现代化,2019,21(2):240-247.

[8] 伍淳操,郭小红,刘霞,等.近5年牡丹皮现代药学作用研究进展[J].中国新药杂志,2020,29(3):281-284.

[9] 杨立诚,夏昀卿,张萌,等.牡丹皮道地性物质基础组分结构特征及多维结构质量控制实践与发展[J].中国中药杂志,2020,45(14):3340-3350.

[10] 杨建宇,李少荣,范竹雯,等.道地药材牡丹皮的研究近况[J].光明中医,2020,35(12):1939-1942.

[11] 宋芊芊,周慧银,王瑞,等.牡丹皮规格等级及质量评价研究进展[J].中国中医药信息杂志,2021,28(6):127-131.

[12] 李光全,陈静,黄涛,等.摘花摘果对牡丹皮产量的影响[J].中药与临床,2022,13(3):18-20.

[13] 邓爱平.牡丹皮质量评价及商品规格研究[D].广州:广东药科大学,2018.

[14] 于玲,刘旭富,高琼.牡丹质量分级标准研究进展[J].现代园艺,2021,44(13):29-30.

［15］李莉莉.甘肃油用紫斑牡丹品种资源调查及评价[D].兰州:甘肃农业大学,2016.

［16］仇云云.11个种源紫斑牡丹种子休眠原因与破眠技术研究[D].北京:北京林业大学,2017.

［17］晋敏.紫斑牡丹优选群体的单株评价研究[D].咸阳:西北农林科技大学,2018.

［18］李婉茹.紫斑牡丹种子休眠与萌发研究[D].兰州:甘肃农业大学,2020.

［19］李梦晨.紫斑牡丹优选单株籽油等特性的研究[D].咸阳:西北农林科技大学,2021.

［20］郭鑫.栽培紫斑牡丹的遗传多样性及重要性状关联分析[D].北京:北京林业大学,2021.

［21］赵旭,董生健,朱宏伟.紫斑牡丹病害调查[J].甘肃农业,2006(8):242.

［22］李熙莉,李平平,岳桦.紫斑牡丹研究进展[J].北方园艺,2007(5):129-130.

［23］高见.紫斑牡丹的繁殖栽培技术[J].中国野生植物资源,2008(2):66-67.

［24］石建业,任生兰.紫斑牡丹种苗快速繁殖技术[J].中国林业,2010(11):50.

［25］王琼英.紫斑牡丹的栽培管理技术[J].林业实用技术,2010(11):45-46.

［26］孙吉林,张芳兰,赵自力,等.临洮紫斑牡丹种质资源圃新育优良品种性状分析[J].甘肃林业,2011(5):36.

［27］祁文烈,章文江.紫斑牡丹组培快繁技术研究[J].甘肃农业科技,2011(10):26-27.

［28］刘文兰,唐红,张亮,等.甘肃紫斑牡丹茎扦插繁殖技术初探[J].东北林业大学学报,2012,40(11):19-22.

［29］袁军辉.环境生态因子对野生紫斑牡丹空间遗传结构形成的影响[J].广东农业科学,2014,41(7):48-52.

［30］于玲,钟原,王莹,等.低温和赤霉素对紫斑牡丹种子萌发和幼苗生长的影响[J].北京林业大学学报,2015,37(4):120-126.

［31］张波.临夏紫斑牡丹育苗嫁接栽培生产技术[J].农业科技与信息,2016(2):124-125.

［32］孙梅,魏宝发.高海拔地区紫斑牡丹垄膜栽培技术[J].农业科技与信息,2016(34):79.

［33］王世全,何得平.油用紫斑牡丹播种育苗技术[J].农业科技通讯,2017(2):218-219.

［34］仇云云,陈涛,崔健,等.赤霉素及温度处理对不同种源紫斑牡丹种子生根和发芽的影响[J].西北植物学报,2017,37(3):552-560.

［35］魏晓红.甘肃油用牡丹产业发展情况探析[J].甘肃科技,2017,33(15):1-3.

［36］赵小霞,武斌,梁海龙.赤霉素处理对紫斑牡丹种子萌发和幼苗生长的影响[J].林业科技通讯,2017(11):50-52.

［37］孔芬,贺欢,汤玲,等.油用紫斑牡丹栽培技术[J].甘肃农业科技,2017(12):107-109.

［38］李云科,张春梅.苗床覆盖物对紫斑牡丹播种苗出苗率的影响[J].林业科技通讯,2018(2):25-26.

［39］赵雪梅,袁文君,朱月,等.紫斑牡丹种子上胚轴休眠解除效应研究[J].赤峰学院学报(自然科学版),2018,34(12):5-8.

［40］刘冰.打破紫斑牡丹种子休眠因素及抗氧化酶活性变化的研究[D].延吉:延边大学,2019.

［41］杨贞,张永春,杨柳燕,等.牡丹再生及遗传转化体系构建的研究进展[J].中国农学通报,2019,35(11):56-60.

［42］李婉茹,张双羽,唐红,等.外源赤霉素对紫斑牡丹种子萌发的影响[J].西北植物学报,2019,39(10):1819-1826.

[43]张双羽,唐红,何丽霞.赤霉素对紫斑牡丹种子下胚轴萌发及其种皮和胚乳结构的影响[J].西北植物学报,2019,39(12):2187-2196.

[44]张雯,徐先英,师生波,等.紫斑牡丹 *Paeonia rockii* 的光合特性及对土壤干旱胁迫的响应[J].分子植物育种,2020,18(7):2358-2365.

[45]王兴腾,李元会,张珊珊,等.高原地区紫斑牡丹的引种栽培技术[J].中国野生植物资源,2021,40(1):74-76.

[46]宋建邦,周社荣.子午岭野生紫斑牡丹保护措施研究[J].种子科技,2021,39(9):111-112.

[47]安红燕,王家奇,张雪,等.祁连山北坡山区紫斑牡丹引种试验[J].农业科技与信息,2021(11):47-48,51.

[48]李光胜,张来起,魏建华,等.药用牡丹 GAP 生产技术规程(草案)[J].现代中药研究与实践,2003(5):20-23.

[49]张丽萍,杨春清,刘晓龙,等.安徽药用牡丹规范化种植生产标准操作规程(SOP)[J].现代中药研究与实践,2010,24(2):14-17.

第六章　全　草　类

第一节　甜　叶　菊

一、概述

甜叶菊 *Stevia rebaudiana* (Bertoni) Hemsl 为菊科甜叶菊属多年生草本植物，别名甜菊、甜草、甜茶。中药名甜叶菊，药用部位为叶。味甘，性平，入肺、胃经，具有生津止渴、降血压之功效，主治消渴、高血压病。甜叶菊的主要化学成分为二萜类及其衍生物，黄酮、酚类及衍生物，挥发油类和其他成分。二萜类成分主要包括甜菊糖苷；黄酮类主要包括芦丁、黄酮醇及衍生物、山柰酚及衍生物、槲皮素及衍生物、芹菜素及衍生物；酚类成分包括咖啡酸及衍生物、奎宁酸及衍生物；挥发油主要包括单萜和倍半萜；其他成分主要包括生物碱，甾醇，多糖，脂肪酸，氨基酸，嘌呤。

甜叶菊原产南美洲。在加拿大、墨西哥、瑞士、韩国、法国、美国等国种植。我国于 1976 年由中国农业科学院及南京中山植物园等单位引种栽培，获得成功。甜叶菊在生产中表现出抗逆性强、适应性广等优良特性，适宜大面积推广种植。我国是甜叶菊的重要生产国，多数省区有种植，安徽、江苏、东北等为主要种植区。甘肃省甜叶菊种植主要集中在临泽县、甘州区，种植面积达 2 万余亩，已成为当地重要的经济作物。

二、植物形态特征

多年生草本，高 100~150cm。茎直立，基部半木质化，多分枝。叶对生，无柄；叶片倒卵形至宽披针形，长 5~10cm，宽 1.5~3.5cm，先端钝，基部楔形，上半部叶缘具粗锯齿。头状花序小，直径 3~5mm，在枝端排成伞房状，每花序具 5 朵管状花，总苞圆筒状，长约 6mm；总苞片 5~6，近等长，背面被短柔毛；小花管状，白色，先端 5 裂。瘦果，长纺锤形，长 2.5~3mm，黑褐色；冠毛多条，长 4~5mm，污白色。花果期 8~10 月。见图 6-1。

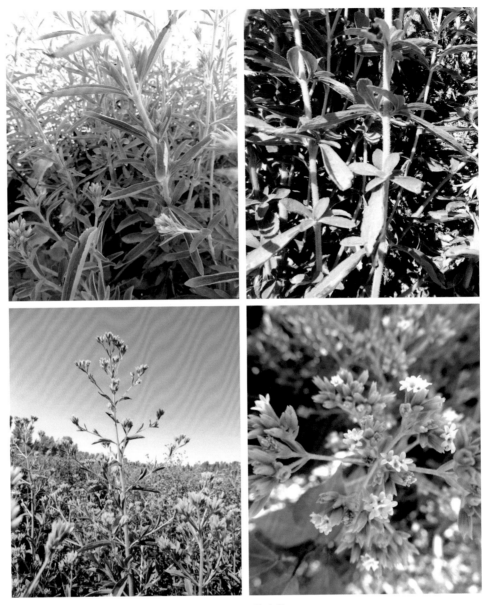

图 6-1 甜叶菊

三、生物学特性

（一）生长发育特性

甜叶菊主要的养分吸收器官是根，包含初生根（主根、侧根）和次生根（肉质根和细根），此外，初生根微小，根毛少、功效弱；肉质根垂直向下，深度为 18~25cm。茎为直立型，具有绿色、圆形、密生茸毛和中实质脆特点，具有输送水分和养料机能。根据分枝数量及分枝长短可以把甜叶菊分成宽纺锤形、纺锤形、倒纺锤形、长圆枝形、不定形等，其中纺锤形的植株叶片产量最高。

甜叶菊按叶位差别分为子叶、真叶和苞叶三种类别。真叶对生、部分互生，由叶柄、叶片构成。甜叶菊叶长、宽分别为 4~11cm、0.7~4cm。

甜叶菊头状花序筒状，由 5（稀 6）基部白色或浅紫红色筒状小花和位于外围彼此交叉重叠的 5 总苞片组成。开花前，筒状小花封闭，雄蕊 5（稀 6）着生于花托，花丝分离，花药合生形成花药筒，随花柱伸长并将柱头包裹于内；小花生长至略 1/2 总苞片高度时，花药开始成熟并在花药筒内侧释放花粉；小花顶端生长至略高出总苞片时，花冠筒先端开裂并向外平展分裂成 5 花瓣，花朵开放，花丝和花药筒停止伸长，花柱逐渐伸长至与总苞片等高并通过 2(常 3)柱头裂片将花粉推出花药筒，柱头裂片呈"Y"形展开。小花开放后，单花可持续开放 4~5d，整个头状花序的花期为 5~7d，全株花期可持续 40~60d；主要访花者为蜜蜂、蓟马等，偶见蝴蝶；甜叶菊单花花粉数为 6600±3100、胚珠数为 1，花粉胚珠比为 6600，属于异交繁育系统。

甜叶菊种子属瘦果，由冠毛、果皮、种皮和胚 4 部分组成。未成熟的种子冠毛闭合不展开，种子细长，外观干秕，黄白色。成熟度好的种子冠毛张开角度大，呈到伞状形，果实纺锤形，种子细小，长 2.9~4.3mm，宽 0.5~0.8mm，千粒重为 0.39~0.42g。果皮黑（棕）褐色，有 5~6 条凸状白褐色纵纹，两纵纹间有纵沟，果皮密生刺毛。果顶有浅褐色冠毛 20~22 条，长 5~7mm，呈倒伞状展开，冠毛皮上有锐刺。甜叶菊自花不孕，种子质量差异大，种子不实率高，不实率一般 25.3%~39.9%，成熟度 77.9%~87.3%，发芽率 65.6%~72.3%。

（二）对环境条件的要求

甜叶菊喜在温暖湿润的环境中生长，但亦能耐 -5℃的低温，气温在 20~30℃时最适宜茎叶生长。甜叶菊对土壤要求不严格，我国大部分地区都有种植。甜叶菊为光照敏性强的短日照植物，临界日长为 12h，所以在低纬度地区栽培开花较早，开花受精的胚珠，需 25~30d 的时间才能发育为成熟种子，当种子成熟后冠毛随风飘扬到处传播。

四、栽培技术

（一）苗床的选择与制作

选择在日光温室内进行育苗。培养土用园土、腐叶土和河沙进行配制，三者的比例为 2:1:1，也可用适量农家肥或腐熟堆肥代替腐叶土。将培养土拍细过筛后均匀施入苗床内，然后重新将苗床翻土耙细，整平，使培养土混合均匀。在苗床四周起垄，于播种前 1~2d 浇足底水。

（二）播种前准备

播种前 1d，用 20℃的温水将种子浸泡 24h，捞出后处理好的种子中加入占种子体积 2/3 的过筛湿土和 1/3 的草木灰，双手轻搓拌匀，分多次均匀撒在苗床上，再覆盖 0.5cm 厚的沙子，然后立即覆盖地膜。当有 60%的苗出土时，揭去地膜。

（三）播种

于 2 月底或 3 月初播种，由于甜叶菊种子不实率较高，因此要加大播种量，每亩大田需种量为 0.15kg 左右，播于 10m² 的苗床上。

（四）育苗管理

当幼苗长出 2 对真叶时，每天早晚检查苗床墒情，并及时洒水，保持苗床湿润；当幼苗长出 3 对真叶时，适当减少浇水次数，但仍需保持土壤湿润；当苗长到 5~7 对真叶（即苗高 8~12cm）时，即达到移栽标准。移栽前 10d 控制浇水，移栽前 1~2d 揭去棚膜炼苗，并适当向叶面喷水，便于带土起苗。在幼苗长出 3 对真叶后开始追肥，第 1 次追肥每 10m² 苗床以用尿素 0.1kg 兑水 50kg 施用为宜；10d 后，每 10m² 苗床用尿素 0.2kg 兑水 50kg 进行第 2 次追肥。

（五）田间管理技术

1. 移栽地选择

以土质疏松、腐殖质含量较高的中性或微酸性土壤为最佳，沙土地、盐碱地不宜种植。前茬作物以豆类为宜。种植地要进行秋翻、深耕，结合耕作每亩施氮磷钾复合肥 25kg，并立即耙地、整地，浇足底水。

2. 覆膜

地整好后及时覆盖地膜，地膜宽 110cm，膜间距 30~40cm，覆好后待栽。

3. 移栽

5 月初地温稳定在 10℃时即可定植。每个膜面栽 3 行，行距 30cm，株距 15cm。移栽前，切去幼苗顶部，以 1 叶 1 心为宜。小苗要深栽，将苗的 2/3 栽入土壤中。栽后立即浇水，且一定要浇透。

4. 浇水

甜叶菊喜湿怕干，水分不足时下部叶片容易脱落，所以要勤浇水，但田间不宜积水。当甜叶菊长到 8~9 对真叶时（即打顶摘心后），需肥、需水量达到高峰期，此期浇水非常重要，有利于多生分枝。

5. 追肥

第 1 次追肥在定植成活后 15~20d（苗高约 20cm 时）进行，每亩追施尿素 5kg，结合浇水进行；第 2 次追肥在打顶摘心后（苗高约 25cm 时）进行，每亩追施尿素 25kg，结合浇水进行，后期叶面喷洒磷酸二氢钾水溶液 2~3次。

6. 松土除草

浇水追肥后地表略干，可结合除草进行 2~3 次松土，保持田间清洁，土壤疏松。松土时可向根旁培土，以防植株倒伏。

7. 打顶摘心

当苗高 20~25cm，具有 8~9 对真叶时要打顶摘心，以促进植株多生分枝。如果移栽前切去了顶部，可不摘心。

（六）病虫害防治

1. 立枯病

主要发生在幼苗期，如遇低温、高湿、床面积水、床土透气性差等情况，均易发生此病，严重时苗床内的苗 3~5d 全部死亡。可用敌克松进行土壤消毒，也可用 50% 甲基托布津 1000~1500 倍液或多菌灵 1000~1500 倍液喷雾防治，每隔 7~10d 喷 1 次。

2. 黑斑病

主要发生在植株生长旺盛期，高温、高湿条件下易发生此病。可用 65% 代森锌 500~600 倍液进行叶面喷洒。

3. 叶斑病

在栽植密度高、透气性不好、田间湿度大、氮肥施用多等情况下均可发病并蔓延，轻者减产10%，重者减产 30%~40%。可用 50% 甲基托布津 1000 倍液或 50% 代森锌 800~1000 倍液进行叶面喷洒。

4. 蚜虫

主要为害叶片。可用 10% 吡虫啉 3000~4000 倍液，或 40% 乐果 1000 倍液，或 50% 抗蚜威1500倍液喷雾防治。

5. 棉铃虫、玉米螟、甜菜夜蛾

主要为害叶片。在幼虫 1~2 龄期用 50% 辛硫磷 1000 倍液或 15% 杜邦安打 3000~4000 倍液喷雾防治。

五、采收加工

（一）采收时期

9月中下旬，当田间有20%植株现蕾时及时采收，此时叶片中甜菊苷含量最高，甜菊商品性最好。

（二）采收方法

采用人工或机械从其基部连秆割下；割下的秆叶运至宽敞场地晾晒，不要堆压，以防霉烂。

（三）初加工

除去茎枝，摘取叶片，晒干。晾晒前应将晒场打扫干净以免混入杂质，不宜堆放过厚，不要见露水。遇连续阴天，可采取烘烤设备烘烤，温度控制在40℃左右为宜，有条件的地方可采用烘干脱叶，并将叶打成压缩包贮藏更好。

六、包装、贮藏与运输

（一）包装

甜叶菊叶晒干或烘干下线后，待温度降至常温时严格按照质量分级标准立即进行分级、包装。包装前应首先检测甜叶菊叶的整齐度、颜色及气味等性状指标，并测定水分、总糖苷含量及杂质含量等品质指标，将符合标准的产品打包捆压成件。每件50kg。然后标明捆压件的品名、产地、规格、等级、毛重、净重、执行标准、生产单位及包装日期等，并附上质量合格标志。批量包装还需附上批包装记录，包括品名、产地、规格、批号、重量、包装工号及包装日期等。

（二）贮藏

当叶片水分晒至8%左右时脱叶装包，包口要扎紧，并且放在阴凉干燥处贮藏，不能受阳光长时间照射，否则叶片会变黄，影响质量。包装好的成品应在低于25℃的常温、相对湿度低于70%的条件下避光、通风贮藏。

（三）运输

应尽量使用专用运输工具进行运输；如果使用非专用的运输工具，应保证运输工具清洁无污染，以避免禁用物质污染产品。

参考文献

［1］国家中医药管理局.中华本草［M］.上海:上海科学技术出版社,1999.

［2］刘琼,潘芸芸,吴卫.甜叶菊化学成分及药理活性研究进展［J］.天然产物研究与开发,2018,30（6）:1085-1091.

［3］雒淑珍,赵继荣,魏玉杰,等.河西绿洲灌区甜叶菊优质丰产栽培技术［J］.北方园艺,2010(23):69-70.

［4］余志,吴元华,余彬情,等.甜叶菊绿色高效栽培技术［J］.农技服务,2021,38(5):41-42.

［5］马冉,田英豪,刘恩琪,等.我国甜叶菊栽培技术研究与进展［J］.河北农业科学,2021,25(4):35-38,62.

［6］余有霞.甜叶菊栽培技术［J］.西北园艺(综合),2019(4):47.

［7］刘红光,王伟男,谭德云,等.甜叶菊高产优质栽培技术［J］.农业科技通讯,2019(3):236-238.

[8]王槐霞.河西走廊地区甜菊嫩枝扦插育苗及高产栽培技术[J].上海蔬菜,2018(6):51-52.

[9]李瑞锋.甜叶菊种子高效生产技术[J].中国糖料,2009(3):52-53.

[10]罗庆云,陈锋,陈玉江,等.甜菊糖原料供给侧改革方向[J].中国糖料,2018,40(5):77-80.

[11]孙瑞芬,苏文斌,张艳芳,等.甜叶菊离体培养快繁体系的建立[J].分子植物育种,2018,16(8):2600-2605.

[12]吕磊.甜叶菊重要农艺性状关联分析[D].滁州:安徽科技学院,2018.

[13]时侠清,许峰,常明星.甜菊种子的形态观察与品种比较[J].种子,2013,32(12):67-69.

[14]袁鋈柳,罗庆云,陈思锐,等.聚药雄蕊植物甜叶菊花部特征与繁育特性初步研究[J].中国糖料,2018,40(3):1-6.

[15]王致和,马金慧,张亚萍,等.河西地区甜叶菊短日照处理杂交制种技术研究[J].中国糖料,2022,44(1):48-53.

[16]陈叶,郝宏杰,罗光宏,等.河西走廊绿洲灌区甜叶菊栽培技术[J].蔬菜,2012(2):10-11.

[17]郭翠容.甜叶菊质量标准研究[D].上海:上海交通大学,2014.

第二节 藿 香

一、概述

藿香 *Agastache rugosa* (Fisch. & C. A. Mey.) Kuntze 为唇形科藿香属 *Agastache* 植物，别名合香、仓告、紫苏草、白薄荷、大叶薄荷。中药名藿香，全草入药，味辛，性微温，归脾、胃、肺经。其主要成分包括挥发油类和非挥发油类，挥发油类主要包括萜类（单萜、倍半萜）、酮类、酚类、醇类、醚类、酯类等化合物；非挥发油类成分主要包括黄酮类、萜类（二萜和三萜）、酚酸类、苯丙素类、醌类、甾体等化合物。具有调节消化系统、抗病原微生物、抗炎和抗氧化等药理作用，祛暑解表，化湿和胃。藿香分布广泛，我国各地均有分布，多为栽培，主产江西、河南、河北、四川、湖北、东北、陕西等地。

二、植物形态特征

多年生草本。茎直立，高 0.5~1.7m，四棱形，粗达 7~8mm。叶心状卵形至长圆状披针形，长 4.5~11cm，宽 3~6.5cm，向上渐小，先端尾状长渐尖，基部心形，稀截形，边缘具粗齿，纸质，上面橄榄绿色，近无毛，下面略淡，被微柔毛及点状腺体；叶柄长 1.5~3.5cm。轮伞花序组成顶生密集的圆筒形穗状花序，穗状花序长 2.5~12cm；花序基部的苞叶长不超过 5mm，宽 1~2mm，披针状线形，长渐尖，苞片形状与之相似，较小，长 2~3mm；轮伞花序具短梗，总梗长约 3mm，被腺微柔毛。花萼管状倒圆锥形，长约 6mm，宽约 2mm，被腺微柔毛及黄色小腺体，多少染成浅紫色或紫红色，喉部微斜，萼齿三角状披针形，后 3 齿长约 2.2mm，前 2 齿稍短。花冠淡紫蓝色，长约 8mm，外被微柔毛，冠筒基部宽约 1.2mm，微超出于萼，向上渐宽，至喉部宽约 3mm，冠檐二唇形，上唇直伸，先端微缺，下唇 3 裂，中裂片较宽大，长约 2mm，宽约 3.5mm，平展，边缘波状，基部宽，侧裂片半圆形。雄蕊伸出花冠，花丝细，扁平，无毛。花柱与雄蕊近等长，丝状，先端相等的 2 裂。花盘厚环状。子房裂片顶部具绒毛。成熟小坚果卵状长圆形，长约 1.8mm，宽约 1.1mm，腹面具棱，先端具短硬毛，褐色。花期 6~9 月，果期 9~10 月。见图 6-2。

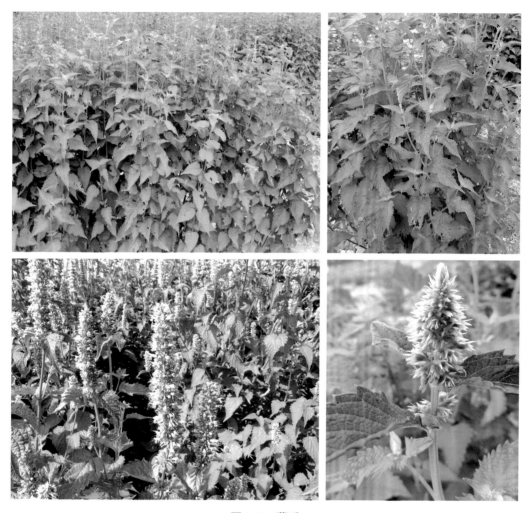

图 6-2　藿香

三、生物学特性

（一）藿香的生长发育期

河西走廊藿香 4 月中下旬播种，平均气温达到 10℃时，10d 左右幼苗出土；5 月上旬出苗率达到 80%；4~5 月植株生长速度较慢，及时补苗后进行中耕除草施肥；6~7 月属于旺长期，植株生长速度逐渐加快，主茎、侧枝伸展，枝叶纵横交错；7 月中旬，枝叶生长达高峰期；8 月下旬部分植株开花，9 月上旬进入盛花期；10 月中旬，种子开始逐渐成熟；由绿色变成棕色，此时为种子收获期；11 月植株地上全部枯萎，次年 4 月植株返青，能够在自然条件下越冬，次年成活率达 98%。

（二）生长发育特性

藿香种子萌发时间较短，在 15~30℃范围内均可萌发，15℃条件下，第 3d 开始萌发。发芽率等指标随温度的升高先上升再下降，最适萌发温度为 25℃，发芽率达 93%。光照和黑暗条件下种子发芽率分别为 88% 和 81%，发芽势为 87% 和 74%，光照有助于提高藿香种子的发芽势，但对发芽率影响较小，黑暗条件下的胚芽长高于正常光照下 4 倍以上，更有利于幼苗胚芽的生长。藿香繁殖方式主要为种子繁殖，也可育苗移栽。种子千粒重 0.3~0.6g，种子寿命 2~4 年，隔年籽可以播种，对土壤要求不严格，藿香花期在 8 月上旬至 9 月初，花序开放时间因天气状况及花序长短而异，群体花期为 15~28d。藿香每天开放 1~3 轮花序。单花开放持续 3~5d 后凋落，温度较高时持续开放 2~4d。

（三）对环境条件的要求

藿香喜温暖湿润气候。年平均气温 19~26℃的地区较宜生长，温度高于 35℃或低于 16℃时生长缓慢或停止；喜水性强，苗期在潮湿环境、成株后在多雾、湿润、空气湿度较高条件下生长有利；喜光，在阳光下比在荫蔽下生长粗壮，但幼苗期要适当遮阴；一般土壤均可栽培，以排水量良好的沙质土壤为好，积水时根部易腐烂。

四、栽培技术

（一）选地整地

秋季深翻土地 25~30cm，打碎土块。春季结合春耕每亩施入 2000~3000kg 充分腐熟的优质农家肥，配施适量磷、钾肥，整平耙细后做 1.2~1.4m 宽的半高畦，四周设排水沟。

（二）播种

1. 播种时间

北方地区多实行春播。春季直播一般于 4 月上中旬进行。

2. 播种量

春播每亩播种量为 500~800g。

3. 播种

（1）播种方式

可直播，也可育苗移栽。

（2）苗床准备

选择土质疏松、肥沃、排灌方便的平坦地块，做成宽 1.5m 的育苗床，苗床长度根据地块情况而定，苗床铺腐熟的优质农家肥 6cm 左右，翻耕细耙后镇压床面，打底水后进行播种。播种后覆盖细沙 1cm 左右，灌水后覆盖 1.5cm 左右的稻草。插上弓条，扣上棚膜，以利于保温、保湿、遮光。

（3）人工播种

春季直播顺畦按行距 25~30cm，划 1.0~1.5cm 深的浅穴，将种子拌沙均匀撒入沟内，覆土1cm，稍加镇压后耙平，土壤过干时则需浇透水，穴播按 30cm 行株距开穴，每穴播种 10 余粒，天晴无雨时及时浇水。

（三）田间管理

1. 间苗、定苗

在气温 13~18℃、土壤有足够湿度的条件下，10~12d 出苗。苗高 10~12cm 时进行定苗，去弱留强。条播可按株距 10~12cm 两行错开定苗。

2. 中耕除草

在间苗补苗的同时注意松土锄草，在第 1 年第 1 次收获前应进行中耕除草 3 次，第 1 次在苗高 3cm 左右，第 2 次在苗高 12~15cm，第 3 次在苗高 21~24cm 时进行。

3. 灌溉与排水

藿香一般情况下不需灌水。若地势较高、干旱无雨时或少雨地区，则需适时浇水。反之位置较低、梅雨季节则应注意排水，以防烂根，同时在封垄前一定要清理沟道。

4. 施肥

与中耕除草结合进行，由于藿香茎叶均作药用，故施肥应以"全肥"为好（包括氮、磷、钾），如人畜粪、油饼等均可。每次每亩酌施稀薄的人畜粪水 1000kg，或施硫酸铵 10~13kg，施肥后应浇水。结合中耕除草追肥 2~3 次，每亩每次追施厩肥 2000kg、喷施 2 遍叶面肥，前期可加施尿素 10~15kg，封垄后不再施尿素。封垄前应注意培土，以防植株倒伏，封垄后不再进行中耕。每次收割后都应中耕除草和追肥 1 次。苗高 25~30cm 时，第 2 次收割后进行培土，特别是收割后培土，保护根部越冬。

（四）病虫害防控

根据对植株生长发育期的观察，发现病虫害有 3 种，但危害性不大，是否需要防治，视危害程度而定。见表 6-1。

表 6-1　藿香病虫害及防治措施

病虫害类型	发病时间	病原	病症及病状	防治措施
斑枯病	8~9 月	半知菌亚门壳针孢属真菌	被害植株的叶片和叶梢部下垂、干枯，根部腐烂，叶上可见暗褐色多角形病斑，后期病斑两面出现黑色小点，即病原菌分生孢子器	发病初期，拔除病株并用 58% 甲霜灵锰锌 500 倍液或 50% 多菌灵 600 倍液灌病穴及邻近植株根部，防止蔓延
褐斑病	7~8 月	半知菌亚门尾孢属真菌	为害叶片。叶上病斑圆形或近圆形，直径 2~4mm，中央淡褐色，边缘暗褐色。后期叶面生淡黑色霉状物，为病原菌的分生孢子梗和分生孢子。病情严重时病斑连片，叶片提前枯死	发病初期选用 50% 代森锰锌 600 倍液药剂，视病情喷洒 2~3 次，间隔 10d，入冬前彻底清除田间病株残体，并集中烧掉，以减少侵染源
蚜虫	7~9 月	昆虫纲半翅目蚜科	常群集于叶片、嫩茎、花蕾、顶芽等部位，刺吸液，使叶片皱缩、卷曲、畸形	及时喷洒 50% 辟蚜雾超微可湿性粉剂 2000 倍液或 20% 灭多威乳油 1500 倍液

（杨文玺等，2017 年）

五、采收加工

（一）采收时期

一般于抽穗开花前收割。收割时，选晴天齐地面割取晒干。

（二）采收方法

用镰刀割取地上部分，晾晒干包装。

（三）初加工

采收全株后原地晾晒 2d，待叶片稍成皱缩状态，将其捆扎成捆，拿到平坦的水泥地上放在太阳下暴晒，促使其迅速干燥。傍晚堆叠码垛，用塑料薄膜盖面，堆叠发汗一夜后，第 2d 再晒，反复日闷夜晒 3~5d。之后用木棒敲打其根部，去除根部的细碎毛根即可。

六、包装、贮藏与运输

（一）包装

材料应使用干燥、清洁、无异味及不影响质量的材料制成，容易回收和降解。

（二）贮藏

产品应贮存在清洁、干燥、阴凉、通风、无异味专用仓库。

（三）运输

运输工具必须清洁、干燥、无异味、无污染，严禁与可能污染的其他物质的货物混装运输，运输过程中防止雨淋和暴晒。

参考文献

［1］中国科学院中国植物志编辑委员会.中国植物志：第65卷第2分册［M］.北京：科学出版社，1993.

［2］凡杭，聂安政，包莉，等.藿香化学成分与药理作用研究进展［J］.中国野生植物资源，2021，40（11）：45-53.

［3］王同军.藿香高效栽培技术［J］.乡村科技，2015（5）：26.

［4］邹建运，李月芬.中药材藿香栽种管理技术要点［J］.南方农业，2015，9（9）：51，53.

［5］赵金，魏晓明，范振宇.药用植物藿香栽培技术［J］.新农业，2015（15）：34-36.

［6］董润楠.辽东山区藿香人工栽培技术［J］.吉林蔬菜，2019（3）：5.

［7］魏继新.辽东山区藿香栽培模式［J］.农民致富之友，2017（2）：64.

［8］严振，丘金裕，蔡岳文，等.优质广藿香的栽培技术和质量要求［J］.广东药学，2002（3）：7-9.

［9］高赢，王晶，路金才，等.藿香种子的发芽特性研究［J］.种子，2017，36（6）：105-107.

［10］杨文玺，武睿，车树理，等.定西市藿香栽培试验及开发前景研究［J］.畜牧兽医杂志，2017，36（1）：124-127.

第三节　艾　　叶

一、概述

艾叶为菊科 Asteraceae 蒿属 Artemisia 植物艾 Artemisia argyi Lévl. et Vant.的干燥叶。性辛、温，味苦，有小毒，归肝、脾、肾经。具有温经止血、散寒止痛、祛湿止痒等功效。用于吐血，衄血，崩漏，月经过多，胎漏下血，少腹冷痛，经寒不调，宫冷不孕；外治皮肤瘙痒。现代药理研究表明，艾叶具有抗菌、抗病毒、止血、抗肿瘤、保肝利胆、抗氧化、止咳平喘、镇痛抗炎、降血糖、免疫调节等多种药理作用，艾灸具有温通散寒、治疗百病的效果。艾叶中主要含有萜类、黄酮、苯丙素、芳香酸（醛）、甾体及脂肪酸等化学成分，其中桉油精（$C_{10}H_8O$）、龙脑（$C_{10}H_{18}O$）为药典质量控制指标成分。

蒿属在全球有350种以上，广布于北半球的温带欧、亚、北美，少数种分布于非洲、南亚及中美洲等热带地区，我国有180种以上。蒿属在我国分布广泛，除极干旱与高寒地区外，几乎遍及中国，除《中华人民共和国药典》收载的艾 *Artemisia argyi* Lévl. et Vant. 作艾叶用以外，还有以下同属植物的叶在分布地区亦作"艾叶"入药（见表6-2）。艾草极易繁衍生长，对气候和土壤的适应性较强，耐寒耐旱，喜温暖、湿润的气候，以潮湿肥沃的土壤生长较好，现在河南南阳、湖北蕲春等地进行艾叶大规模人工种植，并形成两大艾草产业集聚区。其中主产地为湖北、河南、河北的艾叶为公认为道地产区，并形成了"蕲艾""祁艾"两个道地品牌。

表 6-2 我国艾叶使用及分布

序号	中文名	拉丁名	产地分布
1	蒙古蒿	*Artemisia mongolica* (Fisch. ex Bess.) Nakai.	东北、华北及华东地区
2	魁蒿	*Artemisia princeps* Pamp.	遍及全国
3	五月艾	*Artemisia indica* Willd.	华北、华东、中南、西南等地
4	红足蒿	*Artemisia rubripes* Nakai.	东北、华北及山东、江苏、安徽、浙江、江西和福建等地
5	北艾	*Artemisia vulgaris* L.	陕西、甘肃（西部）、青海、新疆、四川（西部）等地
6	宽叶山蒿	*Artemisia stolonifera*(Maxim.)Komar.	东北、华北及山东、江苏、安徽、浙江和湖北等地
7	野艾蒿	*Artemisia lavandulaefolia* DC.	东北、华北及山东、江苏、安徽、浙江和江西等地

二、艾叶的植物学特征

艾为多年生草本或稍亚灌木状，植株有浓香；茎有少数短分枝，茎、枝被灰色蛛丝状柔毛；叶上面被灰白色柔毛，兼有白色腺点与小凹点，下面密被白色蛛丝状柔毛；基生叶具长柄；茎下部叶近圆形或宽卵形，羽状深裂，每侧裂片2~3，裂片有2~3小裂齿，干后下面主、侧脉常深褐或锈色，叶柄长 0.5~0.8cm；中部叶卵形、三角状卵形或近菱形，长 5~8cm，一（二）回羽状深裂或半裂，每侧裂片2~3，裂片卵形、卵状披针形或披针形，宽 2~3(4)mm，干后主脉和侧脉深褐或锈色，叶柄长 0.2~0.5cm；上部叶与苞片叶羽状半裂、浅裂、3 深裂或不裂；头状花序椭圆形，径 2.5~3.5mm，排成穗状花序或复穗状花序，在茎上常组成尖塔形窄圆锥花序；总苞片背面密被灰白色蛛丝状绵毛，边缘膜质；雌花 6~10；两性花 8~12，檐部紫色；瘦果长卵圆形或长圆形。花果期 7~10月。见图 6-3。

三、艾叶的生物学特征

（一）生长发育特性

艾叶是菊科植物艾的干燥叶，艾为多年生草本或稍半灌木状，整株香气浓郁。野生艾草株高50~120cm，栽培艾草可达 1.8~2.5m。艾草整株被绒毛，厚纸质叶片并羽状深裂，叶上存在白色腺点的小凹点，正面和背面分别呈绿色和灰绿色，且在背部有稀疏白色绒毛。直立茎，根多分枝，主根较粗壮，须根偏纤细，多数为头状花序，瘦果呈长圆形，长约1mm。花期7~9月，果期11~12月。在生产栽培中，艾草以根茎分株繁殖为主。通常在3月和11月进行种子繁育的播种和根茎繁殖。

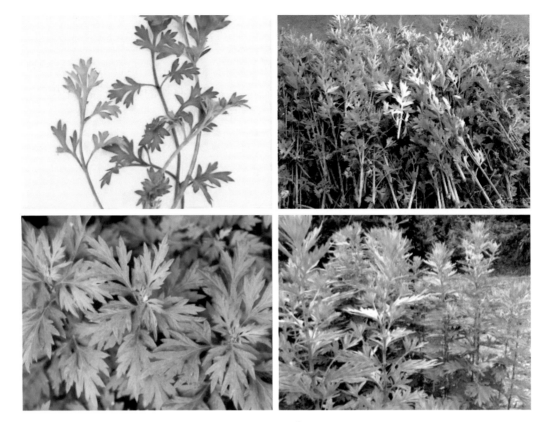

图6-3 艾

（二）对环境条件的要求

艾草对环境的适应性较强，常野生于路旁、荒地、草地、山坡、田头等处。艾草虽有良好的耐寒性和耐旱性，但在湿润温暖的气候条件下长势更好，因此，人工种植多栽培于丘陵、低海拔地区。24~30℃范围内时艾草产量高，气温高于30℃时茎秆易老化、抽枝、病虫害加重，冬季低温低于-3℃时宿根生长不好。选地时，宜选择低海拔区域，耕层土壤厚度≥25cm，土壤偏酸性（pH=5.1~6.8），土壤有机质含量≥1.0%，排灌条件良好（保证水分相对充足但不积水），坡度小于15°，光照良好的荒坡、丘陵、平地等区域。光照和土壤的pH值都是影响艾草品质的主要环境因素，因为艾草中有效成分的含量会随着这些环境因素的优劣而发生改变，日照充足时，作物光合作用强，产生的有效成分含量升高，日照不足，虽然艾叶中挥发油的含量会有所提高，但总黄酮、鞣质及多种有机酸的含量都会大幅度降低，整体上艾草的质量也会大打折扣。

四、栽培技术

（一）选育良种

1. 种子繁殖

播种一般为条播和撒播，应首选撒播。播种前先用多菌灵拌种，预防真菌感染。整地浇足水后下种，再用新高脂膜600~800倍液喷洒土壤表面，可保墒防水分蒸发、防晒抗旱、保温防冻；或整地浇足水后撒播，覆盖稻草，预防水分蒸发，保温及防止杂草生长。

2. 分株式繁殖

以根状茎分株繁殖，一般要求在霜降之后至立春艾草萌芽前进行，艾草种茎挖出后，剔除杂草树根，选取粗壮的根状茎，以单根形式在种植沟内以接龙形式栽种，填土压实。

（二）选地

艾草适生性强，喜阳光、耐干旱、较耐寒，对土壤条件要求不严，但以阳光充足、土层深厚、土壤通透性好、有机质丰富的中性土壤为佳，肥沃、松润、排水良好的沙壤及黏壤土生长良好。但是作为食药用的艾草，栽培中除了要获得较高的产量之外，更重要的是要保证艾草原料的质量安全及其药效。因此，种植地块周边空气应洁净无扬尘，附近无居民生活污水和工业水污染，空气质量应符合 GB 3059—2012 的规定。

（三）整地

地块选好后，先进行深耕，耕深 30cm 以上。深耕土地不仅可疏松土壤，提高土壤温度和保墒能力；还可以充分利用耕质土下积淀的氮、磷、钾元素；同时，也起到部分除草作用，使当年的草籽基本上全部深埋，可除掉翌年 50% 左右的杂草。深耕时墒情过大，应适当将翻耕后的土地进行晾晒，防止旋耙时耙不碎，影响种植。

（四）种植

艾草分蘖能力强，一般一株艾一年能分蘖成几株至几十株，可以作为分株繁殖的材料。因此，生产上大部分采用分株繁殖的方式，该方式也是目前人工栽培的主要繁殖方式。每年 3~4 月，由根茎生长出的幼苗高 15~20cm 时，在土壤湿润时，最好是雨后或浇水后，挖取艾草全株种植，栽培后 2~3d 若无降水要滴水保墒。研究表明，生产上种植密度对艾叶产量、质量均有一定影响，适当稀植能促进艾草植株茎粗增加，叶间距紧凑，叶片增大，枯叶率降低，有效叶片数增加；密植可以显著提高艾草亩产量和叶片出绒率，但会降低单株产量和有效叶片数，艾草会随着植株叶位的降低和叶龄的增大，蕲艾叶片大小和百叶重呈先增加后减小的趋势，叶片下表皮的非腺毛密度和叶片出绒率逐渐减小。随着种植密度的增加，艾叶桉油精、樟脑、α-侧柏酮和棕矢车菊素含量逐步降低，绿原酸、异绿原酸 A、异绿原酸 B、异绿原酸 C 含量逐渐增加，而龙脑、乙酸龙脑酯和异泽兰黄素的含量是先增加后大幅降低的趋势。随着植株叶位的降低和叶龄的增大，艾草挥发油、酚酸和黄酮类成分的含量逐渐减少，生产上艾草根茎种植密度以 28 000 株/亩左右（株行距为 10cm×20cm）为适宜，田间有效株树以 14.28 万株/亩左右为适宜。

（五）田间管理

根据艾草实际生长情况，采取有针对性地管理措施（除草、灌溉、排水），以产出优质、高产艾草。

1. 中耕除草

在艾草生长过程中，适时进行中耕。注意耕作均匀，适当深锄，深度约 10cm。合理疏除过密的茎基和宿根。每茬收割后，应及时收集田间杂草，并集中深埋。

2. 科学施肥

追肥在艾草每采收一茬后都要进行，中耕除草后为宜。正常生长过程中不应施用化肥，连年单一使用化肥，种植作物单方面吸收有用的离子，会降低土壤中有机质的含量，造成土壤酸化、板结，土壤板结会使其缺少氧气，影响根的呼吸，能量供应不足，阻碍艾草的生长。可在必要时适当施用农家肥、饼肥或厩肥，使土壤中有益微生物群落增多，微生物的分泌物能溶解土壤中的磷酸盐，将磷素释放出来。同时，也将钾及微量元素阳离子释放出来，促进土壤团粒结构的形成，使土壤疏松，增加土壤保水、保肥能力及通透性。见表 6-3。

表 6-3　艾草生产肥料施用方法

施用类型	肥料种类及施用方法	施用时间	作用
基肥	施入腐熟的农家肥或稀人粪尿，一般每亩4000kg	在播种或移植前施用	供给养分，提供良好土壤条件
苗肥	北方或西部地区，每亩施尿素 6~8kg 作提苗肥，阴雨天撒肥,晴天叶面喷施	苗高 10cm 左右	壮苗
追肥	每亩施腐熟的 3000kg 农家肥、厩肥或 300kg 优质有机肥，或以腐熟的稀人畜粪为主,适当配以磷钾肥	每次收割、中耕除草后	应对养分的大量需要，补充基肥的不足

（刘蓓蓓等,2020 年）

3. 灌溉与排水

艾草适应性虽强，但干燥会影响产量，积水会造成植株死亡。在北方干旱地区，根据需要对艾草生长进行水分补充，漫灌或叶面喷灌苗高小于 80cm 的艾草。土壤水分含量会对艾草活性物质的含量产生显著影响，土壤水分较充足时，艾草中挥发油含量虽会降低，但却会显著提高黄酮、鞣质、有机酸等类有效成分的含量，整体上提高艾叶药材的质量，水分较充足时也可提高艾草产量，因此种植中应注意防止干旱。但若只考虑提取艾叶中挥发油成分（艾精油），在不影响产量的情况下，则可适当减少水分补给，选择适度干燥的土壤环境。

4. 病虫害防治

艾草病虫害综合防治要遵守"农业防治、物理防治、生物防治为主，化学防治为辅"的原则，贯彻"预防为主、综合防治"的植保方针。艾草的病虫害比较少，受周边作物影响，在防治上要做到早发现、早防治。

（1）农业防治

艾草宜实行 3 年以上土地轮作制；移栽时选用无病虫害的健壮植株，加强土肥水协调管理；深翻土壤、深耕晒垡，阻止虫卵在土中越冬，地下病菌、害虫可通过翻耕的手段被翻到地表；每次收获后及时清场，将残枝败叶集中深埋。

（2）物理防治

物理防治是以病虫害对物理因素的反应规律为依据，利用简单工具和各种物理因素，如光、热、电、温度、湿度和放射能、声波等防治病虫害的措施。例如，由于害虫具有趋光性，可以通过黑光灯或者频振式灭虫灯诱捕。艾草的病害较少，主要有病毒病和极少量根腐病，病毒病是由蚜虫携带病毒引起的，发病后的特点起初是枝梢上端的嫩叶片萎缩，泛红或泛黄，呈火烧样，而后叶枯萎，从枝梢扩往茎枝下面的叶片。且该病的传染性强、传染速度快，整块地都迅速染病。产生该现象的原因是艾草植株密度过大，缺肥料，植株免疫力弱。可采用翻土的物理防治方法，除去过密的根茎，达到疏苗的作用，同时补施有机肥料。

（3）生物防治

生物防治主要是通过生物天敌、杀虫微生物等途径解决病虫害。生物防治方法主要包括：以菌控病，以虫治虫，以菌治虫，使用植物源农药等。瓢虫、草蛉、食蚜蝇和寄生蜂都对蚜虫的增长有抑制作用，要注意保护和利用蚜虫天敌，如七星瓢虫、异色瓢虫、中华草蛉、食蚜蝇等。通过为虫害的天敌提供庇护场所或人工助迁，可有效防治蚜虫危害。有条件的可人工饲养和释放天敌。

（4）化学防治

针对艾草病虫害，科学合理选用化学防治技术，禁止使用高毒、高残留农药防治病虫害。要加强对病害、虫害的综合防治工作。应采取农业综合措施与药剂防治并举方案，发现病株应及时清除，控制传染。如果发现蚜虫危害，可将70%艾美乐水分散剂或吡虫啉1000倍稀释后，采用喷雾的手段，喷雾隔周1次，连续3次，安全间隔期最少15d。

五、采收加工

（一）采收时期

在我国中部地区，艾草正常第一茬的采收期为5月下旬至6月上中旬。北方地区气温持续偏低，艾草生长发育相对迟缓，可适当延迟采收期。通常在枝叶繁茂、未开花时进行地上部分采收。根据用途或加工要求，一般每年采收1~2茬；第2茬9月下旬至10月上旬采收。

（二）采收方法

采收天气宜选择晴天的早晨或多云天气露水干后。艾草用作提取挥发油成分的情况下不需干燥，可直接投以使用。采收的鲜叶平摊于晾架上阴干，可最大限度地保存药效成分（挥发油、黄酮、鞣质、有机酸等）；如采收和初加工时间紧，可晒至六七成干，收回室内，直立阴干，人工清除附着在艾草上的藤蔓和其他杂质，然后脱其艾叶；收割时只收割茎秆，留下根茎，留作种株翌年再繁殖用。

（三）贮藏

干燥后的艾叶应存储在干燥的仓库中，地面要有地架，靠墙侧有一定间隔以防潮。药用艾叶不应久储，以避免药效成分损失。供加工艾绒生产灸用制品的原料艾叶应储存1~3年后使用。

（四）药材规格标准

中华中医药学会发布的《中药材商品规格等级标准》中将艾叶划分为选货和通货两个等级，选货茎梗含量不超过3%，其他杂质含量不超过1%；统货茎梗含量不超过5%，其他杂质含量不超过1%。

（五）药材质量标准

2020年版《中华人民共和国药典》规定，艾叶按干燥品计算，含桉油精（$C_{10}H_8O$）不得少于0.050%，含龙脑（$C_{10}H_{18}O$）不得少于0.020%。

参考文献

[1]国家药典委员会.中华人民共和国药典:2020年版　一部[M].北京:中国医药科技出版社,2020.

[2]兰晓燕,张元,朱龙波,等.艾叶化学成分、药理作用及质量研究进展[J].中国中药杂志,2020,45(17):4017-4030.

[3]周峰,秦路平,连佳芳,等.艾叶的化学成分、生物活性和植物资源[J].药学实践杂志,2000(2):96-98,103.

[4]聂韡,刘畅,单承莺.艾草的本草考证及资源分布[J].中国野生植物资源,2019,38(4):93-95,105.

[5]刘蓓蓓,郭双喜,万定荣,等.艾草规范化种植技术[J].亚太传统医药,2020,16(12):67-70.

[6]顾海科,刘桂君,宋梅芳,等.艾草标准化人工栽培技术[J].现代农业科技,2018(4):89-90,93.

[7]马琳,陈昌婕,康利平,等.不同种植密度、叶位与叶龄对蕲艾产量和品质的影响[J].中国中药杂志,2020,45(17):4031-4040.

[8]宋栋国.新时代背景下的中药材规范化种植与管理思路[J].中国规范化,2019(10):224-225.

[9]周群.植物病害生物防治[J].现代农业,2016(6):21-23.

[10]杨朝晖.科技创新推动中药材生产进入无公害时代[N].科技日报,2018-06-13(3).

[11]宋叶,张鹏云,戴卫波,等.不同产地艾叶挥发油成分的比较研究[J].时珍国医国药,2019,30(4):845-851.

第四节　益　母　草

一、概述

益母草 Leonurus japonicus Houtt.是唇形科益母草属植物,别名茺蔚、益明、郁臭草、坤草、益母蒿、月母草。中药名为益母草,性苦、辛,微寒。归肝、心包、膀胱经。具有活血调经、利尿消肿、清热解毒的功效。用于月经不调、痛经经闭、恶露不尽、水肿尿少、疮疡肿毒等。益母草化学成分比较复杂,目前从益母草中已分离鉴定出120余种化合物,包括生物碱类、黄酮类、二萜类、香豆素类、三萜类、苯乙醇苷类、挥发油类等化合物。其中生物碱水苏碱和益母草碱是益母草最主要的有效成分,具有利尿、抗血小板聚集、抑制肌酸激酶活性和抑制血管平滑肌对缩血管物质的收缩反应等药理作用;其次为二萜类化合物,二萜类化合物是益母草属植物中广泛分布的一类化合物,也是目前从益母草中分离得到数量最多的化合物,主要为半日花烷型二萜,而半日花烷型根据C-12上连接的五元环类型,其结构可分为螺环型、呋喃型、内酯型等类型。益母草在全国大部分地区均有分布,主产江苏、福建、广东、广西、贵州、云南、四川等地。

二、植物形态特征

一年生或二年生草本,高60~100cm。茎直立,单一或有分枝,四棱形,被微毛。叶对生;叶形多种;叶柄长0.5~8cm。一年生植物基生叶具长柄,叶片略呈圆形,直径3~8cm,5~9浅裂,裂片具2~3钝齿,基部心形;茎中部叶有短柄,3全裂,裂片近披针形,中央裂片常再3裂,两侧裂片再1~2裂,先端渐尖,边缘疏生锯齿或近全缘;最上部叶不分裂,线形,近无柄,上面绿色,被糙伏毛,下面淡绿色,被疏柔毛及腺点。轮伞花序腋生,具花8~15朵;小苞片针刺状;花萼钟形,外面贴生微柔毛,先端5齿裂,具刺尖,下方2齿比上方2齿长,宿存;花冠唇形,淡红色或紫红色,长9~12mm,外面被柔毛,上唇与下唇几等长,上唇长圆形,全缘,边缘具纤毛,下唇3裂,中央裂片较大,倒心形;雄蕊4,二强,着生在花冠内面近中部,花丝疏被鳞状毛,花药2室;雌蕊1,子房4裂,花柱丝状,略长于雄蕊,柱头2裂。小坚果褐色,三棱形,上端较宽而平截,基部楔形,长约2.5mm。花期6~9月,果期7~10月。见图6-4。

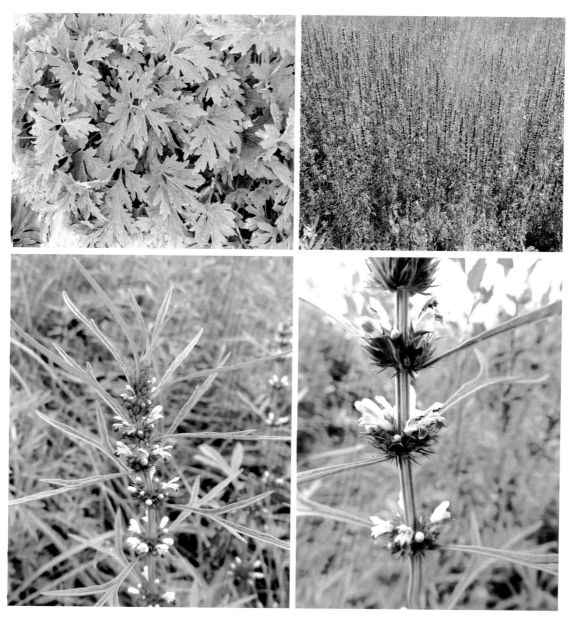

图 6-4　益母草

三、生物学特性

（一）生长发育特性

益母草喜温暖而湿润的气候，需要充足的光照。在海拔 1600m 以下地区栽培较宜，若在较高海拔地区栽培，常因温度低而不能抽薹开花。栽培在过于阴湿之处，易受病害，生长不良。

（二）对环境条件的要求

益母草种子在土壤水分充足的条件下，种子发芽出苗随温度的增加而加快。种子在 10℃以上即可发芽，低于 10℃则不能发芽。平均气温 10~15℃时，播种后 20~30d 出苗；平均气温 15~20℃时播种后 7~18d 出苗；平均气温 20℃以上，播种后 5~7d 出苗。

四、栽培技术

（一）选地整地

益母草喜温暖湿润气候，喜阳光，喜肥和水，怕涝。因此，应选择具有一定坡度的坡地，以细腻疏松、蓄水力强、不宜积水、肥沃的沙质土为佳。所选地块周边无任何环境污染源，且交通方便、环境优良。

播种前进行整地，整地时须先清除地上杂草等杂物。再用农耕机浅耕 20~30cm。将土耙细整平，挖排水沟，应不浅于 15cm，地四周的排水沟稍深，宽度为 20~30cm。同时还要留出进行田间管理的走道。如有必要，可对地块进行消毒处理。整好地后，于阳光下晾晒 1d 后即可播种。

（二）播种

1. 播种方法

播种方法为条播，种子每亩播种量 1kg。播种时，开 3~5cm 深的浅沟，行距 20~30cm，播沟宽 10~20cm，播种前先将种子混入适量草木灰，利于掌握好播种量。播种后覆以薄土，在畦上撒施草木灰 3t/hm²。研究结果表明：在同一播种期下，出苗后随着生长周期的延长，鲜益母草产量和总生物碱含量均逐渐增加。在 3 个半月左右时间两者均达最高状态，以后由于畦内太密、通风不良导致病害发生，影响产量，而且总生物碱含量积累也出现下降现象。对鲜益母草不同种植密度的研究表明，不同种植密度的小区产量基本接近，无多大差异，因此在生产上可以实行宽行或窄行种植，考虑到益母草在种植较密的情况下，在生长后期由于畦内通风性能较差，易造成益母草植株基叶变黄、腐烂，还易造成根腐病等病害的发生，而行距太宽，则由于杂草较多，人工成本耗费较大，因此生产中保持行距 20~30cm，播沟宽在 10~20cm 较合适。

2. 播种时间

河西走廊益母草春播于 4 月中下旬为宜。

（三）田间管理

1. 间苗、补苗

第 1 次间苗在苗高 1cm 左右时，疏去过密和弱小的苗，使幼苗不致过于密集影响生长，结合浅耕除草进行。第 2 次间苗，在苗高 5cm 左右时进行，疏去过密、弱小和有病虫的幼苗，结合中耕除草进行。第 3 次间苗，即定苗，在苗高 10cm 左右时进行，行距为 20~30cm，株距为 8~12cm，结合中耕除草进行。

2. 中耕除草

第 1 次中耕除草，结合第 1 次间苗进行，要求中耕浅，3~4cm，除草净，并追施苗肥，促进益母草生长。第 2 次中耕除草，结合第 2 次间苗进行，中耕浅，5~6cm，除草。第 3 次中耕除草，结合第 3 次间苗进行，同时进行培土，在苗高 10cm 左右，中耕 5~6cm，培土 2~3cm，除净杂草并追施叶肥，促进益母草生长。

3. 施肥

在播种前施 15t/hm² 的腐熟厩肥作为基肥，深耕约 30cm，耙细整平。在第 1 次和第 2 次间苗后施苗肥，共施尿素 200kg/hm²，配水稀释后浇施，促进幼苗生长。结合第 3 次间苗和中耕除草施用叶肥促进长叶，施尿素 60kg/hm²，过磷酸钙 450kg/hm²，氯化钾 75kg/hm²，配水稀释后浇施，可分 2~3 次施用。当益母草长高至 35cm 左右，叶片覆盖整个田块时，配水稀释，喷施尿素 40kg/hm² 作为含量肥，使叶片转嫩变绿，以提高益母草内总生物碱含量。研究表明：在施氮肥量和有机基肥量两者中，在一种施肥量一定的情况下，增加另一种施肥量，益母草产量均有明显的增加；随着两者比例同时增加，益母草产量达到最高。

4. 排灌

益母草喜潮湿但怕涝，过多的灌溉会抑制益母草的生长，同时，盐酸水苏碱的含量也会下降。因此，一般情况下，只需保证在益母草生长期土壤湿润即可。

在益母草进入拔节期时，宜及时进行灌溉，以满足益母草生长旺盛期需水量的增加。此次灌溉结合第 2 次中耕除草进行。

田中积水过多，会抑制益母草的生长，同时，还易引发益母草立枯病的发生。因此，若遇强降雨等天气，应及时排出田间积水。

（四）病虫害防治

1. 蚜虫

成虫和幼虫主要集中在益母草抽发的新叶及老叶上为害，此虫可使叶片皱缩、空洞、变黄，天气干旱时为害更严重。蚜虫是危害益母草最严重的虫害，一般春、秋季发生。

防治方法：用 0.5% 阿维菌素乳油 2000 倍液喷雾 1~2 次，杀虫效果显著，收获前 20d 左右停止喷药。研究结果表明：对蚜虫杀灭效果最佳的是阿维菌素乳油，喷药 7d 虫口减退率 98.9%，防治效果为 99.1%。

2. 根腐病

发病时，细根首先发生褐色干腐，并逐渐蔓延至粗根。根部横切，可见断面有明显褐色，后期根部腐烂，植株地上部分萎蔫枯死。

防治方法：发病期，喷 50% 托布津 800 倍液，控制病害蔓延；或采用水旱轮作的耕作方法，在入冬前清园，收集病株残体，集中销毁，种植地翻耕 30cm 深越冬，达到冻死害虫的效果。及时开沟排水，降低田间湿度，增强抗病力，加强管理，增施磷、钾肥，促进植株生长，提高抗病能力等农业防治措施。

3. 白粉病

属真菌感染，主要症状叶两面产生白色的粉状斑，后期粉状斑上产生黑色小点，即病原菌的闭囊壳，发病期用 15% 粉锈宁 800 倍液喷雾。

4. 留种技术

种子充分成熟后，单独收获。因成熟种子易脱落，于田间初步脱粒后，再运回晒干脱粒，除去杂质，贮藏备用。

五、采收加工及储藏

（一）采收时期

收获益母草全草应在枝叶生长旺盛、每株开花达 2/3 时适时收获。

（二）采收方法

采收时用镰刀割取地上部分，晒至半干，在此过程中避免堆积和雨淋受潮，防其发酵或叶片变黄。采收时应剔除病虫危害的茎、叶及非药用部位和异物，移出田外统一集中处理销毁。

（三）干燥初加工

益母草的主要有效成分为盐酸水苏碱，若加工方式不合理，盐酸水苏碱易分解，含量降低，因此将采收并已晒至半干的益母草药材切制后继续在阳光下快速晒干，打包，入库。

（四）药材规格标准

中华中医药学会发布的《中药材商品规格等级标准》中将益母草划分为选货和统货两个等级，其中选货规定杂质不得过 1%、统货杂质不得过 3%。

（五）药材质量标准

2020 年版《中华人民共和国药典》规定，鲜益母草幼苗期无茎，基生叶圆心形，5~9 浅裂，每裂片有 2~3 钝齿。花前期茎呈方柱形，上部多分枝，四面凹下成纵沟，长 30~60cm，直径 0.2~0.5cm；表面青绿色；质鲜嫩，断面中部有髓。叶交互对生，有柄；叶片青绿色，质鲜嫩，揉之有汁；下部茎生叶掌状 3 裂，上部叶羽状深裂或浅裂成 3 片，裂片全缘或具少数锯齿。气微，味微苦。干益母草茎表面灰绿色或黄绿色；体轻，质韧，断面中部有髓。叶片灰绿色，多皱缩、破碎，易脱落。轮伞花序腋生，小花淡紫色，花萼筒状，花冠二唇形。切段者长约 2cm。

干益母草水分不得超过 13.0%；总灰分干益母草不得超过 11.0%。干益母草照水溶性浸出物测定法项下的热浸法测定，不得少于 15.0%。

益母草浸出物含量不得少于 12.0%；含盐酸水苏碱（$C_7H_{13}NO_2HCl$）不得少于 0.40%，含盐酸益母草碱（$C_{14}H_{21}O_5N_3HCl$）不得少于 0.040%。

（六）贮藏

益母草应贮藏于防潮、防压、干燥处，以免受潮发霉变黑和防止受压破碎造成损失，且贮存期不宜过长，过长易变色。茺蔚子应贮藏在干燥阴凉处，防止受潮、虫蛀和鼠害。

参考文献

［1］国家药典委员会.中华人民共和国药典:2020 年版 一部［M］.北京:中国医药科技出版社,2020.

［2］中国植物志编委会.中国植物志:第 65 卷第 2 分册［M］.北京:科学出版社,1997.

［3］罗淑荣,麦路,朱兆仪.益母草中生物碱的分离及含量测定［J］.中药通报,1985,10（1）:32-35.

［4］周勤梅.益母草属二萜类化合物的研究进展［J］.中药材,2014,37（9）:1691-1695.

［5］黄锁义,黎海妮,余美料.益母草总黄酮的提取及鉴别［J］.时珍国医国药,2005,16（5）:398-399.

［6］蔡晓菡.益母草化学成分的研究［D］.沈阳:沈阳药科大学,2005.

［7］李义秀.益母草化学成分及药理活性研究［D］.北京:北京协和医学院,2011.

［8］张祎,邓屾,李晓霞,等.益母草化学成分的分离与结构鉴［J］.中国药物化学杂志,2013,23（6）:480-485.

［9］黄庆芳,冯承恩.益母草对小鼠子宫平滑肌双向调节作用研究［J］.亚太传统医药,2014,10（14）:11-13.

［10］赵彩霞,蔡长春,张增巧,等.益母草的药理作用及临床应用研究进展［J］.临床误诊误治,2011,24（2）:82-84.

［11］刘群.药用植物益母草规范高产栽培技术［J］.现代农业,2009(12):6.

［12］罗远鸿.川产益母草规范化栽培关键技术研究［D］.成都:成都中医药大学,2015.

[13]姜华年.19个种源地益母草生物学特性观测分析[D].武汉:华中农业大学,2009.

[14]徐建中,王志安等.益母草 GAP 栽培技术研究[J].现代中药研究与实践,2006(4):8-11.

[15]张飞联,赵仕湘,吴爱娟,等.物候对益母草生长和总生物碱积累的影响[J].中草药.2003,31(5):371-374.

[16]王文博,虞锦义,徐建中.播种期对益母草生长的影响[J].现代中药研究与实践,2005(3):13-15.

[17]沈晓霞,盛束军,徐建中.环境因子对益母草总生物碱含量的影响[J].浙江农业学报,2002(4):37-41.

第五节　薄　荷

一、概述

薄荷 *Mentha haplocalyx* Briq.为唇形科薄荷属植物,别名野薄荷、南薄荷、土薄荷、香薷草、鱼香草。地上部分入药,中药名薄荷,味辛,性凉,归肺、肝经。具有疏散风热、清利头目、利咽透疹、疏肝行气等功效。临床上常用于风热感冒、头痛目赤、咽喉肿痛、喉痹、口疮、麻疹、风疹、胸胁胀闷等症的治疗。薄荷主要含有挥发油类、黄酮类、萜类、酚酸类、醌类、苯丙素类等化学成分。挥发油类成分主要包括薄荷醇、薄荷酮、异薄荷酮、胡薄荷酮、异胡薄荷醇、胡椒酮、桉油精、芳樟醇、香芹酮、香芹酚、柠檬烯、3-辛醇、3-辛酮、α-蒎烯、β-蒎烯、α-松油醇、乙酸松油脂、乙酸薄荷酯等,具有促进渗透、改善精神疲劳、祛痰、抗炎、抗微生物等作用;黄酮类成分主要有刺槐素、香叶木苷、木犀草素、香叶木素、橙皮素-7-O-β-D-葡萄糖苷、木犀草素-7-O-芸香糖苷、5-羟基-6,7,8,4′-四甲氧基黄酮、5,6,4′-三羟基-7,8-二甲氧基黄酮等,具有良好的抗氧化、抗病毒、抗炎等生物活性;萜类成分主要包括单萜类和五环三萜类两大类,主要有齐墩果酸、熊果酸、桦木酸、p-薄荷-3-烯-1α,8-dien-3-one 等,具有较好的抗炎、抗菌、抗病毒、抗肿瘤活性;薄荷酚酸类成分主要有苯甲酸、根皮酸、龙胆酸、琥珀酸、咖啡酸、丁香酸、原儿茶醛等,具有抗炎、抗菌、抗病毒、抗氧化的药理作用;薄荷中醌类成分有大黄酸、大黄酚、大黄素、大黄素甲醚、芦荟大黄素、丹参酮Ⅰ、丹参酮ⅡA、二氢丹参酮Ⅰ、亚甲基丹参醌、1,2-二氢丹参醌等醌类化合物;薄荷中苯丙素类成分有(+)-1-羟基松脂-1-O-β-D-葡萄糖苷、Clemastanin A、1-羟基松脂酚、3,4-二羟基烯丙基-3-O-β-D-葡萄吡喃糖苷等,大多具有抗肿瘤、杀虫、抗炎、抗氧化、降血糖等药理作用,具有广泛的应用前景。除上述成分外,薄荷中还含有大量的氨基酸,如谷氨酸、天冬氨酸、苏氨酸、亮氨酸等,丰富的微量元素,如铁(Fe)、钙(Ca)、锌(Zn)等及棕榈酸、油酸等脂肪酸类成分。

薄荷属植物主要分布在北半球的温带地区,少数种见于南半球。薄荷属植物在我国分布较广,北起黑龙江北部,南至云南西双版纳,东起台湾地区,西到西藏的东南部均有自然分布(见表6-4)。除自然分布外,我国还有大面积的人工栽培薄荷。人工栽培的薄荷属植物主要有薄荷、椒样薄荷和留兰香三个种。本属植物是世界上主要的香料植物之一,也是用途广泛的中药材。薄荷油、椒样薄荷油、留兰香油被广泛地应用于医药、食品、化妆品、香料、烟草等工业。

我国是世界公认的薄荷主产国，薄荷产品以香气纯正、异味少、质量好而享誉世界，被誉为"亚洲之香"，在国际市场上有举足轻重的地位。当前薄荷产区主要集中在江苏、安徽、江西、四川等地，以江苏为道地产区，以安徽太和产量最大。

表6-4 中国薄荷属植物种类及分布

编号	种名	学名	分布	生境
1	薄荷	*Mentha haplocalyx* Briq.	全国各地	野生或栽培
2	东北薄荷	*Mentha sachalinensis* (Briq.) Kudo.	黑龙江、辽宁、吉林、内蒙古	野生
3	兴安薄荷	*Mentha dahuurica* Fisch	黑龙江、辽宁、吉林、内蒙古	野生
4	椒样薄荷	*Mentha piperita* L.	南京、北京	栽培
5	留兰香	*Mentha spicata* L.	江苏、浙江、贵州等	栽培
6	皱叶留兰香	*Mentha crispata* Schrad.	云南、西藏	野生或栽培
7	柠檬留兰香	*Mentha citrata* Ehrh.	北京、南京、杭州	栽培
8	假薄荷	*Mentha asatica* Briss.	新疆、四川西北部、西藏	野生
9	灰薄荷	*Mentha vagans* Briss.	新疆	野生
10	欧薄荷	*Mentha longifolia* (Linn.) Huds.	上海、南京	栽培
11	圆叶薄荷	*Mentha rotundifolia* (Linn.) Huds.	北京、南京、云南、杭州	栽培
12	唇萼薄荷	*Mentha pulegium* L.	北京、南京	栽培

（梁呈元等，2009年）

二、薄荷的植物学特征

薄荷为多年生宿根性草本植物，高30~80cm，全株具有浓烈的清凉香味。发根力极强，有3种根，种根、不定根和气生根，茎分为3种茎，直立茎、地面匍匐茎和地下茎，茎基部稍倾斜向上直立，四棱形，被长柔毛。地上茎赤色或青色，地下茎为白色。叶绿色或赤红色，单叶对生，长圆形或长圆状披针形，边缘具尖锯齿，两面有疏柔毛，下面有腺鳞，轮伞状花序，腋生，花小，淡紫红色，花冠二唇形。茎叶高出轮伞状花序。花期8~10月，薄荷为异花授粉作物，果实为小坚果，浅褐色或褐色，卵圆形。种子甚小，黄色。花期6~8月，果期9~10月。见图6-5。

三、薄荷的生物学特性

（一）生长发育特性

薄荷自出苗到停止生长，生育期长达240d左右。主要分为以下几个生育期，自种子发芽出土到幼苗开始分枝止，称为发苗期，又叫返青生长期；自幼苗开始分枝到开始现蕾止，称为分枝期，又叫迅速生长期；自开始现蕾到开始开花称现蕾开花期，一般需10~15d；自10月下旬地上部分停止生长，进入越冬休眠期到第2年3月上旬开始发芽生长止称为休眠期，休眠期长120~130d。

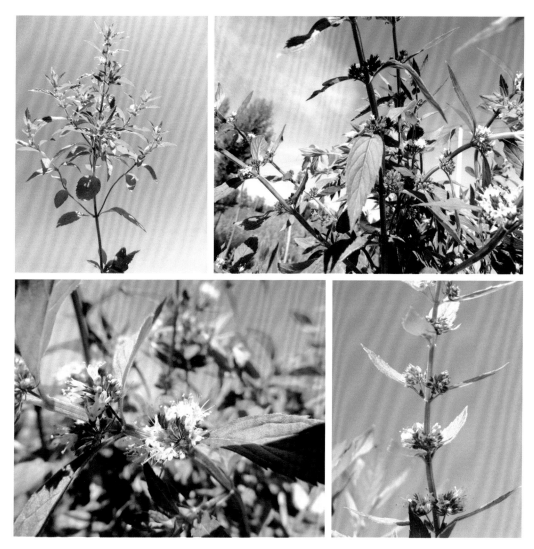

图 6-5 薄荷

薄荷种子（实为果实）呈灰黑色或黑色，三棱状椭圆形，长 1.6~2.0mm，宽 0.9~1.4mm。表面光滑或粗糙，背面圆钝拱起，腹面形成纵脊，果脐生于纵脊基部，形似三角形，两端圆钝。幼苗子叶2，长卵形或心形，长 2.0~3.5mm，宽 1.0~2.7mm。初生叶对生，长卵形，边缘锯齿状。胚轴下部白色，上部渐变为浅绿色。主根长，可见侧根，斜向下伸展，千粒重 0.62~0.83g 之间。

（二）对环境条件的要求

薄荷适应性较强，在海拔 500~1500m 栽培的薄荷精油和薄荷脑含量较高。喜温暖和湿润环境，生长初期和中期降雨有利于植株生长，现蕾开花期则需要充足阳光和干燥的天气。薄荷属长日照植物，日照较长可促进开花且有利于提高含油量，阳光充足有利于薄荷油、薄荷脑的累积。薄荷对土壤要求不严但以沙壤土、壤土和腐殖质土为宜，黏性重过，沙、碱性过大的地块生长不良，土壤酸碱度 6~7.5 为宜。早春当地温达 23℃时地下根茎即开始发芽出苗，能耐-5℃低温，在积雪覆盖下能安全越冬。薄荷性喜温暖湿润，生长期适宜温度为 20~30℃之间。生长初期和中期需要雨量充沛，现蕾期、花期需要阳光充足。日照时间长、昼夜温差大有利于有机物质积累。

四、薄荷栽培技术

薄荷多为露地栽培，北方地区还可以采用保护栽培或者露地与保护设施栽培并举的方式。栽培季节依各地气候决定，在无霜冻的季节都可栽培，河西地区露地在 4~10 月栽培，保护设施条件下周年都可生产。

（一）种质资源

栽培的薄荷各地的品种繁多，如江苏栽培的薄荷通常称苏薄荷或仁丹草，主要品种有龙脑薄荷（花紫色，雄蕊超出花冠，茎粗长，扭曲呈螺旋状）、红叶臭头（花淡紫色，雄蕊短于花冠，茎紫色，较粗，叶较大，先端锐尖）、白叶臭头（花淡紫色，雄蕊超出花冠，茎绿色，叶较大，淡绿色）、大叶青种（花期迟，雄蕊超出花冠，茎绿色，叶大，绿色，植株高大）、小叶黄种（茎紫色，较细短，叶较小，黄绿色，中脉两侧常有紫色斑迹，花深紫，雄蕊内藏），北京栽培的有平叶留兰香，云南楚雄栽培的有楚薄荷等。

（二）选地整地

薄荷对土壤要求不严格，除过酸过碱土壤外，一般都能种植，但是宜选土质肥沃、地势平坦、阳光充足、排灌良好的土壤为好。忌连作。整地要深耕，耙平，做畦。耕翻时每亩施入有机肥 2500~3000kg，配合施用 50kg 复合肥作基肥。做成宽 100~120cm、高 15~20cm 的畦，四周开好排水沟。

（三）播种

1. 秧苗繁殖方法

首先，需要合理选择种苗，确保秧苗品种纯正、生长良好、无病虫害。其次，需要前一年秋季收割后及时进行中耕除草及施肥，待来年种苗高度为 12~15cm 时，在前茬作物中间进行定植，株距保持在 15cm 左右。也可以在空地进行定植，最佳行株距为 24cm×18cm。进行挖穴栽植时，应保证每穴栽植 1~2 株种苗，栽种深度控制在 6~8cm，再进行覆土和压实。待种苗成活后，将地上部分割掉，使其能萌发更多地上茎。

2. 根茎繁殖方法

此方法主要适用于春、秋季节。春季薄荷未萌发之前，或秋季割掉薄荷地上部分后，再挖出根茎进行挑选，确保根系白嫩、肥大。之后将根茎截成约 6cm 的小段，在深度约 9cm 的沟渠内进行种植，保证种植株距为 15~18cm、行距为 30cm。完成种植后进行覆土，轻微压实后浇水。

3. 种子繁殖方法

此繁殖方法最佳实施时间为清明节前后，在阳畦内放置由熟粪土、沙壤土和细沙按比例配制而成的土壤，播种前对土壤浇透水，再均匀撒入种子，并用细沙覆盖种子，之后用塑料薄膜进行覆盖。此方法通常 5~20d 即可出苗。种子出苗后，需要在中午阳光强烈时将薄膜打开进行透气，同时清除畦内杂草，土壤过干时用喷壶进行浇水。当种苗高度达到 6cm 时，可在晴天或阴天下午将其移栽于大田，采用与秧苗繁殖法相同的栽培行株距。

4. 地上茎繁殖方法

此方法需要将第 1 次收割的茎叶切成长度 18cm 左右的小段，扦插至整好的苗床上，待每段长出 3 个芽后再进行定植，可采用与秧苗繁殖法相同的栽培行株距，并且地面上部保留 1~2 节。

（四）田间管理

1. 间苗、定苗

为了获得高产，田间留苗必须保持一定密度，密度过大，分枝下部叶片容易脱落；密度过小，基本苗不足，产量受到限制。一般每亩留苗 2.5 万株，株距 10~13cm。

2. 中耕除草

在封行前中耕除草 2~3 次，移栽成活后或苗高 7~10cm 时进行第 1 次除草，中耕宜浅，第 2 次于 6 月植株封行前，在收获前要再拔 1 次草。

3. 灌溉与排水

7~8 月天气干旱时，应该及时浇水，每次收割施肥后也要及时灌溉。在春季多雨及夏季梅雨季节，及时排水，防止田间积水。薄荷浇水灌溉应结合追肥进行，整个生育期苗期、分枝期需水较多，现蕾开花期对水分要求较少。收获前 20~30d 停止灌水。

4. 施肥

薄荷种植离不开氮肥和磷肥，氮肥主要作用于叶片；磷肥在薄荷生长前期主要用于植株生根，后期主要用于种子和果实的生长。结合中耕除草，每亩施人粪尿 1000~1500kg。第 2 次收割后，在行间开沟，每亩施有机肥 1500~2000kg，施后盖土。此外，根据薄荷生长情况，还可进行根外喷施氮、磷、钾肥。喷施氮肥可用尿素，浓度在 0.1% 左右；喷磷可用过磷酸钙，先将过磷酸钙用清水浸泡 30~40h，然后取出澄清液配置成 0.2% 浓度；喷钾可用硫酸钾先配成 1:10 的母液，施用时再稀释为 0.1% 的溶液，每亩各喷施 100kg 左右。亦可混合喷施，喷施时间应在薄荷生长最旺盛的时期即 6 月上旬，喷施时应选在傍晚。

（五）病虫害防控

1. 薄荷锈病

该病一般于 5~6 月连续阴雨或干旱时发生。初期在叶背出现橙黄色或者粉状的夏孢子堆，后期发生黑褐色和粉状的冬孢子堆。在发病初期用 15% 粉锈宁可湿性粉剂 1000 倍液或 40% 多菌灵胶悬剂 800 倍液喷雾。

2. 薄荷叶枯病

薄荷叶枯病属半知菌细交链孢霉真菌。此病主要为害叶片，在叶片上产生大小不等浅褐至暗褐色不规则形坏死斑，多个病斑相互连接至叶片枯死，空气潮湿时，病斑表面产生灰黑色霉状物，即病菌的分生孢子梗和分生孢子，发病主要集中在 7~9 月，其间发病比较均匀，病株率基本在 13.3%~23.3%。药物防治可用 70% 代森锰锌或 75% 百菌清 500~700 倍液喷雾防治，收获前 20d 停用。

3. 银纹夜蛾

发病初期及时摘除病叶烧毁，可控制该病蔓延。药物防治可用 70% 代森锰锌或 75% 百菌清 500~700 倍液喷雾防治，收获前 20d 停用。

4. 小地老虎

春季幼虫咬食苗茎，造成缺苗。用 40% 菊马乳油、菊杀乳油 2000~3000 倍液喷洒根际，也可用 40% 甲基异硫磷 1000 倍液灌根。

五、采收加工

（一）采收时期

传统经验认为薄荷每年可收割 2~3 次，头茬在初花期收割，二茬在盛花期收割。2020 版《中华人民共和国药典》薄荷项下规定夏、秋二季茎叶茂盛或花开至三轮时，选晴天，分次采割，晒干或阴干。分次采割适时收割是获得丰产的一个重要环节，研究表明不同采收时间的薄荷中薄荷酮和薄荷醇的含量积累具有一定规律，薄荷中薄荷油含量积累曲线最大峰值与传统采收期一致。

（二）采收方法

薄荷油主要贮藏在薄荷油腺中，而油腺大量分布在叶、茎、花萼及花梗的表面，占全部量的 80%。现蕾开花期是薄荷油、薄荷脑大量积累期，油质较好，出油率高。因此增加叶片数目，叶片重量，油细胞密度是提高产量质量的重要措施，收割时宜选择晴天，中午前后收割，早、晚不宜收割，雨后一天不宜收割。收割时用锋利的刀齐地面平割。收割第一次时割茬不能过高，若割茬过高，二刀薄荷萌芽的数量多，田间密度大，通风透光不良，植物株细弱，易倒伏，使含油量降低，而且还容易发生病害。

（三）初加工

薄荷主要以地上部分作药用，鲜薄荷收割后，立即暴晒至七八成干时，扎成小把，继续晒干，注意切勿雨淋或夜露，以防止变质发霉，以身干满叶、叶色淡绿、香气浓郁者为佳。

（四）药材规格标准

薄荷规格按照部位进行划分，有叶有茎，其中叶所含成分高，市场根据叶所含的比例进行等级的划分，即含叶率越高等级越高。药典对叶的含量有相应的要求，即不少于 30%。

中华中医药学会发布的《中药材商品规格等级标准》中将薄荷划分为全草和全叶两个规格，全草下又划分一等、二等和统货三个等级，其中一等品规定叶占比不少于 50%，香气浓郁；二等品规定叶占比在 40%~50%；统货规定叶占比在 30%~40%。

（五）药材质量标准

2020 年版《中华人民共和国药典》规定，叶不得少于 30%；水分不得超过 15.0%；总灰分不得超过 11.0%；酸不溶性灰分不得超过 3.0%；含挥发油不得少于 0.80%（mL/g），含薄荷脑（$C_{10}H_{20}O$）不得少于 0.2%。

六、包装、贮藏与运输

（一）包装
干燥薄荷应放入密封罐或密封塑料袋，于通风、阴凉干燥处保存。

（二）贮藏
本产品应贮藏在干燥通风的仓库内，防止杂气污染。

（三）运输
运输时要防止日晒雨淋。在符合规定的贮藏条件下，包装完整。

参考文献

［1］国家药典委员会.中华人民共和国药典 2020 年版　一部［M］.北京:中国医药科技出版社,2020.

［2］DONG W J,NI Y N,KOKOT S. Differentiation of Mint(Mentha haplocalyx Briq.)from different regions in China using gas and liquid chromatography［J］. Journal of Separation Science ,2015,38(3):402-409.

［3］迟玉广,李中阳,黄爱华,等.不同产地薄荷饮片中挥发性成分的比较分析［J］.安徽医药,2016,20(9):1661-1664.

［4］ZHAO D,XU Y W,YANG G L,et al. Variation of essential oil of Mentha haplocalyx Briq. and Mentha spicata L. from China［J］. Industrial Crops and Products,2013,42(10):251-260.

［5］魏亮,方洪壮,吴比,等.东北野生薄荷挥发油成分及抑菌活性研究［J］.安徽农业科学,2019,47(10):170-172,178.

［6］黄兴雨,杨黎燕,尤静.薄荷挥发油研究进展［J］.化工科技,2019,27(3):70-74.

［7］BRAHMI F,KHODIR M,MOHAMED C,et al. Chemicalcomposition and biological activities of Mentha species［J］.Aromatic and Medicinal Plants-Back to Nature,2017,34(11):47-78.

［8］XU L L,XU J J,ZHONG K R,et al. Analysis of non-volatile chemical constituents of Menthae haplocalycis herba by ultra-high performance liquid chromatography-high resolution mass spectrometry［J］. Molecules,2017,22(10):1756.

［9］华燕青.薄荷化学成分及其提取方法研究进展［J］.陕西农业科学,2018,64(4):83-86.

［10］钟昆芮.薄荷化学成分及其茎叶差异性研究［D］.北京:北京中医药大学,2016.

［11］徐凌玉.薄荷化学成分及其质量评价研究［D］.南京:南京中医药大学,2014.

［12］甄亚钦,田伟,支雅婧,等.UPLC-MS/MS 分析薄荷配方颗粒与传统饮片中非挥发性成分的相关性［J］.中国中药杂志,2021,46(5):1134-1140.

［13］杨莉.苏薄荷采收、初加工及贮藏过程中关键技术的研究［D］.南京:南京中医药大学,2009.

［14］周文菊,豆小文,杨美华,等.薄荷及其饮片质量控制研究进展［J］.中国中药杂志,2016,41(9):1569-1577.

［15］张昱,马惠玲,麦曦,等.基于 UHPLC-Q-TOF-MS/MS 技术鉴定薄荷在大鼠体内的入血成分及代谢产物［J］.中草药,2017,48(19):3927-3934.

［16］陈向阳.薄荷酚类部位化学成分及抗炎活性研究［D］.北京:北京中医药大学,2016.

［17］徐晶晶.基于抗氧化谱效关系分析的薄荷药材质量控制和评价方法研究［D］.北京:北京中医药大学,2014.

［18］徐佳馨,王继锋,颜娓娓,等.薄荷的药理作用及临床应用［J］.食品与药品,2019,21(1):81-84.

［19］孙慧娟,王瑞,宋芊芊,等.基于超快速液相色谱－质谱联用技术检测药食两用薄荷中氨基酸和核苷类成分［J］.食品与发酵工业,2020,46(8):261-266.

［20］靳有才,庆易薇,阎娥,等.青海野生薄荷微量元素分析［J］.青海师范大学学报(自然科学版),2013,29(2):56-58.

［21］高彻.薄荷栽培技术［J］.北方园艺,2009(12):240-241.

[22]孟宪粉,张家澜.薄荷优质高产栽培技术[J].种业导刊,2014(11):16-17.

[23]周荣,钟震洪.薄荷在我国的研究进展[J].广东农业科学,2010,37(9):93-95.

[24]王文凯,贾静,张正,等.薄荷品种、采收加工和包装贮藏研究概况[J].中国实验方剂学杂志,2012,18(13):307-309.

[25]梁呈元.中国薄荷属*Mentha* L.植物种质资源多样性研究[D].南京:南京农业大学,2009.

[26]陈晨,蒋文翠.氮肥、磷肥及其配施肥对薄荷生长的影响[J].肥料与健康,2021,48(3):15-18,51.

[27]赵金,钟凤英,魏晓明.薄荷人工栽培技术[J].新农业,2015(12):35-36.

[28]岳瑾,董杰,马萱,等.北京市人工栽培薄荷病虫害发生规律初探[J].辽宁农业科学,2015(2):1-5.

[29]杨蕊,周兰玉,等.唇形科四种种子的质量评价及萌发特性研究[J].成都中医药大学学报,2021,44(4):15-22.